职业技能等级认定培训教材

老年人能力评估师

（三级）

中国老年医学学会　组织编写

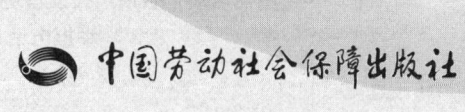

图书在版编目（CIP）数据

老年人能力评估师：三级 / 中国老年医学学会组织编写. -- 北京：中国劳动社会保障出版社，2024.（职业技能等级认定培训教材）. -- ISBN 978-7-5167-6674-3

I. R161.7

中国国家版本馆 CIP 数据核字第 2024HW5384 号

中国劳动社会保障出版社出版发行

（北京市惠新东街 1 号　邮政编码：100029）

＊

北京市科星印刷有限责任公司印刷装订　　新华书店经销
787 毫米 × 1092 毫米　16 开本　22.25 印张　352 千字
2024 年 12 月第 1 版　　2025 年 9 月第 2 次印刷
定价：59.00 元

营销中心电话：400-606-6496
出版社网址：https://www.class.com.cn

版权专有　　侵权必究

如有印装差错，请与本社联系调换：（010）81211666
我社将与版权执法机关配合，大力打击盗印、销售和使用盗版图书活动，敬请广大读者协助举报，经查实将给予举报者奖励。
举报电话：（010）64954652

编审委员会

主 任 范 利 张秋俭

副 主 任 何 耀 陈 峥

委 员 侯惠如 秦小玲 宋岳涛 胡亦新 张 维

     屠其雷 刘 淼

本书编写人员

主 编 陈 峥 宋岳涛

副 主 编 宁 静 谈玲芳

编 者 刘 淼 金 哲 侯惠如 郑延松 靳楠楠

     程 宇 张 真 曹凯棋 何 耀 李蓉蓉

     杨钧涵 于冬梅 李凤莲 邓宝凤 马宗娟

     毕 靓 王艳艳 张爱军 王治国 赵 琦

     季英霞 杨 红 丁 瑜 赵 静 李冬梅

     王 贝 杨 晶

前　言

为加快建立劳动者终身职业技能培训制度，全面推行职业技能等级制度，推进技能人才评价制度改革，促进职业培训包制度与职业技能等级认定制度的有效衔接，进一步规范培训管理，提高培训质量，中国老年医学学会组织有关专家依据《老年人能力评估师国家职业标准（2023年版）》（以下简称《标准》），编写了老年人能力评估师职业技能等级认定培训教材（以下简称等级教材）。

老年人能力评估师等级教材紧贴《标准》要求编写，内容上突出职业能力优先的编写原则，结构上按照职业功能模块分级别编写。该等级教材共包括《老年人能力评估师（基础知识）》《老年人能力评估师（三级）》《老年人能力评估师（二级）》《老年人能力评估师（一级）》4本。《老年人能力评估师（基础知识）》是各级别老年人能力评估师均需掌握的基础知识，其他各级别教材内容分别包括各级别老年人能力评估师应掌握的理论知识和操作技能。

本书是职业技能等级认定推荐教材，也是职业技能等级认定题库开发的重要依据，已纳入职业培训包教材资源，适用于职业技能等级认定培训和中短期职业技能培训。

本书在编写过程中得到国家老年疾病临床医学研究中心（中国人民解放军总医院）的大力支持与协助，在此一并表示衷心感谢。

中国老年医学学会

目 录 CONTENTS

职业模块 1　评估准备

培训课程 1　资料准备 ··· 3
　　学习单元 1　收集信息 ··· 3
　　学习单元 2　核对信息 ··· 5
　　学习单元 3　选择表单 ··· 9

培训课程 2　工具准备 ··· 13
　　学习单元 1　核对工具、物品和配备身体基础检测设备 ··············· 13
　　学习单元 2　调试老年人能力评估信息化系统 ··························· 24
　　学习单元 3　根据实际情况选用替代性工具 ······························ 26

培训课程 3　环境准备 ··· 29
　　学习单元 1　准备评估环境 ··· 29
　　学习单元 2　布置评估环境 ··· 35
　　学习单元 3　配备和调试现场设备设施 ···································· 38

职业模块 2　信息采集与管理

培训课程 1　信息采集 ··· 45
　　学习单元 1　信息采集的基础知识 ·· 45
　　学习单元 2　老年人能力评估的信息采集 ································ 51

培训课程 2　信息管理 ··· 62
　　学习单元 1　信息管理的基础知识 ·· 62
　　学习单元 2　系统数据处理 ··· 68

职业模块 3　能力评估

培训课程 1　自理能力评估 ·· 85
　　学习单元 1　进食能力评估 ··· 87
　　学习单元 2　修饰、洗澡和穿衣能力评估 ································ 92

学习单元3　排泄功能评估 ··· 101
　培训课程2　基础运动能力评估 ··· 109
　　　学习单元1　床上体位转移能力评估 ··· 110
　　　学习单元2　床椅转移能力评估 ·· 112
　　　学习单元3　平地行走能力评估 ·· 115
　　　学习单元4　上下楼梯能力评估 ·· 118
　培训课程3　精神状态评估 ··· 121
　　　学习单元1　定向能力评估 ·· 124
　　　学习单元2　认知功能评估 ·· 126
　　　学习单元3　精神症状评估 ·· 142
　　　学习单元4　意识水平评估 ·· 158
　培训课程4　感知觉和社会参与评估 ·· 164
　　　学习单元1　感知觉评估 ··· 166
　　　学习单元2　社会参与能力评估 ·· 175

职业模块4　等级评定

　培训课程1　能力等级评定 ··· 187
　　　学习单元1　等级评定的管理体系及基本原则 ··································· 187
　　　学习单元2　老年人能力评定指标分级标准及等级评定 ······················· 192
　　　学习单元3　老年人能力等级的动态调整 ·· 196
　培训课程2　评估报告撰写 ··· 202
　　　学习单元1　评估报告的书写原则及规范 ·· 202
　　　学习单元2　评估资料整理归档规范 ·· 209

职业模块5　环境评估

　培训课程1　环境基础知识 ··· 219
　　　学习单元1　家庭环境基础知识 ·· 219
　　　学习单元2　社区环境基础知识 ·· 231
　培训课程2　环境评估技能 ··· 248
　　　学习单元1　家庭环境评估技能 ·· 248
　　　学习单元2　社区环境评估技能 ·· 257

职业模块 6　需求评估

培训课程 1　照护服务需求评估
- 学习单元 1　失能、失智老年人基本生活服务需求评估 …………………… 267
- 学习单元 2　老年人功能维护和康复的照护需求评估 …………………… 285
- 学习单元 3　失能、失智老年人对生活和康复辅具的需求评估 ………… 293
- 学习单元 4　失能、失智老年人安全防护的需求评估 …………………… 299

培训课程 2　社会参与服务需求评估 …………………………………………… 318
- 学习单元 1　老年人社会参与能力评估 …………………………………… 318
- 学习单元 2　老年人社会参与意愿及兴趣评估 …………………………… 320
- 学习单元 3　老年人社会参与服务实施评估 ……………………………… 322

职业模块 7　健康教育

培训课程 1　老年健康教育 …………………………………………………… 327
- 学习单元 1　健康教育的前期准备 ………………………………………… 327
- 学习单元 2　健康教育的组织与实施 ……………………………………… 331
- 学习单元 3　老年健康教育的常用方法 …………………………………… 333

培训课程 2　风险教育 ………………………………………………………… 336

附录
中国公民健康素养——基本知识与技能（2024 年版）…………………………… 342

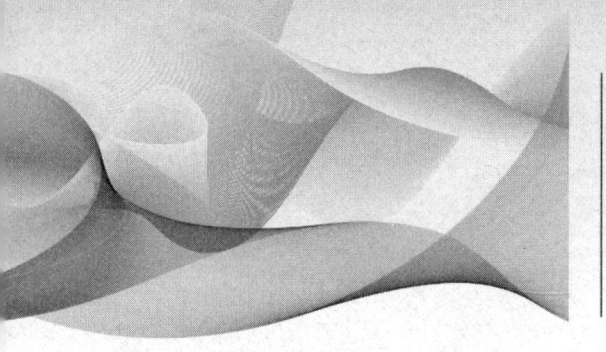

职业模块 ① 评估准备

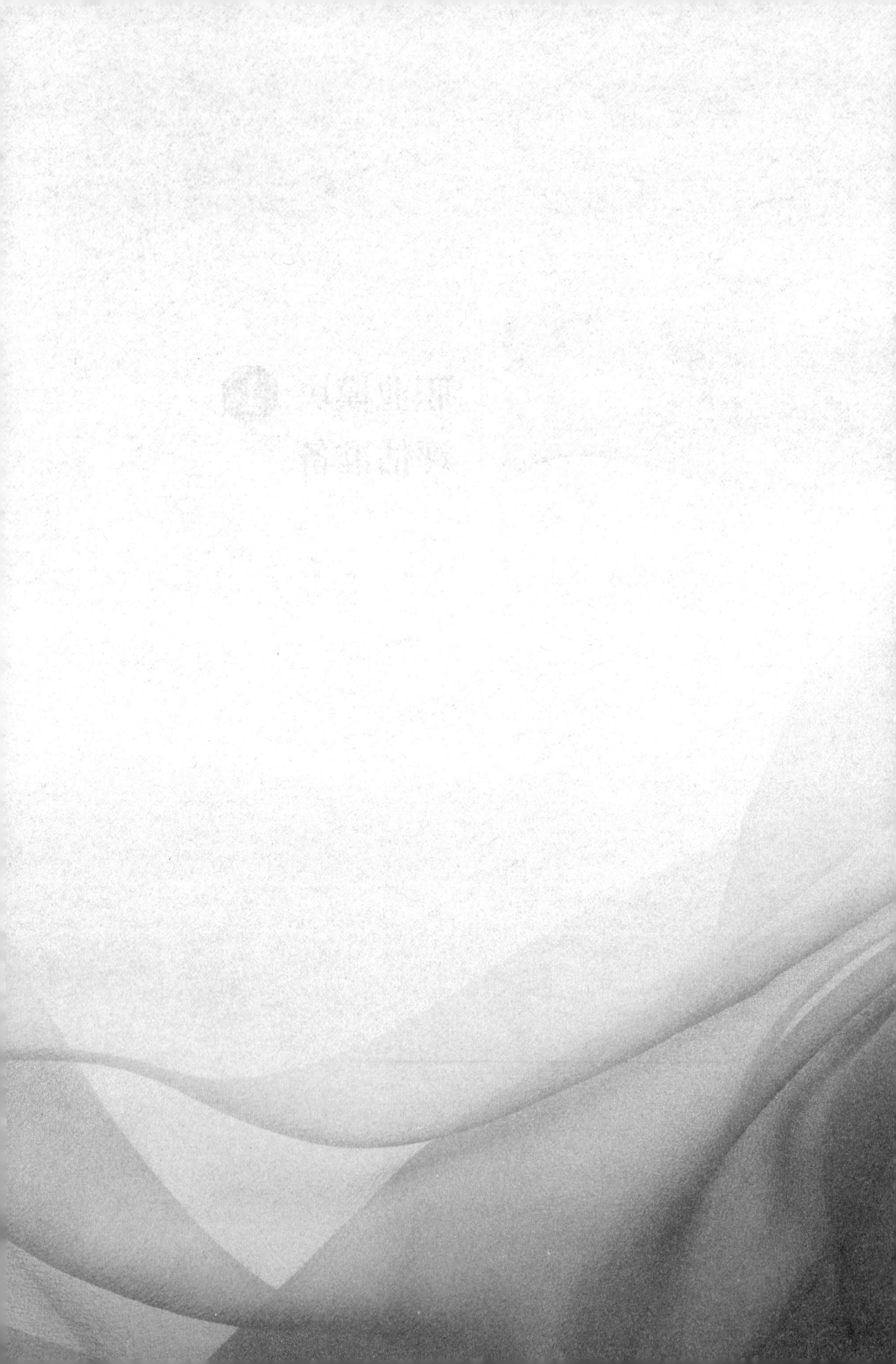

培训课程 1　资料准备

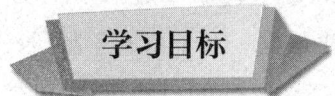

学习目标

1. 掌握核对被评估人身份、地址、家属或照护者等基本信息的方法。
2. 掌握被评估人预约评估、过往评估或复评（复核）的相关信息。
3. 熟悉评估需要的评估量表、评估系统、特殊事项记录单和评估报表。

学习单元 1　收集信息

一、收集信息的原则

收集信息的原则包括可靠性原则、完整性原则、实时性原则、准确性原则。

1. 可靠性原则

信息必须是根据真实的对象或环境产生的，应保证信息来源的可靠性，确保收集的信息能反映老年人的真实状况。为确保信息的可靠性，应在采集前向老年人详细介绍收集信息的目的、内容、范围等，以消除顾虑，尽可能得到老年人的理解和信任，取得其最大程度的配合。信息收集者（评估师）必须对收集到的信息进行反复核实、检验，力求把误差降到最低限度。

2. 完整性原则

完整性原则是信息利用的基础，信息必须按照一定的标准要求进行收集，应反映事物的全貌。在收集过程中，应按照相关量表要求逐步收集信息，注意说话的语气、语调及表情，让老年人感到被尊重、被重视，讲究语言艺术，耐心询问，仔细聆听，以求获得全面、完整的信息。

3. 实时性原则

信息自发生到被采集的时间间隔越短就越及时，信息的利用价值取决于该信息是否能反映当下的状况，即它的实时性。信息只有被及时、准确地提供给它的使用者才能有效地发挥作用。所以，评估资料的收集具有时间要求，近期的资料可以更加准确地反映出老年人的真实情况。

4. 准确性原则

信息准确性是指信息的真实性，是信息收集最基础、最核心的原则。只有准确无误的信息，才具有真正的价值。要保证信息的准确性，就不应掺杂主观的感受及判断，而要以客观的方法和认真的态度来收集数据。对于不同年龄段、不同文化水平的老年人可采取不同的交谈方式，通过通俗易懂的口头语言或肢体语言与其交流，确保所获得信息的准确性。

二、收集信息的范围

要求对个人基本信息、病史信息、生活方式、照护情况、经济与社会支持情况、既往评估情况、预约评估情况等方面的信息进行采集。

收集的范围应包含但不限于以下几方面。

（1）个人基本信息：包括姓名、性别、年龄、种族、地址、电话、职业、婚姻状况、文化程度等。

（2）病史信息：包括既往及目前所患疾病的诊治情况，如患病过程、治疗经过、治疗效果、目前服药情况、药物及食物过敏史、个人史等。

（3）生活方式：包括吸烟史、饮酒史、饮食习惯、运动情况、睡眠习惯等。

（4）照护情况：包括子女信息、配偶信息、日常照护者信息、照护方式等。

（5）经济与社会支持情况：包括经济来源、收入情况、医保情况、商业保险情况、低保及特殊社会福利信息等。

（6）既往评估情况：包括既往的评估时间、评估结果、评估后的干预措施、多次评估之间的变化等。

（7）预约评估情况：包括此次预约的被评估人信息、预约途径、预约时间、预约目的等。

三、收集信息的条件

1. 制作全面、统一的信息采集表

表格内容应包括上述采集范围中的相关信息及评估情况等，同时应对信息采集表的内容与结构是否合理进行考察。

2. 设立专门的信息采集室

信息采集室的空间应相对独立，具有私密性，采光充足，环境舒适。

3. 具有专业的信息采集人员

信息采集人员应取得相应的资质，或经过相关培训，具有信息采集经验，尽可能减少偏倚和主观误差，确保信息采集的可靠性、完整性、实时性和准确性。

四、收集信息的流程

信息收集的过程主要是按照信息采集表内容，对老年人或照护者进行口头询问并做书面记录。部分不方便问询的内容可由评估者通过自行观察信息收集对象而进行评估判断。应通过操作人员手动录入、文字自动识别等方式将收集到的纸质信息录入评估系统中，建立成熟的数据库，方便数据留存及导出应用，形成完善的评估体系。

所有数据均应制定标准化的字段名和字段值，且采用统一、专用的数据库进行管理。

学习单元2 核对信息

在评估前收集资料的过程，就是对老年人信息获取的过程。由于老年人记忆力、认知能力等的下降，加之部分老年人可能因心理上的顾虑而不愿配合，所以如何鉴别与核实所收集信息的真实性与准确性，在整个信息收集过程中尤为重要。

一、信息鉴别与核实的原则

1. 选择恰当的信息源

选择恰当的信息源是核实所收集信息的第一步。尽管有些信息比较简单，但因被采集者的某些原因可能导致该信息被误导或被隐瞒。如被采集人存在认知功能障碍、心理顾虑等，都会影响信息的客观性。若盲目地相信被采集者或随意寻找老年人的亲属来核实，则不仅无法了解老年人的真实情况，还会被误导。选择信息源要遵循以下几个原则。

（1）现场核实原则

在收集信息的过程中应对任何资料都保持质疑精神，采集者应与老年人或其亲属面对面地进行信息的核实。在面对面沟通的过程中应运用自己的感知觉、经验等来判断对方的基本情况，从而核实信息的准确性。

（2）权威消息来源原则

消息源是否权威非常重要。被采集的老年人是最权威的信息来源，老年人的日常照护者也是比较权威的信息来源，而其他疏远的亲属提供的信息就需要非常仔细地进行核对了。因为很多老年人并不会把自身的状况告知疏远的亲属，只有密切的接触者才能提供较为准确的信息。

（3）多方查证原则

因为任何人对被采集人的认知都有一定的局限性，所以进行多方查证是信息鉴别及核实的一项主要原则。一般来说，多一个信息源就与真实情况更接近一步，只有对老年人本人及其日常照护者、相关亲属等多方进行查证，才能得到更为准确的信息。

（4）平衡原则

收集到的信息会涉及被采集者的利益，或存在多方认知情况，因此需要对资料涉及的利害关系、信息是否存在主观性或虚假性进行平衡。平衡原则不是平均原则，根据具体情况有所侧重是允许的，也是必要的。

2. 分析信息特点，发现真实信息

恰当合理地选择信息源是核实信息的必要条件，却不是充分条件。即使是采集者面对面采访到的信息，也可能是表象乃至假象，需要作进一步的分析判断；从其他相关人员处获得的信息，更不能不加辨析地采用。因此要熟悉所采集信息的特点，并参照他方信息来源对所采集信息的真实性进行判断。原则上，多方所提供信息的一致性程度越高，真实性就越高，信息也越接近老年人的真实状况；而对于不一致的部分，则应对老年人既往资料、病历、档案等资料进行仔细的分析和研判，以得到更加准确的信息。

二、信息鉴别与核实的范围

1. 一般情况的鉴别与核实

在信息收集的过程中,首先应对老年人一般情况进行收集,包括姓名、性别、年龄、婚姻状况、身高、体重、吸烟史、饮酒史、文化程度、职业状况、业余爱好、宗教信仰、联系电话、经济来源、病史等,这部分内容是对老年人基本情况的了解。应通过询问本人来了解情况,但不能排除有些老年人存在刻意隐瞒、伪造信息等情况,所以在询问过程中应仔细观察老年人的情绪变化及语气细节,判断其有无说谎情况;待本人回答完毕后,可向老年人的家属及其周围熟悉的人收集信息,进一步核实信息的准确性。对病史的收集应按照老年人常见疾病的顺序进行询问,并通过查阅既往病案进行鉴别及核对。

2. 日常生活活动能力的鉴别与核实

老年人日常生活活动能力的评估,包括进食、洗澡、修饰、穿衣、大小便控制、如厕、床椅转移、平地行走、上下楼梯等方面,评估时应从简单容易的项目开始,逐渐过渡至较为复杂困难的项目。采集可通过直接观察或间接询问的方式来进行。直接观察是通过对老年人日常生活活动的观察,由采集者进行分级评估。为防止单个人对能力分级造成偏颇,可采用双人同时观察并分级的方法,最终取两人采集结果的平均数为最终评估分数。而对于一些不便完成或较难控制的动作,可通过询问本人后进行评估分级,再询问其家属进行鉴别及核实。

3. 精神状态的鉴别与核实

老年人的精神状态评估包括认知功能、谵妄、焦虑、抑郁等方面。此部分的评估主要按照量表对老年人进行询问。同时要设法询问老年人身边的照护者,进一步全面了解情况,核实信息的准确性,提高信息的可靠性。对于有言语障碍、情绪激动欠合作、视听功能严重受损,或患重度痴呆、精神障碍等的老年人,应主要通过对身边照护者的问询来鉴别和核实信息。

4. 感知觉与沟通能力的鉴别与核实

(1)意识状态的鉴别与核实

老年人的意识状态可分为4种,分别为:神志清楚、嗜睡状态、昏睡状态、昏迷状态。正常人均为神志清楚状态;嗜睡状态表现为睡眠时间的过度延长，被呼喊或刺激时可唤醒，并可以进行正确的交谈或执行指令，一旦停止刺激则再次入睡；昏睡状态是指被评估人被外界刺激时不能被唤醒，当给予较强烈的刺激时可有短暂的意识清醒，醒后可简短地回答提问，但当刺激减弱后又很快进入睡眠状态；昏迷状态又可以分为浅昏迷和深昏迷，浅昏迷时被评估人对疼痛刺激仍有回避和痛苦表情，而深昏迷时则对疼痛刺激毫无反应。为避免个人主观判断上的差异，可两人同时进行评估，再行对比评分。

（2）视力及听力的鉴别与核实

可通过简易视力表对被评估人的视力进行筛查，询问有无配镜史，评估双眼视力情况，必要时可请眼科医师进行专科诊治和对资料进行鉴别与核实。

听力的检查应首先排除耳垢堵塞及中耳炎等耳部器质性病变导致的听力障碍，之后简单地对老年人的听力进行检查。可站在老年人后方15 cm左右处，以气音说出几个字，若老年人不能重复一半以上的字，则表示听力存在问题；也可用音叉来评估听力情况，明确其有无佩戴助听器。若存在听力受损的情况，可请五官科专科医师查看并给出专科意见，鉴别及核实听力情况。

（3）沟通能力和理解能力的鉴别与核实

在与老年人的沟通过程中，细致地观察与体会老年人的沟通能力及理解能力，并进行评估分级。为防止在评估过程中因个人意见造成偏颇，可两个人同时对老年人进行评分，对比评分后再进行评估分级。

5. 社会参与能力的鉴别与核实

老年人社会参与能力主要包括生活能力、工作能力、时间/空间定向能力、人物定向能力、社会交往能力等方面。可通过各项量表对老年人进行询问、记录，并进行一些模拟情景演示，判断在社会参与方面所记录的信息与实际情况是否存在误差。还应对老年人的照护者进行社会参与能力方面的问询，以求进一步鉴别与核实所采集的信息。

学习单元3 选择表单

一、老年人能力评估的内容

《老年人能力评估规范》规定了老年人能力评估的内容，包括自理能力、基础运动能力、精神状态、感知觉与社会参与4个一级指标和26个二级指标，设定了规范的评估环境、评估时间、评估方法等评定条件，依据评分结果建立分级标准。

一级指标所对应的二级指标中，自理能力包括进食、洗澡、修饰、穿/脱上衣、穿/脱裤子和鞋袜、大便控制、小便控制、如厕8项评估项目；基础运动能力包括床上体位转移、床椅转移、平地行走、上下楼梯4个指标；精神状态包括时间定向能力、空间定向能力、人物定向能力、记忆力、理解能力、表达能力、攻击行为、抑郁症状、意识水平9项评估项目；感知觉与社会参与包括视力、听力、执行日常事务、使用交通工具外出、社会交往能力5项评估项目。

二、量表的应用

1. 量表的概念

老年人能力评估量表是指采用多维度的方法评估老年人的躯体情况、功能状态、心理健康、社会环境状况等内容，并根据量表评估结果制订以维持和改善老年人健康及功能状态为目的的治疗计划，最大限度地提高老年人的生活质量。评估量表包括一般情况、日常生活活动能力、精神心理状态、感知觉与沟通状态、社会参与能力等方面的量表。

2. 量表的选择与应用

（1）一般情况

该量表收集的内容包括姓名、性别、年龄、民族、宗教信仰、文化程度、工作性质、婚姻状况、经济来源、疾病情况、用药情况、既往评估结果、预约情况、评估目的等。此量表主要通过对老年人基本信息的收集，了解其基本情况，同时也可以观察老年人的视力、听力、记忆力、认知能力等。

（2）自理能力及基础运动能力评估

自理能力及基础运动能力是为了维持生存及适应环境每天必须反复进行的

最基本的活动,是老年人能力评估最基本的指标。目前用于评估自理能力的工具有基本日常生活活动能力评估量表、平衡和步态量表、跌倒风险评估量表等。

1)基本日常生活活动能力的评估:使用 Barthel 指数 –ADL[①] 评定量表,评估内容由进食、洗澡、修饰、穿脱衣、大便控制、小便控制、如厕、床椅转移、平地行走、上下楼梯共 10 个评估项目构成。该评定量表不仅可以将生活自理能力受损和生活自理能力完好的人群划分开,同时也可以反映日常生活自理能力受损的严重程度,为老年人能力等级标准的制定提供依据。此评定量表应用广泛,具有评定简单,信度、效度高,灵敏度较好等优点。评估时应注意:①在适当的时间和安全的环境中进行,评估从简单容易的项目开始,逐渐过渡到较复杂困难的项目;②尽量以直接观察法为主,在评估一些不便完成或较难控制的动作时,可询问老年人或家属;③评估老年人的真实能力,应记录"老年人能做什么",只要无须他人帮助,虽用辅助器也可归类为自理。

2)平衡与步态的评估:常用的初筛量表有计时起立 – 行走测试法,但更加被广泛使用,信度、效度更高,可更好评定平衡功能的是 Tinetti 平衡与步态量表,它包括平衡测试与步态测试两部分。评估平衡和步态前需要做以下准备:①评估环境应干净、明亮,行走的路面平整防滑;②一把结实无扶手的椅子;③测评表、笔、秒表、步态带等工具;④提前告知老年人穿舒适的鞋子和轻便的衣服,测评前要先将整个流程告知老年人,测试时尽可能紧跟老年人,以便提供必需的支持。评估时应注意:①始终站在老年人的身边,准备好随时帮助其稳定身体,防止跌倒,如果老年人跌倒应及时扶住并帮助他坐在椅子上;②根据老年人的情况适当使用步态带;③在测评过程中尽量不使用步行辅助器。

3)跌倒风险评估:Morse 跌倒风险评估量表是专门用于评估老年人跌倒风险的量表。评估注意事项:①询问跌倒史时,若老年人不愿叙述,或合并认知功能障碍下降、精神障碍者,应询问与其长期生活的家属或照护者;②询问病史时,可按照老年人常见疾病询问,或通过查阅病案来了解疾病和服药史;③询问行走辅具的使用情况时,以观察和询问相结合的方式进行。

(3)精神状态评估

精神状态评估包括认知功能评估、攻击行为评估、抑郁症状评估、意识水平评估等。

1)认知功能评估:目前对认知功能的筛查主要通过画钟试验、简易智力状

---

① ADL: activity of daily living。

态评估量表、简易智力状态检查量表或蒙特利尔认知评估量表进行评估,包括时间定向能力、空间定向能力、人物定向能力、记忆力、理解能力、表达能力等方面。简易智力状态检查量表内容简练,共分6个方面、30个小题,测定时间短,易被老年人接受,是痴呆筛选的首选量表。蒙特利尔认知评估量表对各种原因(如血管因素、脑炎、帕金森病、轻度阿尔茨海默病)导致的轻度认知功能障碍都较敏感,敏感度明显高于简易智力状态检查量表。评估过程中应注意:①检测环境应安静、通风、舒适、光线良好;②室内通常只有评估者和被评估者两人,即使在床边也要注意避免旁人和家属的干扰;③面对被评估者,评估者应态度和蔼、语气温和,以消除其不合作情绪;④严格按照量表的手册执行评估,使用统一的指导语,有时间限制的要严格执行;评估者使用的语言应能让被评估者充分理解;要避免超出指导语和规定内容的暗示,也不要敷衍了事,减少不应该告知被评估者的信息;⑤整个评估过程不限时,可计时;⑥言语障碍、情绪激动欠合作、视听功能严重受损、手不灵活者不适宜进行该评估。

2)攻击行为评估:攻击行为是以伤害另一生命的身体或心理为目的的行为,即对他人的敌视、伤害或破坏性行为,主要的方式有身体性攻击、心理性攻击、语言性攻击等。《老年人能力评估规范》(GB/T 42195—2022)对攻击行为的评估,重点考量的是身体攻击行为和语言攻击行为。

3)抑郁症状评估:门诊常用的初筛量表为老年抑郁量表简表(GDS-5),通过5个问题对老年人进行初步评估,满足两项问题者,需进一步评估,尤其是精神检查,必要时建议到专科医院进一步诊治。老年抑郁量表(GDS-15)是专为老年人设计的抑郁自评筛查表,可用于社区服务中心或养老机构。《老年人能力评估规范》(GB/T 42195—2022)对抑郁症状的评估,采用的是对两项问题的评估,更简单实用。

4)意识水平评估:呼唤老年人姓名、摇动老年人身体或拍打其肩膀,观察其有无应答或睁眼。意识水平分以下4种情况。

①神志清楚:对周围环境警觉性高,稍有呼唤就可回应。

②嗜睡:当呼唤、推动其肢体或有较强烈的刺激时可被唤醒,并能进行正确的交谈或做指令动作,停止刺激后又继续入睡。

③昏睡:一般的外界刺激不能使其觉醒,给予较强烈的刺激时可有短时的意识清醒,醒后可简短回答提问,当刺激减弱后又很快进入睡眠状态。

④昏迷:分浅昏迷和深昏迷。对疼痛刺激(用棉签、大头针等进行刺激)

有回避和痛苦表情；深昏迷时对刺激无反应。当评定为昏迷时直接判定为重度失能，可以不再进行其他评估。

（4）感知觉与社会参与评估

感知觉与社会参与能力是老年人能力的重要方面，随着年龄的增长，老年人的视听功能逐渐下降，对其日常生活活动功能（包括社交活动和情感功能）均有较大的干扰；进入老年阶段后，很多老年人的心理状态发生变化，如主动与他人交际的意愿降低，与他人沟通的时间减少，社会参与活动减少，这些都会影响其身心健康。本部分的评估内容主要包括视力、听力、执行日常事务、使用交通工具外出、社会交往能力5个方面。

1）视力评估：可使用Snellen视力表，也可用简便筛检方法检查，只要老年人阅读床边的报纸标题和文字即可进行简单的初评。建议询问视力障碍病史，评估双眼视力障碍情况，询问有无配镜史。视力评估在老年综合评估中只是初筛有无视力障碍，评估是否有因视力问题而加剧跌倒等老年综合征的发生。如需要明确诊治引起视力障碍的疾病，应建议老年人到眼科进行专科诊治。

2）听力评估：检查前排除老年人耳垢阻塞或中耳炎等问题。简易方法为：站在老年人后方约15 cm处，以气音说出几个字，若老年人不能重复说出一半以上的字时，则表示可能有听力方面的问题。建议询问听力障碍病史，评估双耳听力障碍情况，并询问有无佩戴助听器。若需要明确诊治引起听力障碍的疾病，应建议老年人到耳鼻喉科进行专科诊治。

3）执行日常事务、使用交通工具外出能力常采用工具性日常生活活动量表（instrumental activity of daily living，IADL），其内容为个人维持独立生活所必要的一些活动，包括使用电话、购物、做饭、做家务、洗衣、服药、理财、外出活动等日常活动。这些活动通常需要使用一些工具才能完成，是个体维持个人自理、健康，获得社会支持，实现社会属性的活动。评估时应注意：①评估前应与老年人充分交谈，强调评估的目的；②评估时按表格逐项询问，或根据家属、护理人员等知情人的观察确定；③如果是无从了解或从未做过的项目，则另外记录；④评估应以其最近1个月的表现为准。

4）社会交往能力参照《老年人能力评估规范》（GB/T 42195—2022）进行评估。

培训课程 2 工具准备

学习目标

1. 能核对评估工具、备用物品的类别、项目、数量以及替代物等。
2. 熟悉调试老年人能力评估信息化系统的方法。
3. 能根据实际情况选用替代性工具。

学习单元 1 核对工具、物品和配备身体基础检测设备

一、老年人能力评估工具的准备

1. 老年人能力评估工具的种类

按照评估内容,需准备的工具如下。

(1) 老年人能力评估知情同意书

进行评估活动前,评估师应向被评估人及其代理人告知评估活动的目的、意义和评估方法,并回答被评估人提出的问题,在获得被评估人及其代理人同意并签署知情同意协议后才能开始评估活动。

（2）老年人能力评估基本信息表（见表1-1）

表1-1　老年人能力评估基本信息表

基本信息表				
编　　号：	评估类型：□首次评估　□常规评估　□即时评估　□因对评估结果有疑问进行的复评　□其他			评估日期：
姓　　名：	性　别：□男　　□女		出生年月：	当前年龄：　　岁
家庭住址：	（　　）区（　　）小区（　　）栋楼（　　）门牌号			
电话（联系人）：		提供信息者：	与被评估人关系：	
职业	①退休职工　②退休干部　③离休干部　④家庭主妇　⑤无业者　⑥农民			
医疗支付	①（城镇职工）医疗保险　②公费医疗（单位报销）　③新农合　④（城镇居民）医疗保险　⑤自费　⑥其他（　　）			
民族：①汉族②回族③其他		宗教信仰：	身高：（　　）cm	体重：（　　）kg
文化程度：	①大学及以上　②专科　③高中或中专　④初中　⑤小学或私塾　⑥未上学			
婚姻状况：	①已婚　　②丧偶　　③离异/分居　　④未婚			
居住状况：	①与老伴同住　②与子女同住　③与照护者同住　④独居家中　⑤养老院（可多选）			
照顾状况：	①老伴照顾　②子女照顾　③有保姆或他人照顾　④无他人照顾（可多选）			
经济来源（多选）：	□退休金/养老金　□子女补贴　□亲友资助　□国家普惠补贴　□个人储蓄　□其他补贴			
吸烟史	①吸烟　　②已戒烟　　③从不吸烟			
饮酒史	①经常喝酒　　②偶尔喝酒　　③从不喝酒			
视力	①正常　　②减退　　③失明			
听力	①正常　　②下降　　③失聪			
口腔问题	①牙齿缺失　　②义齿　　③影响进食			
疾病史	高血压、冠心病、心力衰竭、心律失常、脑梗死、脑出血、高脂血症、帕金森病、糖尿病、慢性阻塞性肺疾病、类风湿关节炎、胃溃疡、肠炎、胆结石、肝炎、肝硬化、慢性肾炎、肾功能不全、肿瘤、骨质疏松、痛风、其他　　　　　　　　　　　　　　　　　　　　　是否患有两种或两种以上：是　　否			
药物	药物名称及用法：＿＿＿＿＿＿＿＿＿＿＿＿＿＿＿＿　　　　　　　　　　　　　　是否同时服用5种或以上药物：是　　否			

续表

基本信息表					
近30天内照护风险事件	跌倒	□无	□发生过1次	□发生过2次	□发生过3次及以上
	走失	□无	□发生过1次	□发生过2次	□发生过3次及以上
	噎食	□无	□发生过1次	□发生过2次	□发生过3次及以上
	自杀、自伤	□无	□发生过1次	□发生过2次	□发生过3次及以上
	其他	□无	□发生过1次	□发生过2次	□发生过3次及以上
压力性损伤	□无 □Ⅰ期：皮肤完好，出现指压不会变白的红印 □Ⅱ期：皮肤真皮层损失、暴露、出现水疱 □Ⅲ期：全层皮肤缺失，可见脂肪、肉芽组织以及边缘内卷 □Ⅳ期：全层皮肤、组织缺失，可见肌腱、肌肉、腱膜，以及边缘内卷，伴随隧道、潜行 □不可分期：全身皮肤、组织被腐肉、焦痂掩盖，无法确认组织缺失程度，去除腐肉、焦痂才可判断损伤程度				
关节活动度	□无，没有影响日常生活功能 □是，影响日常生活功能，部位： □无法判断				
伤口情况（可多选）	□无　□擦伤　□烧烫伤　□术后伤口　□糖尿病足溃疡　□血管性溃疡 □其他伤口				
特殊护理情况（可多选）	□无　□胃管　□尿管　□气管切开　□胃/肠/膀胱造瘘　□无创呼吸机 □透析　□其他				
疼痛感 注：通过表情反应和询问来判断	□无疼痛　□轻度疼痛　□中度疼痛（尚可忍受的程度）　□重度疼痛（无法忍受的程度）　□不知道或无法判断				
吞咽困难的情形和症状（可多选）	□无 □抱怨吞咽困难或吞咽时会疼痛 □吃东西或喝水时出现咳嗽或呛咳 □用餐后嘴中仍含着食物或留有残余食物 □当喝或吃流质或固体的食物时，食物会从嘴角边流失 □有流口水的情况				
营养不良：体质指数（BMI）低于正常值 注：BMI=体重(kg)/[身高(m)]^2	□无　□有				
清理呼吸道无效	□无　□有				
昏迷	□无　□有				
其他（请补充）					

需要用到：老年人能力评估基本信息表1份、压疮测量刻度尺1把、大小角度尺各1把、多功能关节活动测量表1个、面部表情测量图1张、计时器1个、开口杯1个、记忆勺子1个、身高体重秤1台、软尺1把、计算器1个、体温计1个、血压计1个、听诊器1个等。

以上物品具体用途：老年人能力评估基本信息表用于记录被评估人的基本信息；压疮测量刻度尺用于测量压疮情况（长度、宽度、深度）；角度尺、多功能关节活动测量表用于测量关节活动度；面部表情测量图用于评估被评估人的疼痛情况；计时器、开口杯、记忆勺子用于评估吞咽情况；软尺用于测量被评估人的小腿围等数值，间接评估营养状况；身高体重秤用于测量身高体重；计算器可以计算出被评估人的BMI；体温计、血压计、听诊器等用于测量被评估人的生命体征。

（3）老年人能力评估表

老年人能力评估表包括日常生活活动评估表、精神状态评估表、感知觉与社会参与评估表。日常生活活动评估表包括自理能力评估表和运动能力评估表。自理能力评估表的内容包括完成进食、洗澡、修饰、穿/脱上衣、穿/脱裤子和鞋袜、大便控制、小便控制、如厕；运动能力评估表的内容包括床上体位转移、床椅转移、平地行走、上下楼梯。精神状态评估表主要评估个体在认知功能、行为、情绪等方面的表现，主要内容包括评估认知功能、攻击行为、抑郁症状、意识水平、时间/空间定向能力、人物定向能力等。感知觉与社会参与评估表的内容包括视力、听力、执行日常事务、使用交通工具外出、社会交往能力。

1）自理能力评估工具（见表1-2）。

表1-2 自理能力评估表

评估内容	工具	用途
进食	助食碗（吸盘餐具或防洒盘）1个	盛放评估时所用的食物
	助食勺子（改造勺或记忆勺）1个	盛取食物并将其送入嘴里
	助食筷（弹性筷子）1双	
	餐盘取物小助手1个	
	成人记忆叉子1柄	
	可弯曲叉勺1柄	
	仿真食物数个	代替真正食物，供评估使用

续表

评估内容	工具	用途
洗澡	老年人沐浴椅 1 把	减少体力消耗，防止跌倒
	万能旋物器 1 个	辅助拧开沐浴露等用品的瓶盖
	不同长度、形状的长柄洗澡刷 3 把	清洗手臂触及不到的位置
	报警器 1 个	紧急情况时进行呼救
修饰	长柄梳子 1 把	协助老年人完成梳头活动
	斜口杯 1 个	便于饮水，减少漏水、呛咳等意外
	记忆牙刷 1 支	塑形成适应角度以便于刷牙
	镜子 1 面	协助洗脸、梳头、刷牙等行为
穿/脱上衣	简易穿衣板 1 个	测试系带、系扣、拉拉链等能力
	穿衣辅助杆 1 个	辅助完成穿衣动作
	穿扣器 1 个	辅助完成系扣动作
	拉链辅助器 1 个	辅助完成拉拉链动作
	折叠取物器 1 个	协助拿取东西
穿/脱裤子和鞋袜	长柄提鞋器 1 个	辅助完成穿鞋动作
	穿脱袜器 1 个	辅助完成穿脱袜子动作
大便控制	助便器 1 个	大便控制评估时使用
	报警器 1 个	紧急情况时进行呼救
小便控制	助便器 1 个	小便控制评估时使用
	报警器 1 个	紧急情况时进行呼救
如厕	助便器 1 个	排便控制评估时使用
	报警器 1 个	紧急情况时进行呼救

2）运动能力评估工具（见表 1-3）。

表 1-3　运动能力评估表

评估内容	工具	用途
床上体位转移	医疗床 1 张	评估时供老年人躺、坐使用
	报警器 1 个	紧急情况时进行呼救
床椅转移	医疗床 1 张	评估时供老年人躺、坐使用
	座椅 1 个	评估时供老年人坐、立使用
	拐杖 1 对	协助老年人站立、行走
	报警器 1 个	紧急情况时进行呼救

续表

评估内容	工具	用途
平地行走	助行器1个	协助行走困难的老年人行走
	拐杖1对	协助老年人站立、行走
	计时器1个	测试平地行走能力
上下楼梯	4~5级台阶（台阶的踏步宽度不小于0.3 m，踏步高度0.13~0.15 m，台阶有效宽度不小于0.9 m，台阶两侧有扶手）	测试上下楼梯能力
	助行器1个	协助完成上下台阶活动
	拐杖1对	

3）精神状态评估工具（见表1-4）。

表1-4　精神状态评估表

评估内容	工具	用途
时间/空间定向能力	时钟模型1个	评估确认时间、空间能力
	画钟检测示意图1张	评估时间、空间能力
人物定向能力	人物识别卡1套	测试是否知道祖孙、叔伯、姑姨、侄子、侄女等
记忆力	仿真苹果1个	评估记忆力
	老年人手表1只	
理解能力	"请闭上你的眼睛"示意图	评估理解能力
表达能力	"大家齐心协力拉紧绳"示意图	测试表达能力
攻击行为	攻击行为评估量表1张	评估是否有攻击行为
抑郁症状	抑郁量表1张	评估抑郁情况
意识水平	意识评估量表1张	评估意识水平
	瞳孔笔1支	查看对光反射及瞳孔直径
	叩诊锤1把	进行神经系统检查时使用
	棉絮1包	
	大头针1盒	

4）感知觉与社会参与评估工具（见表1-5）。

表1-5 感知觉与社会参与评估表

评估内容	工具	用途
视力	近视镜1个	矫正老年人视力
	老花镜1个	
	手电筒1个	测试老年人是否可以看到光
	视力表1张	测试视力时使用
	视力测量工具卡1张	
	方形道具1个	测试老年人辨别形状的能力
	圆形道具1个	
	三角形道具1个	
听力	听力音叉1把	测试听力时使用
执行日常事务	数字卡片（0~9每个数字各2张，"+""-""×""÷""="每个符号各1张）	评估计算能力
	模拟银行卡1张	测试能否进行存取款
	模拟取款机1台	
	模拟账单数张	测试能否进行小金额购物
	模拟药物（胶囊、片剂、口服液等）不同剂型各1份	测试能否自行服药
	水杯1个	
使用交通工具外出	自行车1辆	测试使用交通工具外出的能力
	模拟出租车1辆	
	模拟私家车1辆	
	模拟公交车1辆	
	模拟地铁1列	
社会交往能力	人物识别卡片1套	测试是否能通过服装等外在特征识别各职业人员

2. 对老年人能力评估工具进行检测

（1）检查知情同意书及各种表格是否印刷清晰，是否可以使用。

（2）检查数字卡片、人物识别卡等卡片的数量是否正确，印刷是否清晰易辨认。

（3）检测角度尺是否可以正常使用，旋转角度尺是否可以正常旋转，刻度是否清晰。

（4）检测多功能关节活动测量表是否可以正常使用。

（5）检测手电筒、计算器、体温计等是否有电，是否可以使用。

（6）检测身高体重秤可否正常读数，摆放是否平稳。

（7）检测血压计是否有电，是否可以正常使用。

（8）检测听诊器各部件是否连接良好、无破损。

（9）检测老年沐浴椅、拐杖、助行器等是否稳固，是否可以使用。

（10）检查各助食餐具的边缘是否光滑圆润、无破损，避免过于锐利划伤被评估人。

（11）检测万能旋物器是否可以正常使用。

（12）检测报警器是否通电，是否可以正常使用，按动报警器试用，注意能否听到报警铃声。

（13）检测穿脱袜器、长柄提鞋器、折叠取物器、穿衣辅助杆、穿扣器、拉链辅助器等是否可以正常使用，触摸查看边缘部分是否锐利，避免划伤被评估人。

（14）与手机计时器或时钟对比，检测计时器是否准确，是否可以正常使用。

（15）检查时钟模型上的数字等是否清晰好辨认，指针是否可以活动等。检测瞳孔笔是否有电，灯是否可以发光。

（16）检测听力音叉能否正常使用。

二、老年人能力评估用品的准备

1. 老年人能力评估用品的种类

按评估内容，准备用品具体如下。

（1）老年人能力评估知情同意书和办公文具包1个。

（2）老年人能力评估基本信息表的用品（用品见表1-6）。

表1-6 填写老年人能力评估基本信息表的用品

用品	用途
诊桌1张	评估及休息时使用
椅子3把	
办公文具包1个	记录基本信息

(3)老年人能力评估表和用品。

1)自理能力评估用品(见表1-7)。

表1-7 自理能力评估用品

评估内容	用品	用途
进食	餐桌1张	制造就餐环境
	餐椅2把	
洗澡	沐浴装置1套	评估洗澡的能力
	毛巾1条	模拟洗澡时使用
	浴球1个	
	沐浴露1瓶	
	香皂1块	
	洗发水1瓶	
修饰	镜子1面	修饰时使用
	水龙头1个	测试是否可以自行开关水龙头
	剃须刀(手动剃须刀或电动剃须刀)1个	测试是否会使用剃须刀以及用剃须刀剃须的干净程度
	脸盆1个	测试是否会接水
	毛巾1条	测试是否会使用毛巾
	牙膏1支	测试是否会使用牙膏、牙刷
	牙刷1支	
	发夹1个	测试是否会使用发夹修饰自己
	发蜡1盒	测试是否会使用发蜡修饰自己
穿/脱上衣	按扣上衣、拉链上衣、纽扣上衣各1件	测试穿/脱衣服时使用
	凳子1个	穿/脱裤袜时使用

续表

评估内容	用品	用途
穿/脱裤子和鞋袜	裤子1条	测试穿脱裤子的能力时使用
	系带鞋子、一脚蹬鞋子、魔术贴鞋子各1双	测试穿脱鞋子的能力时使用
	袜子1双	测试穿脱袜子的能力时使用
大便控制、小便控制、如厕	马桶1个	测试大小便控制能力时使用
	扶手1个	
	卫生纸1卷	
	垃圾桶1个	

2）运动能力评估用品：大、小角度尺各1把，多功能关节活动测量表1份。

3）精神状态评估用品（见表1-8）。

表1-8　精神状态评估用品

用品	用途
手表1只	评估是否会读取时间
笔1支	书写时使用
文字卡片1张	评估阅读能力时使用
空白纸张1张	评估书写及执行能力时使用

4）感知觉与社会参与评估用品（见表1-9）。

表1-9　感知觉与社会参与评估用品

评估内容	用品	用途
视力	视力检测遮板1个	检测单眼视力时用其遮盖另一不被测试的眼睛
	视力检查指挥棒1根	测量视力时使用
	报纸1张	
听力	听力音叉1把	用于听力检测
执行日常事务	衣物1件	测试洗衣能力时使用
	水盆1个	测试接水、洗衣等能力时使用
	洗衣皂1块	测试是否会使用肥皂涂抹衣物
	洗衣液1瓶	测试洗衣能力时使用

续表

评估内容	用品	用途
使用交通工具外出	模拟公共交通套件1套	模拟乘坐公共交通工具时使用
社会交往能力	手机1个	测试能否接打电话进行社交
	电话1台	
	电话簿1本	测试能否正确查阅电话簿并拨打电话

（4）老年人能力评估报告和办公文具包1个。

2. 老年人能力评估用品的检测

检查床、桌子、椅子的稳定性，检查文具包内笔、橡皮等物品是否齐全，是否可以使用；检测剃须刀是否有电，能否正常使用；检查手机、电话等能否正常使用。熟悉各物品摆放位置，按照评估分区将评估用品放在对应评估区域，以便评估时使用。各评估分区需要准备的工具及用品见表1-10。

表1-10 各评估分区需要准备的工具及用品

评估分区	工具及用品
休息等候区	桌子1张、椅子3把、知情同意书1份、办公文具包1个等
日常起居评估区	床1张、柜子1个、长柄提鞋器1个、穿脱袜器1个、报警器1个、镜子1面、按扣上衣1件、拉链上衣1件、纽扣上衣1件、裤子1条、袜子1双、系带鞋子1双、一脚蹬鞋子1双、魔术贴鞋子1双、简单穿衣板1个、穿衣辅助杆1个、穿扣器1个、拉链辅助器1个、折叠取物器1个等
洗漱评估区	淋浴装置1套、老年人沐浴椅1把、毛巾1条、浴球1个、沐浴露1瓶、香皂1块、洗发水1瓶、万能旋物器1个、长柄洗澡刷3把、镜子1面、长柄梳子1把、斜口杯1个、剃须刀（手动剃须刀、电动剃须刀）1个、记忆牙刷1支、脸盆1个、牙膏1支、发夹1个、发蜡1盒、马桶1个、扶手1个、助便器1个、报警器1个、卫生纸1卷、垃圾桶1个、水盆1个、洗衣液1瓶、肥皂1块等
餐饮评估区	餐桌1张、餐椅2把、助食勺子（改造勺或记忆勺）1个、助食筷（弹性筷子）1双、助食碗（吸盘餐具或防洒盘）1个、餐盘取物小助手1个、成人记忆叉子1柄、杯子1个、饮用水1瓶、可弯曲叉子1柄、仿真食物数个等
运动功能评估区	床1张、柜子1个、报警器1个、角度尺（大、小）各1个、多功能关节活动测量表1个、拐杖1对、助行器1个、计时器1个、4~5级台阶（台阶的踏步宽度不小于0.3 m，踏步高度0.13~0.15 m，台阶有效宽度不小于0.9 m，台阶两侧有扶手）
认知功能评估区	手电筒1个、视力表1张、视力测量工具卡1张、不同颜色和形状的模型数个、听力音叉1把、数字卡片一套、模拟银行卡1张、模拟取款机1台、模拟账单数张、人物识别卡片1套、手机1部、电话机1台等

续表

评估分区	工具及用品
体征数据采集区	体温计、软尺、血压计、血糖仪、听诊器、指脉氧监测仪、握力计、手电筒、瞳孔笔、步态分析仪、平衡测试仪、人体成分分析仪、除颤仪、呼吸气囊、氧气桶、吸氧管、急救包各1个，体重秤站位、坐位各1台
评估报告区	办公桌1张、椅子3把、办公文具包1包（签字笔、中性笔、铅笔、橡皮各1个）等

三、身体基础检测设备的配备

1. 身体基础检测设备种类

老年人能力评估所用到的身体基础检测设备包括体温计、身高体重秤、血压计、血糖仪、指脉氧监测仪、骨密度仪、握力计、手电筒、人体成分分析仪、步态分析仪等。

2. 身体基础检测设备的选用及注意事项

根据评估内容选用不同的基础检测设备，同时要根据被评估人的身体条件选择适当的基础检测设备，如存在站立困难的老年人应选用坐位体重秤等。在进行评估前，评估师应熟练掌握每台设备的使用方法，并对设备进行检查，保证设备无损坏、电量充足、可以正常使用；使用时要注意爱护设备，动作轻柔，避免暴力使用。每次评估完成后要对设备进行清洁消毒，避免细菌、病毒传播造成交叉感染。设备要做到定期维护与保养。

学习单元2　调试老年人能力评估信息化系统

一、建立老年人能力评估信息化系统的必要性

随着科技的不断进步，老年人能力评估也逐渐信息化。传统的纸质评估表存在资源消耗大、使用携带不方便、评估结果汇总时间长、后期查找数据困难等缺点，而评估软件可使老年人能力评估信息化，解决上述不便之处。

1. 携带方便、数据永久保存

系统管理员为每个评估师分配账号。评估师不用再携带厚重的评估资料，

可以将评估软件下载安装到手机、计算机、平板电脑，使用方便。只需要携带手机或计算机，通过客户端进入评估系统就可以在线对老年人进行评估，减少了纸张的应用，节约了资源，更加环保；评估数据可以永久保存，避免丢失及损坏，为以后评估数据的二次利用和对比奠定了数据基础。

2. 评估真实、避免出错

评估师通过信息化系统采集信息，在线填写评估数据，系统会自动对其计分、定级，并进行逻辑校正，避免了人工计算可能造成的失误，提高了评估数据的准确性和评估效率。评估过程中根据评估区域需要实时拍摄老年人照片，评估完成后双方签字确认，系统保留签字图片，确保了评估的可靠性和真实性。

3. 实时监管、评估汇总

所有评估结果均上传到云系统平台，通过后台对评估数据进行汇总，统计分析不同地区、街道的评估结果，方便政府部门掌握老年人的实时数据，为相关政策的制定提供了可靠的数据支撑。

二、系统应用软件的安装

老年人能力评估师要学习下载、使用评估软件的流程，熟练掌握下载、安装、使用的方法，熟悉软件的各项功能，及时更新软件、保存数据，避免因软件版本过旧等原因给评估工作造成不便。

下载安装完成之后，打开评估软件并注册账号，注册完成后即可登录账号进行评估。分别录入评估基本信息、被评估人基本信息、信息提供者及联系人信息后，依次进行自理能力评估、运动能力评估、精神状态评估、感知觉与社会参与评估，系统就会自动计分、定级，并进行逻辑校正，最终出具老年人能力评估结果判读卡。

三、调试老年人能力评估信息化系统的必要性

1. 增强评估的客观性

现有的老年人能力评估方法多使用主观性量表，这不但对评估师的个人职业素养提出了更高的要求，还会因为主观及其他人为因素的介入导致评估结果不客观，失去参考价值。为了更加客观地对老年人能力进行评估，有必要对多个评估软件进行比较、筛选和调试，或对主管部门确定的评估软件进行调试，

使评估目标更加明确，及时对老年人能力评估数据进行记录和统计，加强社区、政府和老年人之间的信息交流。

2. 满足用户需求

在信息化系统的应用中，要不断完善云平台、不断调试性能以满足需求，应注意以下几个方面。

（1）存储容量：数据库服务器用于处理各种应用逻辑，应有较快的数据处理和数据吞吐能力。

（2）响应速度：多用户平台要有稳定的同步控制能力和较快的响应速度。

（3）安全性：云平台数据涉及个人隐私，要不断调试以保证数据的安全性，在数据库的处理上必须保持数据的完整性和一致性，同时必须充分有效地控制系统数据的操作权限。

（4）保密性：对云平台中数据库的保密功能要不断进行调试，以满足账户系统的保密需求。

3. 完善信息化系统功能

应依据信息化系统平台的要求，不断调试完善评估用户的功能及内容，实现各种评估系统的数据交互。为普通用户提供实时在线查询的功能，为评估师提供上传数据功能，为评估机构管理员提供用户管理功能，为系统管理员提供操作管理权限，使信息化系统的使用更加便捷。

学习单元3　根据实际情况选用替代性工具

一、老年人能力评估替代性工具的准备

1. 老年人能力评估替代性工具

老年人能力评估替代性工具包括：直尺、书本、普通杯子、勺子、餐盘、椅子、小铃铛、普通梳子、亲属照片、手电筒、棉签、台灯、乒乓球、报纸、纸张、记号笔等。

2. 老年人能力评估替代性工具的选择及注意事项

评估工作烦琐，评估工具种类繁杂，因此在选择时要格外仔细。在社区或者老年人家中评估时可能出现专业工具不足的情况，而使用替代性工具可

以简单评估老年人的能力情况，如用直尺可以代替压疮测量刻度尺；用书本代替角度尺，可初步判断关节活动角度为锐角还是钝角等；用普通杯子、勺子、餐盘等代替斜口杯、记忆勺子、吸盘餐具等，可评估老年人的进食、吞咽等情况；用普通椅子代替沐浴椅可评估洗澡能力；用小铃铛可代替警报器在呼救时使用，亦可代替听力音叉初步评估听力情况；用普通梳子代替长柄梳子可评估修饰能力；用亲属照片代替人物识别卡可评估老年人的人物识别等能力；用手电筒代替瞳孔笔可检查神志、瞳孔；用棉签代替棉絮、大头针可评估对刺激的反应情况；用台灯代替手电筒可测试眼睛是否能感知光；用乒乓球、报纸可评估能否识别物品形状；用报纸代替视力表、视力测试卡可评估视力情况。

注意：因评估场地及评估条件的限制，有时可能会出现评估工具缺少的情况，评估师必须充分掌握每件评估工具的具体用途及使用方法，根据评估工具的特性及用途选择合适的替代性评估工具，在使用前必须检查替代性工具是否完好，能否正常使用，尽量将替代性工具对评估结果的影响降到最小。

二、老年人能力评估替代性工具的使用方法

测量创面大小时可使用直尺。测关节活动度时可使用有直角的物品（如书本）代替角度尺，粗略判断角度。抑郁评估量表有自评和他评两种形式。在使用自评量表评估前，评估师最好口述指导语，务必强调症状的时间范围，然后由被评估人独立完成；使用他评量表时，评估师常常通过与老年人现场交谈和观察的印象，直接记录量表各条目并进行评分。视力障碍评估时如无手电筒，可用台灯代替，通过开关台灯检查老年人是否可以感觉到光亮。如无不同形状的评估工具时，可以使用乒乓球、杯子等生活常见物品让老年人识别物体形状，测试其识别物体形状的能力。如无视力表，视力评估可采取更简单的读报检查法，若老年人只能阅读标题，则提示中度视力障碍；若连标题也不能阅读，则提示重度视力障碍。评估听力时如无听力音叉，可摇晃小铃铛测试老年人能否听见，再通过改变摇晃力度等评估其对声音大小等的感知程度。听力评估还可使用轻声耳语试验，该试验是简单有效的听力筛查方法，可分别在老年人无法注视到的双耳侧15~30 cm处轻声说出3~6个数字让其辨别，若不能回答半数以上的数字，则建议去除耵聍后再次试验。如有异常，可进行专科检查并评估

使用助听器的必要性。在老年人家中评估其社会交往能力时，如无人物识别卡，则可直接使用亲属照片，或直接询问老年人与在场的照护者是什么关系，或使用微信视频连线亲属，看其是否能说出与连线之人的关系。若无模拟账单，则可在纸张上书写数字以初步评估老年人算账的能力。

职业模块 1　评估准备

培训课程 3

环境准备

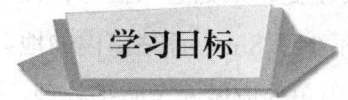

1. 掌握评估需求，可熟练协调老年人的家庭及所在社区、养老机构等，提供符合规范要求的评估环境。

2. 掌握评估规范要求，可熟练地整理、布置评估环境，配备评估所需工具和用品，调试现场设备设施。

学习单元 1　准备评估环境

环境准备是老年人能力评估的准备工作之一，环境与人类的生命进程息息相关，人类的健康与自然环境、社会环境密不可分，环境与个体因素的相互作用对老年人的健康和社会活动的参与起着关键作用。做好环境准备，能提供符合规范要求的评估环境条件，减少评估过程中的不良事件，及时排除不利于老年人健康和易导致意外的安全隐患，减轻对老年人身体和心理健康的影响；能使下一步的评估工作更好更快地开展，提高评估的全面性、系统性和准确性。评估师要了解评估环境的标准，能根据评估需要来协调、布置、准备评估环境，以保证接下来的评估顺利高效地进行。

一、老年人能力评估环境的标准和规范

1. 总体原则

评估环境应安静、整洁，光线明亮（避免光线直接照射），空气清新，温度

适宜（冬季 20~25 ℃，夏季 24~28 ℃），隔音效果良好，室内装饰色调柔和，评估室独立、不受干扰，采用无障碍设计，避免有锐利尖角的设计。

2. 评估室具体标准

（1）评估室内至少备有 3 把椅子、1 张诊桌、4~5 级台阶，以供评估使用；台阶的踏步宽度不小于 0.3 m，踏步高度 0.13~0.15 m，有效宽度不小于 0.9 m。

（2）评估室可划分为休息等候区、日常起居评估区、洗漱评估区、餐饮评估区、运动功能评估区、认知功能评估区、体征数据采集区、评估报告区 8 个区域。

（3）评估室位置安静，环境无污染，院内线路较便捷，采光通风良好，设有卫生间及无障碍通道，总面积不小于 40 m^2，长度不少于 8 m。评估室内的地面应采用耐磨、防滑、平整、不易碎裂的材料，墙面阳角处应做安全防护处理；考虑到老年人行走机能弱化或丧失，需全部采用无障碍设计；室内色彩方面，因老年人的认知力、记忆力、反应能力等不断衰退，色彩需要柔和、温暖，易引起老年人的注意与识别，既提高老年人的感受能力，也从心理上营造了温馨感和安全感；应选用采光及灯光柔和的筒灯和灯膜，避免采用反光性强的材料，以减少眩光对老年人眼睛的刺激。

（4）老年人群集中评估时，应在相对独立的评估空间内逐一进行，以保护其隐私，同时避免干扰。

3. 评估主体要求

（1）开展评估工作的机构应为依法独立登记的企事业单位或社会组织，并获得行业主管部门的认可。

（2）开展评估工作的机构应至少配置 5 名专/兼职评估人员。

（3）评估人员应具有全日制高中或中专以上学历，有 5 年以上医疗护理、养老服务、老年社会工作等实务工作经历，并具有相关专业背景，需接受行业主管部门认可的专业培训。

（4）每次评估由 2 名评估师同时进行，其中至少 1 人具有医护专业背景。评估时应配备一些安全设施及简单的急救物品，应有应急预案，确保老年人身心安全。

4. 各项评估制度张贴上墙

（1）老年人能力评估师的职业道德基本要求：爱岗敬业、诚实守信、办事公道、服务群众、奉献社会。

（2）老年人能力评估师的职业守则：恪守独立，客观公正；遵纪守法，诚实守信；科学严谨，专业规范；善待老年人，理解尊重；热情服务，勤勉尽责；以人为本，保护隐私。

（3）老年人能力评估师的行为规范

1）遵守职业道德，保证评估资料真实、有效和可靠，规范着装，佩戴有自己身份标识的证件。

2）态度和蔼，使用礼貌用语。

3）评估前应首先表明自己的身份，向老年人及其家属说明评估的目的、程序并征得老年人同意。

4）评估应使用老年人可以理解的语言，并随时解释和澄清老年人的疑问。

5）评估结束后应及时告知老年人及其家属评估结果，并说明该结果将作为制订照护计划的依据。

6）评估结束后，应记录评估结果并签字确认。不同评估师对同一老年人分阶段进行评估时应分别签字确认。

5. 消毒与感染控制

应按照《医疗机构消毒技术规范》（WS/T 367—2012）的相关条款执行。

（1）人员要求

评估师应掌握消毒与灭菌的基本知识和职业防护技能，从事清洁、消毒、灭菌效果监测的人员应经过专业培训，掌握相关消毒灭菌知识，熟悉消毒产品性能，具备熟练的检验技能；按标准规范规定的方法进行采样、检测和评价。

（2）表面物品的清洁与消毒

进入人体无菌组织、器官、腔隙或接触人体破损皮肤、破损黏膜、组织的诊疗器械、器具和物品应进行灭菌；接触完整皮肤、完整黏膜的诊疗器械、器具和物品应进行消毒。诊疗用品（如血压计袖带、听诊器等）应保持清洁，遇到污染要及时清洁，然后采用中、低效的消毒剂进行消毒。生活卫生用品（如毛巾、面盆、便器、餐饮具等）应保持清洁，定期消毒，可采用中、低效的消毒剂消毒；便器可使用冲洗消毒器进行清洗消毒。对床单元（含床栏、床头柜等）的表面进行定期清洁和（或）消毒，遇污染应及时清洁与消毒，可采用合法、有效的消毒剂（如复合季铵盐消毒液、含氯消毒剂）擦拭消毒，或采用合法、有效的床单元消毒器进行清洗和（或）消毒，消毒剂或消毒器的使用方法、注意事项等应遵循产品的使用说明。

(3)地面的清洁与消毒

地面无明显污染时,采用湿式清洁。当地面受到血液、体液等明显污染时,先用吸湿材料去除可见的污染物,再清洁和消毒。地巾应清洗干净,在 500 mg/L 有效氯消毒剂中浸泡 30 min,冲净消毒液后干燥备用。

二、老年人能力评估环境的选择及协调

1. 在老年人家中进行能力评估时环境的选择及协调

(1)场地

若无特殊情况,评估应尽可能在老年人日常生活的家中进行,长期居住的熟悉环境可为评估提供宝贵的信息,以保证信息的准确性。在评估前,评估师要和老年人的家属或照护人员提前进行沟通核实,确定老年人目前的居住地址、家庭环境及周围环境,确定进入评估地点的路线,并向老年人的家属或照护人员提前说明评估的目的、此次沟通的目的及需要配合的事情、注意事项,告知此次评估为了保存资料可能需要录像。若日常居住场所与申请资料中所填写的地址不同,评估师必须提前进行核实。自理能力及运动能力评估可在老年人平时生活的场所完成,其他评估可选择在老年人熟悉的室内场所进行(如老年人的卧室)。室内场所要求安静整洁、光线明亮、空气清新、温度适宜、隔音效果良好。

(2)时间

由老年人本人或其监护人在线申请或现场申请,受理申请后,评估师根据老年人的实际情况安排合适的评估时间,在申请人提出申请的 30 日内完成评估。对评估结果有疑问者,在提出复评申请的 7 日内进行再次评定。尽量在评估前沟通好合适的时间,可选择在老年人早餐后进行,使老年人有足够的时间回想过去发生的事情,以获得更详尽的信息,也能避免老年人产生疲惫感;如果老年人的生理或心理健康可能会受到影响,则需要在较短的时间内安排评估;如果老年人由于身体等原因不得不中断评估,则进行分次评估,协调好下一次评估的时间及地点。

(3)人员

评估前需要了解会影响老年人和评估师之间互动质量的文化、性别等敏感问题。如果老年人普通话不好,需安排训练有素的口译员或请求家人翻译以协助进行评估。尽量选择与老年人相同性别的评估师进行评估,以保护及尊重老年人的隐私。

（4）工具、物品及设备设施

提前沟通协商需要家属或照护人员准备的物品。进行日常生活能力及运动能力评估时，需准备与评估相关的老年人日常所用的工具、物品及设备设施，如餐具、衣物、卫生间等。若室内空间有限，则需要提前在室外准备评估所需用具，如提前确定评估用的台阶、地面步行所用的标线等。

2. 在养老机构进行能力评估时环境的选择及协调

（1）场地

对在养老院居住的老年人进行评估时，应与相关负责人员提前沟通，核实、确定老年人平常是否生活在这里，若是，则与养老机构协商后将评估地点选在养老院。评估师要提前了解养老院的布局、设施及老年人的个人信息及家庭情况，确定具体的评估地点。若要对老年人进行自理能力及运动能力的评估，则应在其平时生活的场所完成，同时与机构协商好尽量准备一间单独的评估场所，进行剩余项目的评估。评估环境应安静整洁、光线明亮、空气清新、温度适宜。对评估场所应提前做好消杀工作。

（2）时间

由老年人或其监护人在线申请或现场申请，受理申请后，评估师根据老年人的实际情况安排合适的评估时间，在申请人提出申请的30日内完成评估。对评估结果有疑问者，在提出复评申请的7日内进行再次评定。评估尽量选择老年人近期无身体不适的时间，一天之中尽量选择上午，在老年人进食后进行，以保证老年人有足够的体力和精力一次完成评估；若老年人因身体等原因无法一次完成，则需分多次进行，将老年人的身心健康放在第一位。

（3）人员

评估时应要求无关人员回避，以保护老年人的隐私。若是在养老院集中评估，则提前与养老机构协商好，按申请的序号依次进行。尽量选择与老年人同性别的评估师，并尽量提前安排训练有素的口译员辅助翻译。

（4）工具、物品及设备设施

在进行自理能力及运动能力评估时，需要照护人员提前准备老年人平时生活的常用物品；在进行其他项目评估时，需要与机构协商准备评估室，评估室内至少有3把椅子、1张诊桌、4~5级台阶，以供评估使用。若评估室狭小，无法放置台阶，则提前与机构协商好准备一处楼梯代替，楼梯位置尽量接近评估室，楼梯应有扶手等安全措施，并在室外确定一处长度至少为6 m的无障碍走廊，以备评估使用。

3. 在医院进行能力评估时环境的选择及协调

（1）场地

若是对住院老年人进行评估，评估地点则选择在医院，需评估师提前与医院相关负责人沟通，核实、确定评估的地点。进行自理能力及运动能力评估时，需要在老年人平时生活起居的病房进行；在进行其他项目评估时，需要与医院协商准备评估室，提前了解该医院有无专门的评估室，若无，则与对方沟通能否准备一间单独的房间以供评估。房间尽量安静整洁、光线明亮、空气清新、温度适宜，至少配备3把椅子、1张诊桌、4~5级台阶，以供评估使用。评估场所应提前进行消杀。

（2）时间

由老年人或其监护人在线申请或现场申请，受理申请后，评估师根据老年人的实际情况安排合适的评估时间，在申请人提出申请的3日内完成评估。对评估结果有疑问者，在提出复评申请的1日内进行再次评定。评估师应提前与医院相关负责人沟通，确定评估时间，尽量选择在老年人无治疗操作且病情稳定时进行。

（3）人员

由2名评估师同时进行，其中至少1人具有医护专业背景。在进行老年人日常生活能力及运动能力评估时，需在病房中老年人经常活动的场所进行。应提前与主管医护人员协商，评估时尽量让同病房的患者回避，或者将老年人评估所需物品带至提前准备的评估室进行评估。

（4）工具、物品及设备设施

进行自理能力及运动能力评估时，需要与主管医护人员沟通，提前准备老年人平时生活的常用物品；在进行其他项目评估时，需要与机构协商准备评估室，评估室内至少配备3把椅子、1张诊桌、4~5级台阶，以供评估使用。若评估室狭小，无法放置台阶，应准备一处楼梯代替，楼梯位置尽量接近评估室，楼梯应有扶手等安全措施。评估室外安置一处长度至少为6 m的无障碍走廊，以备评估使用。评估物品一人一消毒。

4. 在专业评估室进行能力评估时环境的选择及协调

（1）场地

若因个人等原因无法在家中或养老院等常住场所进行评估，则需老年人去专业评估室进行评估。评估师需提前了解、确认老年人平时所居住的自然环境、家庭环境及社会环境，提前与老年人及其家属或照护人员进行沟通、协调、确定好去评估室的路线、需要评估的具体内容及老年人需要做的配合工作，以减轻老年人的身心负担。若使用老年人能力评估软件等信息化工具进行评估，则必须事前对评估场所的网络覆盖状况进行调查、测试，确保系统正常运行。评估场所应提前进行消杀。

（2）时间

由老年人或其监护人在线申请或现场申请，受理申请后，评估师根据老年人的实际情况安排合适的评估时间。尽量选择老年人精神和身体状态相对较好时进行评估，以保证老年人能顺利完成评估。必要时可根据老年人的身体及心理状态分次评估，但整体评估必须在3天内完成。

（3）人员

提前协商好由一名家属或照护人员陪同，做好沟通、翻译等工作，按预约序号依次评估，尽量保证一人一评估，以保护老年人的隐私。

（4）工具、物品及设备设施

提前告知老年人或家属、照护人员等携带老年人平日生活所用的辅助工具，如助听器、拐杖、轮椅等，衣袜尽量是老年人平日常用的。评估室内要提前准备好评估所用的工具、物品及设备设施等。评估所用的物品应提前进行消杀。

学习单元2　布置评估环境

一、老年人能力评估环境布置的相关事宜及注意事项

（1）环境布置需要兼顾室内环境和室外环境，还要根据评估地点的不同准备不同的器具，布置应以安全、便利为原则。

（2）布置前应提前与委托方达成一致意见，评估师要时刻保持信息畅通，带齐用物，在监护人或照护人员在场的情况下出示证件，说明目的，取得配合后再进行布置。

（3）选择适宜的环境，安排充足的时间。

（4）检查辅助工具、场所设施等，确保安全无误。

（5）对有精神疾病或暴力倾向的老年人，不能贸然前往，应先与所在街道或机构沟通，请相关人员陪同前往。

（6）注意保护老年人的隐私。

二、老年人能力评估不同场所的环境布置

1. 家庭评估的环境布置

（1）室内布置

嘱咐家属或照护人员将评估需要用到的老年人日常生活物品（如餐具等）提前整理放置在老年人经常放置使用之处。评估师需要准备老年人家中已有日常生活物品以外的物品，如体温计、听诊器、血压计等医用评估设备，安全用品，各种调查问卷及量表等，并将这些物品放置于提前准备的单独的房间，可以是老年人的卧室；清理现场环境，清除与评估无关的物品，留一名家属协助。

（2）室外布置

在老年人家中进行评估时，若家中无台阶，则需在室外找到符合标准的台阶；若室内狭小，则需在室外找一处宽敞的走廊，以便对老年人进行运动能力评估，如步态及平衡能力评估、平地行走能力评估，此处走廊需贴上距离标识，标识应清晰、醒目。

2. 养老机构评估的环境布置

（1）室内布置

将进行自理能力、运动能力等评估所要用到的日常生活物品整理好，放置在老年人经常使用及放置的地方，相关评估完成后再去事先准备好的评估室进行剩下的评估。评估室应调好灯光，选用柔和的筒灯和灯膜；提前打开门窗，保持空气清新；调好室内温度，最好能将温度控制在20～28 ℃；将除日常生活物品以外的评估工具、设备设施、用品等分类放置好。要提前对评估室进行清洁及消毒。

（2）室外布置

从老年人起居室室外开始张贴简易的评估路线图和引导图，在提前准备好的台阶及走廊处张贴标识，提前将场地清理干净，以保证老年人的安全及评估的正常进行，标识应清晰、醒目。

3. 医院评估的环境布置

（1）室内布置

将进行自理能力、运动能力等评估所要用到的日常生活物品整理好，放回原处，评估完成后再去事先准备好的评估室进行剩下的评估。评估室应选用柔和的灯光；提前打开门窗，保持空气清新；调好室内温度，最好能将温度控制在 20~28 ℃。评估室内应有除日常生活物品以外的其他评估工具及用品，如医用评估设备、安全设施及各种调查表、评估量表等。

（2）室外布置

室外应有休息等候区，放置供休息等待的桌椅。

4. 专业评估室评估的环境布置

（1）专业评估室室内布置（见表1-11）

表1-11 专业评估室室内布置

评估区	工具物品	评估内容
休息等候区	桌子、椅子、知情同意书、办公文具包、沙发、轮椅、拐杖、助行器、老花镜、放大镜、助听器等	排队等候，基本信息录入
日常起居评估区	床、柜子、长柄提鞋器、穿脱袜器、报警器、镜子、按扣上衣、拉链上衣、纽扣上衣、裤子、袜子、系带鞋子、一脚蹬鞋子、魔术贴鞋子、穿衣辅助杆、穿扣器、拉链辅助器、折叠取物器、抽屉、椅子等	评估穿衣袜、开关抽屉、床椅移动等活动能力
洗漱评估区	淋浴装置、老年人沐浴椅、毛巾、浴球、沐浴露、香皂、洗发水、万能旋物器、不同长柄洗澡刷、镜子、长柄梳子、斜口杯、剃须刀（手动剃须刀、电动剃须刀）、记忆牙刷、脸盆、牙膏、发夹、发蜡、马桶、扶手、助便器、报警器、卫生纸、垃圾桶、水盆、洗衣液、肥皂等	评估洗脸、刷牙、梳头等洗漱能力及洗澡、大小便能力
餐饮评估区	餐桌、餐椅、助食勺子（改造勺、记忆勺）、助食筷（弹性筷子）、助食碗（吸盘餐具、成人防洒盘）、餐盘取物小助手、成人记忆叉子、杯子、饮用水、可弯曲叉勺、仿真食物等	评估日常进食状态
运动功能评估区	拐杖、助行器、计时器、单侧扶手三层阶梯台（踏步宽度≥0.3 m，踏步高度0.13~0.15 m，台阶有效宽度≥0.9 m）、6 m步行标识、平衡试验脚印标识、步态分析仪等	评估运动能力，包括上下阶梯能力、步态、平衡力等

续表

评估区	工具物品	评估内容
认知功能评估区	手电筒、视力表、视力测量工具卡、不同颜色和形状的模型、听力音叉、数字卡片、模拟银行卡、模拟取款机、模拟账单、人物识别卡片、职业识别卡、手机等	评估感知能力，包括大脑对图形、数字、色彩的识别等能力
体征数据采集区	体温计、软尺、血压计、血糖仪、听诊器、指脉氧监测仪、握力计、手电筒、瞳孔笔、人体成分分析仪、除颤仪、呼吸气囊、氧气桶、吸氧管、急救包、体重秤等	对心肺、视力、听力、血压、血糖、体重等体征数据进行采集
评估报告区	办公桌、椅子、办公文具包、计算机、打印机、签字笔、中性笔、铅笔、橡皮、宣传资料、标准化上墙资料、宣传科普手册等	出具老年人能力评估报告

（2）室外布置

评估室外应贴进入评估室的引导标识，标识应清晰、醒目。

学习单元3　配备和调试现场设备设施

一、老年人能力评估现场设备设施的配置标准

1. 办公设备设施的配置标准

（1）计算机、打印机、录像机、录音机需配置两套。

（2）老年人能力评估软件：可依据老年人的日常生活活动、精神状态、感知觉与沟通、社会参与4项能力指标进行数据分类、评估、检测，具备对老年人能力评估信息的录入、查询、管理、上传、统计等多项功能，可将评估、采集的老年人能力数据集中存储、统一管理。

2. 体检设备设施的配置标准

（1）人体成分分析仪

人体成分分析仪利用生物电阻抗原理可精确分析出人体成分的均衡程度，进行测试、分析后，能够快速、准确地显示出被评估人当前的骨骼肌量、节段肌肉量、体脂含量、内脏脂肪面积、水分、基础代谢量、浮肿程度等各项精细数据，帮助被评估人判断自身的健康状态。在得到成分分析结果后，可根据个

体情况更为合理、科学、有效地对日常膳食及运动给予指导，从而帮助被评估人远离肥胖、脂肪肝、高血压、糖尿病、骨质疏松症等代谢性疾病。

（2）智能化步态分析仪

智能化步态分析仪可连续24 h对40种以上的不同步态、姿势、活动、转移等进行自动测量、记录、分类，可以24 h记录老年人日常生活状况，精确地对关节肌肉数据进行分析，有助于监测老年人在外出环境中的平衡能力，及早发现平衡障碍，从而对其跌倒风险作出评估。

（3）体重身高测试仪

体重身高测试仪利用超声波来测量身高体重，显示屏能同时显示身高、体重、BMI（体质指数）、体型判断（偏瘦、正常、偏胖、超重），待机状态下可显示当前日期、时间、室内环境温度等。

（4）全自动血压测量仪

测试者只须将手臂放入指定区域就能测量出血压及心率的数值，简单方便。

3. 医疗设备设施的配置标准

（1）除颤器

除颤器是将体外电极施加在患者的皮肤或将体内电极施加在暴露的心脏，使心律恢复正常的医用电气设备。其安全性应符合《医用电气设备　第2-4部分：心脏除颤器的基本安全和基本性能专用要求》（GB 9706.204—2022）的要求，计量标准应符合《心脏除颤器校准规范》（JJF 1149—2014）的规定。

（2）抢救车

1）车内药品：抢救药物应根据专科特点备齐种类及数量；药品基数与指示卡相符；药品标记醒目，无失效及包装字迹不清的药物；药品摆放有序，摆放药品与标签相符。

2）必备液体：20%甘露醇、5%碳酸氢钠、林格注射液、5%葡萄糖、0.9%氯化钠等。

3）车内物品：抢救车内物品位置固定，存放有序，应包括开口器、压舌板、舌钳、一次性吸氧管、一次性吸痰管、吸氧面罩、吸痰连接管、通气导管、输液器、注射器、棉签、头皮针、胶布、砂轮、止血带、安尔碘、留置针、试管、手电筒、玻璃接头、气管插管、呼吸囊、电插板、剪刀，按需要准备麻醉喉镜等。要注意物件的完整性，抢救物品应定点放置，保持物品完好率达到百分之百。

4. 消防及安全辅助设备设施的配置标准

（1）消防设备设施配置

消防设备设施配置应符合《建筑设计防火规范（2018年版）》（GB 50016—2014）的要求或者消防验收合格要求。

（2）安全辅助设施

安全扶手的设计尺寸适宜，其中最小有效长度应考虑不小于老年人两手同时握住扶手的尺寸。转角与墙面的处理有利于保证老年人通行时的安全以及避免轮椅等助行设备的磕碰。出入口标识、楼层平面示意图、楼梯间楼层标识等应连续、清晰，可引导老年人安全出行与疏散，有效减少遇险时的慌乱情况。

二、老年人能力评估现场设备设施的选择和调试

1. 办公设备设施的选择和调试

若在评估室进行评估，则需要两套办公设施，应提前对评估室的网络覆盖状况进行测试，确保系统正常运行。若在老年人家中或养老机构等常住地进行评估，则需要笔记本电脑、录像机或录音机及评估软件等，需提前检测其能否正常使用，提前了解、检测评估场所的网络系统是否畅通，测试评估软件上是否有被评估人的信息、能否正常使用。

2. 体检设备设施的选择和调试

若在评估室进行评估，体检设备设施需齐全，评估前需提前调试设备，熟悉具体操作流程，保证评估时可正常使用；若在评估室以外的地方进行评估，则可选择这些设备的替代设备，如简易血压计、身高标尺、电子秤等。评估前要检查测试替代设备能否正常使用。

3. 医疗设备设施的选择和调试

在专业评估室要配置除颤器及抢救车，并定期检测除颤器能否正常使用，定期充电，查看抢救车中的抢救物品是否齐全。若在评估室以外的场所，则需有简易急救包，评估前应检查急救包内物品是否齐全、是否在有效期内。

4. 消防及安全辅助设备设施的选择和调试

专业评估室、医疗机构及家庭都需要配置不同的消防设备，并定期检测设备有无老化及是否在保质期内；对于安全辅助设施则需定期检查、试用，确保其安全性，及时消除安全隐患。

本模块参考文献

[1] 陈旭娇,严静,王建业,等.中国老年综合评估技术应用专家共识[J].中华老年病研究电子杂志,2017,4(2):1-6.

[2] 罗昌春,邓宝凤,李海芳,等.老年综合评估的应用与研究现状[J].实用老年医学,2015,29(2):160-162.

[3] 施红,赵烨婧,邓琳子.老年综合评估的临床意义与应用进展[J].中国心血管杂志,2021,26(5):413-417.

[4] 夏梦涵,虞仁和,张孟喜,等.老年人能力筛查评估指标体系构建研究[J].中国全科医学,2018,21(5):580-584.

[5] 田兰宁.老年人能力评估基础操作指南[M].北京:中国社会出版社,2016.

[6] 李玮彤,徐桂华.老年人照护需求综合评估研究现状及进展[J].中国全科医学,2018,21(27):3290-3295.

[7] 陈旭娇,严静,王建业,等.老年综合评估技术应用中国专家共识[J].中华老年医学杂志,2017,36(5):471-477.

[8] Jiang H, Liu L, Liu T, et al. Current status on the ability of the elderly in rural China: implications for future nursing and policy. Cardiovasc Diagn Ther, 2020, 10(5): 1216-1225.

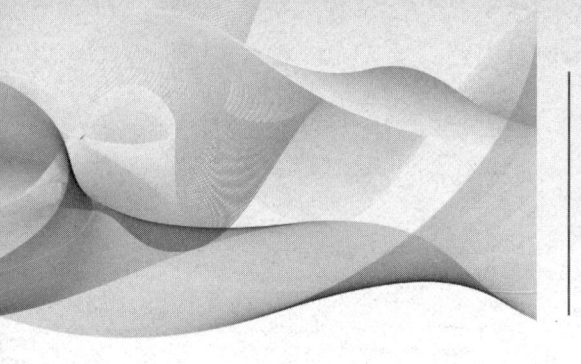

职业模块 ❷ 信息采集与管理

培训课程 1　信息采集

> **学习目标**
>
> 1. 掌握老年人能力评估基本信息的填写方法和要求。
> 2. 熟悉生命体征信息的采集方法。
> 3. 熟悉生活环境条件信息的采集方法。
> 4. 了解疾病诊断信息及意外事件信息的采集方法。

学习单元 1　信息采集的基础知识

一、信息采集的定义

信息采集（information gathering）是指通过各种方式将人或事物在运动过程中所产生、加工、存储的信息，按照一定的程序，采用科学的方法，对真实、实用、有价值的信息进行有组织、有计划、有目的采集的全过程。信息采集是信息得以利用的第一步，也是关键的一步。信息采集工作完成的好坏，直接关系到信息管理工作的质量。

二、信息采集的内容、工具和操作流程

1. 信息采集的内容

（1）老年人的身份信息：包括老年人的姓名、年龄、性别、民族、籍贯、文化程度、职业经历、婚姻状况、宗教信仰等基本信息。

（2）老年人的生命体征信息：包括老年人的身高、体重、血压等生命体征和一般状况数据。

（3）老年人的生活环境条件信息：包括老年人的居住状况、居家适老环境、医疗费用支付方式、经济来源等环境和条件信息。

（4）老年人的疾病诊断记录信息：包括老年人患阿尔茨海默病、精神疾病以及慢性疾病等的信息。

（5）老年人近30天内的意外事件信息：包括老年人近30天内出现的跌倒、走失、噎食、自杀等意外事件信息。

2. 信息采集的工具

信息采集的方法一般有问卷法、访谈法、实地观察法等，这些方法都要依托于问卷这个工具来进行。根据载体不同，问卷可分为纸质问卷和电子问卷。

（1）纸质问卷：指传统的问卷，调查者通过向被调查者发放纸质问卷，由老年人自填或者由老年人口述别人代填等方式填写，调查者回收问卷，进行信息的整理和分析。

（2）电子问卷：以电子设备为载体，由调查者根据调查目的提前设计好的问卷，用计算机、iPad、手机等电子设备作答，答完后自动回收问卷，可用于对信息做进一步的整理和分析。

3. 信息采集的操作流程

信息采集的操作流程如图2-1所示。

三、信息和数据

1. 信息

（1）信息的含义

信息是指音讯、消息、通信系统传输和处理的对象，泛指人类社会传播的一切内容。人通过获得、识别自然界和社会的不同信息来区别不同事物，从而得以认识和改造世界。在一切通信和控制系统中，信息是一种普遍的联系形式。1948年，数学家香农在题为《通信的数学理论》的论文中指出："信息是用来消除随机不定性的东西。"

根据对信息的研究成果，科学的"信息"概念可以概括如下：信息是对客观世界中各种事物的运动状态和变化的反映，是客观事物之间相互联系和相互作用的表征，表现的是客观事物运动状态和变化的实质内容。

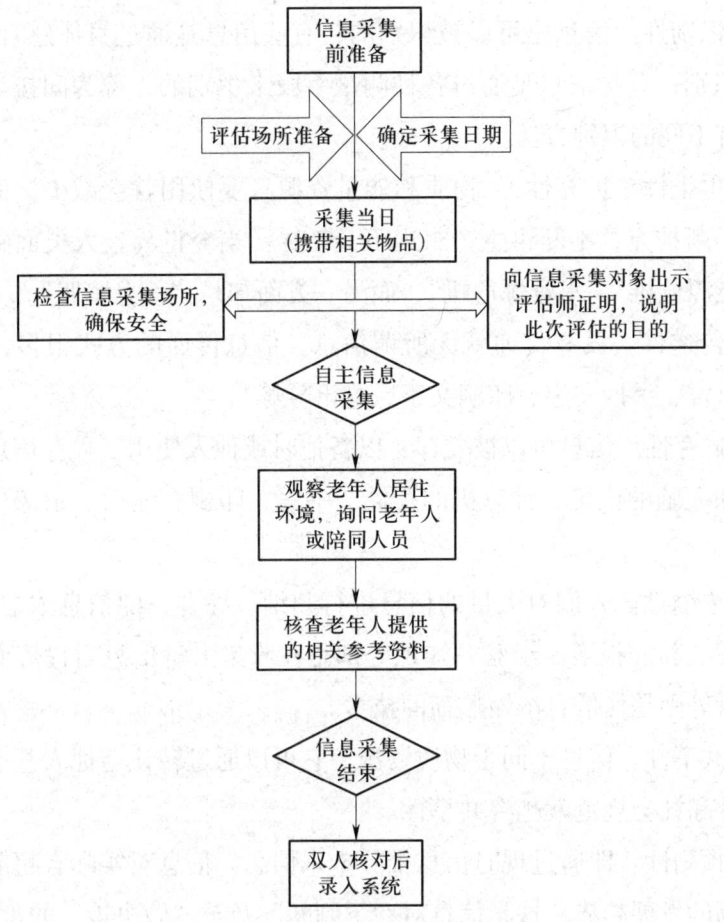

图 2-1 信息采集的操作流程

从物理学上来讲，信息与物质是两个不同的概念，信息不是物质，虽然信息的传递需要能量，但是其本身并不具有能量。信息最显著的特点是不能独立存在，信息必须依托载体而存在。

（2）信息的主要特征

信息除具有客观性、普遍性、实用性等物质属性外，还具有其自身特有的属性，具体如下。

1）依附性。物质是具体、实在的资源；而信息是一种抽象、无形的资源。信息必须依附于物质载体，而且只能被具备一定能量的载体传递，不能脱离物质和能量而独立存在。如新闻信息离开具有一定时空的事实以及语言文字、报纸版面就无法体现。

2）可转换性。信息的形态之间是可以相互转换的，例如照片被传送到计算机,就把图像转化成了数字。

3)可识别性。信息是可以被识别的,有些信息是通过身体感官来识别的,称为直接识别;有些信息是通过各种测试手段来识别的,称为间接识别;不同的信息源有不同的识别方法。

4)可再生性(扩充性)。物质和能量资源只要使用就会减少,而信息在使用中却会不断扩充、不断再生,永远不会耗尽。当今世界,人类面临的困境一方面是"能源危机""水资源危机",而另一方面却是"信息膨胀"。

5)可传递性。没有传递就无所谓信息。信息传递的方式很多,如口头语言、肢体语言、手抄文字、印刷文字、电讯号等。

6)可贮存性。信息可以被贮存,以备他时或他人使用。贮存信息的手段多种多样,如人脑的记忆、计算机的存储、书写、印刷、缩微、录像、拍照、录音等。

7)可浓缩性。人们对大量的信息进行归纳、综合,即信息浓缩,如总结、报告、议案、新闻报道、经验、知识等都是在收集大量信息后提炼而成的,而缩微、光盘等则是使信息浓缩贮存的技术。

8)可共享性。信息不同于物质资源,它可以通过转让与他人共享。信息越具有科学性和社会规范就越有共享性。

9)可预测性。即通过现时信息推导未来信息。信息对实际有超前反映,可反映出事物的发展趋势,这是信息对"下判断"乃至"做决策"的价值所在。

10)有效性和无效性。信息作为一种特殊的资源,具有相应的使用价值,能够满足人们某些方面的需要。但信息的价值大小是相对的,取决于接收信息者的需求及对信息理解、认识和利用的能力。信息符合接收者的需要为有效,反之则为无效;此时需要为有效,彼时不需要为无效;对此人有效,对他人可能无效。

11)可处理性。信息如果经过人的分析和处理,往往会产生新的信息,使信息得到增殖。

(3)信息的形态

信息一般可以分为数据、文本、音视频、图像等形态,这些形态之间是可以相互转化的。

(4)信息的分类

信息分类是指遵循约定的分类原则和方法,按照信息的内涵、性质及管理的要求，将所有信息按一定的结构体系分门别类加以集合，从而使每个信息在相应的分类体系中都有一个对应的位置。信息分类的基本原则可归纳为科学性、系统性、可延性和兼容性。分类的信息不仅信息量大，而且随时在线，永不丢失。

现今人们生活在一个信息冗余的时代，被动式的信息传播形式越来越让大众反感，人们更愿意采用主动方式接收信息。人们会根据需要，按信息内容所属的行业、类型和范围归类信息的表现形式，定点、定量地去查找目标信息。

信息可以从不同的角度被分类：按照其重要程度，可以分为战略信息、战术信息和作业信息；按照信息加工的顺序，可分为一次信息、二次信息和三次信息。

2. 数据

（1）数据的含义

数据是指对客观事件进行记录并可以被鉴别的符号，是对客观事物的性质、状态以及相互关系等进行记载的物理符号或这些物理符号的组合。它是可识别的、抽象的符号。

数据不仅是指狭义上的数字，还可以是具有一定意义的文字、字母、数字符号及其组合，以及图形、图像、视频、音频等，也是客观事物的属性、数量、位置及其相互关系的抽象表示。例如，"0、1、2……""阴、雨、下降、气温""学生的档案记录""货物的运输情况"等都是数据。数据经过加工后就成为信息。

在计算机科学中，数据是所有能输入计算机并被计算机程序处理的符号介质的总称，是用于输入电子计算机进行处理的具有一定意义的数字、字母、符号和模拟量等的统称。计算机存储和处理的对象越来越广泛，表示这些对象的数据也随之变得越来越复杂。

数据的表现形式还不能完全表达其内容，需要经过解释，数据和关于数据的解释是不可分的。例如，85 是一个数据，它既可以是一个学生某门课的成绩，也可以是某个人的体重，还可以是某专业 2023 级的学生人数。数据的解释是指对数据含义的说明，数据的含义称为数据的语义，数据与其语义是不可分的。

（2）数据的分类

1）按性质分为：①定位的，如各种坐标数据；②定性的，如表示事物属性的数据（居住地、河流、道路等）；③定量的，反映事物数量特征的数据，如长度、面积、体积等几何量，或重量、速度等物理量；④定时的，反映事物时间特性的数据，如年、月、日、时、分、秒等。

2）按表现形式分为：①数字数据，如各种统计或测量数据，数字数据在某个区间内是离散的值；②模拟数据，由连续函数组成，是指在某个区间连续变化的物理量，又可以分为图形数据（如点、线、面）、符号数据、文字数据、图像数据等，如声音的大小和温度的变化等。

3）按记录方式分为：地图、表格、影像、磁带、纸带。

4）按数字化方式分为：矢量数据、格网数据等。

四、信息采集的原则和方法

1. 信息采集的原则

（1）计划性原则

计划性原则是指根据评估需求，有针对性地按流程采集信息。首先，必须明确目的，按计划采集信息；其次，必须保证重点明确，全面兼顾；最后，要根据需求及时修正计划。

（2）可靠性原则

可靠性原则是信息采集的基础，是指采集的信息必须是真实对象或环境所产生的，必须保证信息来源是可靠的，且采集的信息能反映真实的状况。

（3）完整性原则

完整性原则是信息利用的基础，是指采集的信息在内容上必须完整无缺，信息采集必须按照一定的标准要求，采集反映事物全貌的信息。

（4）实效性原则

保证信息采集的时效性，是指能及时获取所需的信息，采集某一任务所需的全部信息所花费的时间越少则时效性越强。

（5）准确性原则

保证信息采集的准确性，是指采集到的信息与应用目标和工作需求的关联程度比较高，其表达是无误的，是属于采集目的范畴之内的，相对于企业或组织自身来说具有适用性，是有价值的。关联程度越高，适应性越强，信息就越准确。

（6）易用性原则

易用性原则是指采集到的信息按照一定的形式来展现，便于使用。

2. 信息采集的方法

老年人能力评估师需要针对老年人采集相关信息并进行个体化评估，当需要解决一些专门问题时，还会做一些专题调查来获取资料，主要方法有访谈法、实地观察法及问卷法。

（1）访谈法

访谈法是以谈话为主要方式来了解某人、某事、某种行为或态度的一种调查方法。即评估师通过走家访户，或通过信件和现代通信工具直接与老年人进行口头交谈，从而获得信息的方式。访谈法可以单独访问老年人，也可以与多个老年人进行访谈。

（2）实地观察法

实地观察法是由评估师到现场对老年人进行直接观察、检查、测量或计数而取得资料的一种调查方法。该法主要通过耳闻目睹获取信息，评估师基本上是单方面进行观察活动，如评估师在现场直接对老年人进行身高、体重等的测量。本法取得的资料较为真实可靠，但所需人力、物力、财力较多。实际调查中，访谈法和实地观察法常结合使用，相互补充。

（3）问卷法

问卷法是评估师事先设计和制定详细周密的问卷，要求老年人据此进行回答，以收集资料信息的一种调查方法，主要用于了解老年人的基本情况、行为方式、对某些事件的态度以及其他辅助性情况。

学习单元2　老年人能力评估的信息采集

一、信息采集前的准备工作

1. 信息采集日程和场所的准备

（1）评估师需提前与提出申请的老年人本人及其代理人或监护人取得联系，调整、确定信息采集的时间。

（2）信息采集过程中需与老年人本人及其主要照护者、家属进行沟通，尽可能选择至少有一名家属在场时进行评估。若无家属陪同，须在"特殊事项"中如实写明。

（3）信息采集尽可能在老年人日常居住的场所完成，如家、医院、社区、养老机构等。若日常居住场所与申请资料中所填写的地址不同，必须提前进行核实。

（4）在家以外的场所（如医院、养老机构等）进行信息采集时，必须与相关负责人员进行沟通、核实，确定老年人平常是否生活在这里。同时，在核实沟通过程中，要加强对老年人隐私的保护。

（5）信息采集的场所应具备至少3把椅子、1张桌子，必须提前与老年人及其家属确认是否具备该条件，若不具备该条件，则需提前准备。

（6）信息采集的环境应安静、整洁、光线明亮、空气清新、温度适宜。

（7）若使用老年人能力评估软件等信息化工具进行信息采集，则必须事前对场所的网络覆盖状况进行调查、测试，确保系统正常运行。

2. 评估师所携物品的准备

（1）必须携带民政部门颁发的相关证件。

（2）若使用老年人能力评估软件等信息化工具进行评估，需携带安装有民政部门认可的正规老年人能力评估系统的平板电脑等便携式电子设备和备用的纸质老年人能力评估表及特殊事项记录单。

3. 信息采集的注意事项

（1）信息采集前

评估师必须向老年人及其陪同人员出示相关证件，说明此次评估的目的；仔细检查信息采集场所的环境，确保安全无误。

（2）信息采集中

1）在保证老年人安全的前提下，尽可能让老年人当场自主完成信息采集；若条件不允许，或采集的信息与实际情况有出入，则须在"特殊事项记录单"中记录。

2）尽可能直接对老年人居住的周边环境进行观察，对老年人本人及其陪同人员进行直接询问，有条件时可要求老年人提供其他参考资料。

3）条件允许的情况下，尽可能分别与老年人及其主要照护者、家属进行沟通交流。个别情况下，可进行多次访谈。建议与每个人私下沟通，避免当面多人讨论。如果出现老年人、照护者或家属对同一个问题回答不一致的情况，则须在"特殊事项记录单"中备注说明。

（3）信息采集后

1）双人核对，保证不出现人为错误。

2）与老年人本人及其陪同人员就采集信息存在疑问的地方再次进行沟通确认，确保信息的准确性。

3）确定信息采集全部完成且准确无误后，两名评估师进行签字，老年人本人或陪同人员也需要签名确认。

总而言之，评估师要时刻谨记自己的职责和任务，在信息采集过程中注意礼貌礼节，尊重老年人。采集过程中出现任何异常情况，如发现老年人可能受到漠视或者虐待，或存在未被发现和重视的疾病等情况时，应第一时间通知相关负责的单位或机构，如民政部门或社区负责人，确保情况得到及时处理。

二、老年人身份信息采集

1. 姓名

（1）评估师询问老年人姓名时，首先要确保其提供的是合法姓名，且必须与老年人本人身份证上的姓名保持一致。

（2）信息文字的填写必须使用简体汉字，不得使用其他文字或用符号代替文字，顺序为先姓后名（姓与名之间不设空格）。

（3）姓名的字数不得少于2个汉字，且不多于25个汉字。

2. 性别

（1）性别是指老年人的生理性别。

（2）采集信息时必须按照老年人的性别如实选择相应的生理性别选项。此项为单选项目，可选项目为"男"或"女"。

3. 出生日期

（1）出生日期是指老年人出生当日的公元纪年日期。

（2）采集的出生日期必须与老年人身份证号中的出生日期一致。

（3）"年"一般用四位数表示，在"0000"到"9999"的范围中取值，按公历时序编号。

"月"用两位数表示。一月用"01"表示，随后的月份按递增顺序编号。

"日"用两位数表示。任何一个月的第一天均用"01"表示，该月其后的"日"按递增顺序数编号。

例如，1949年8月1日须填入"（1949）年（08）月（01）日"。

4. 居民身份证号

（1）居民身份证号是老年人唯一的法定标识符。

（2）在征得老年人及其陪同人员的同意后，可查看老年人本人的身份证件（或者任何含有身份证号码的官方证明、文件等）。如果无法获得本项信息，要及时与评估小组组长或其他相关负责人联系，请求指示。

（3）居民身份证号必须与老年人本人身份证上的一致。须从左往右依次填写，每个数字或字母各占一个空格，总共18位。

（4）填写完毕后，须从左往右校对一遍，确保填写准确无误。

5. 社保卡号

（1）社保卡号是老年人社保卡上唯一的法定标识符。

（2）如老年人持有社保卡，则需填写，号码与原证件号码一致。须从左往右依次填写，每个数字或字母各占一个空格，最长可填入9位。

（3）填写完毕后，须从左往右校对一遍，确保填写准确无误。

（4）若老年人所属地区的社保卡号采用居民身份证号，则无须在此处填写，但须在"特殊事项"中说明。

6. 民族

（1）民族即老年人所属的民族。

（2）必须以老年人身份证或户口簿中的信息为准，如实选择"汉族"或其他民族。

7. 文化程度

（1）文化程度是指老年人受教育的最高程度。

（2）老年人的文化程度必须以老年人的户口簿信息为准，如实选择相应的选项。此项为单项选择，可选的选项有：文盲、小学、初中、高中/技校/中专、大学专科及以上、不详。

8. 宗教信仰

（1）询问老年人是否有宗教信仰。

（2）若老年人有宗教信仰，则从菜单选项中选择相符的宗教类型，否则选择"无"。

9. 婚姻状况

（1）婚姻状况是指老年人当前的婚姻状况。

（2）婚姻状况的信息须以老年人户口簿中的信息为准，如实选择婚姻状况选项。可选的选项有：未婚、已婚、丧偶、离婚、未说明婚姻状况。

如果老年人曾经丧偶或离婚，但已经再婚，则选择"已婚"选项。

三、老年人生命体征信息的采集

1. 体温

（1）测量目的

采集体温信息，监测体温变化，为老年人疾病的诊断、治疗、护理提供依据，为后续评估建立资料。

（2）测量方法

用体温计测量腋窝温度或用电子体温检测设备进行测量。

（3）操作步骤

1）体温计操作步骤：①评估师洗手；②检查体温计有无破损，是否将水银柱甩至 35 ℃以下；③携用物至老年人身旁；④核对老年人信息，评估师进行自我介绍，向老年人解释操作目的，以取得合作；⑤测量腋窝温度：用纱布擦干老年人腋下汗液，将体温计水银端置于老年人腋窝深处并贴紧皮肤，曲臂过胸夹紧体温计，不能合作者由操作者协助夹紧上臂，测量 5~10 min；⑥取出体温计，查看体温计读数，记录体温值；⑦甩体温计使水银柱至 35 ℃以下，将体温计放入消毒液容器中。

2）电子体温计的操作步骤：①评估师洗手；②使用电子体温计前用酒精对体温计的针头部位进行局部消毒；③携用物至老年人身旁；④核对老年人信息，评估师进行自我介绍，向老年人解释操作目的，以取得合作；⑤按下电源的开关，蜂鸣器马上出现蜂鸣音，显示电子体温计已经启动，启动时间为 2 s 左右；⑥显示器上会出现上次测量体温的温度，并且持续 1~2 s，然后，体温计上显示出摄氏度（℃）的符号，并开始闪烁，表示电子体温计已经可以应用；⑦用电子体温计测量体温时，体温计要尽量对准老年人的额头。如果测量位点正确，体温计显示的温度数值会逐渐上升，而且摄氏度符号会不断闪烁。如果体温计显示温度稳定不再上升，证明体温计测量结束，同时停止闪烁，就可以根据电子体温计上的数值进行读数并记录了。

（4）注意事项

1）有刚进食、面颊部热敷、剧烈活动、洗澡、坐浴等情况时，应在 30 min 后进行测量。

2）甩体温计时使用腕部力量，不能触及他物，以防撞碎，切忌把体温计放在热水中清洗或在沸水中煮，以防爆裂。

3）腋窝有汗液会影响体温读数，因此测量前应用纱布擦净腋窝汗液。

4）发现体温与病情不相符时，应在床旁监测，必要时做直肠测温和口腔测温，对照复查。

5）为了把握正常体温在一天内的变化，在测定体温的同时也要记录测定的时间。

6）消瘦不能夹紧体温计者，腋下出汗较多者以及腋下有炎症、创伤或手术的患者不宜使用腋下测温法。

7）电子体温计可用湿布擦拭清洁，如是防水型的可直接放到水里清洗。但不可置于高压气体、高温环境中，不可与腐蚀性物品接触。供应商对由此造成的损坏不负质量担保责任。

8）电子体温计的工作温度为10～40 ℃，工作湿度为30%RH～80%RH；保存温度为-1～60 ℃，保存湿度为10%RH～80%RH。

2. 脉搏

（1）测量目的

采集脉搏信息，监测脉率和心率的变化，为老年人疾病的诊断、治疗、护理提供依据，为后续评估建立资料。

（2）操作步骤

1）评估师洗手后，携用物至老年人床旁。

2）核对老年人信息，评估师进行自我介绍，向老年人解释操作目的，以取得合作。

3）协助老年人取坐位或卧位，手臂放于舒适位置，腕部伸展。

4）以食指、中指、无名指的指端按在桡动脉表面（压力大小以能清楚触及脉搏为宜）。

5）数脉搏15 s，将所测数值乘以4即为脉率。当脉搏细弱而触摸不清时，可用听诊器测心率1 min。

6）对于脉搏短绌的老年人，应由2名评估师同时测量，1人听心率，另1人测脉率，由听心率者发出"开始""停止"的口令，计数1 min，记录方式为"心率××次／分""脉率××次／分"。

7）记录脉搏值后，整理床单位。

（3）注意事项

1）不可用拇指诊脉，因拇指的小动脉搏动较强，易与老年人的脉搏相混淆。

2）为偏瘫老年人测量脉搏时，应选择健侧肢体。

3）不规律的脉搏应测 1 min。

3. 呼吸

（1）测量目的

采集呼吸信息，监测呼吸变化，为老年人疾病的诊断、治疗、护理提供依据，为后续评估建立资料。

（2）操作步骤

1）评估师洗手，携用物至老年人床旁。

2）核对老年人信息，评估师进行自我介绍，向老年人解释操作目的，以取得合作。

3）测量脉搏后，评估师仍保持诊脉手势。

4）观察老年人胸部或腹部的起伏（一吸一呼为 1 次）。

5）一般情况测 30 s，将所测数值乘以 2 即为呼吸频率。呼吸不规则者应测 1 min。

6）如老年人呼吸微弱不易观察时，可用少许棉花置于其鼻孔前，观察棉花被吹动的次数，计数 1 min。

7）记录呼吸频率：××次／分。

（3）注意事项

1）应分散老年人的注意力，使其处于自然呼吸状态，以保证测量的准确性。

2）测量频率的同时应观察呼吸的节律、深浅度及是否有呼吸困难的症状。

4. 血压

（1）测量目的

采集血压信息，监测血压变化，为老年人疾病的诊断、治疗、护理提供依据，为后续评估建立资料。

（2）操作步骤

1）水银血压计操作步骤

①评估师洗手。

②检查血压计，选择合适的袖带。

③携用物至老年人床旁，核对老年人信息。

④评估师进行自我介绍，向老年人解释操作目的，以取得合作。

⑤老年人取仰卧位或坐位，将被测上肢衣袖卷至肩部（必要时脱袖），掌心向上伸直，放于体侧，仰卧位时平腋中线，坐位时平第4肋软骨，使被测肢体的肱动脉与心脏处于同一水平。

⑥取血压计放于被测上臂的外侧，打开血压计，开启水银槽开关。

⑦取出袖带，排尽袖带内空气，平整地缠于上臂中部，袖带下缘距肘窝 2～3 cm，松紧度以能放入一根手指为宜。

⑧戴听诊器，将听诊器胸件放在肱动脉搏动最明显处，以左手固定，右手握输气球，关闭气门。

⑨打气至肱动脉搏动音消失，再升高 20～30 mmHg（1 mmHg ≈ 133 Pa）；然后以 4 mmHg/s 的速度缓慢放气，使水银柱缓慢下降。

⑩确定血压值。看：视线与水银柱的弯月面在同一水平。听：当听到第一声搏动音时，所看到的水银柱刻度为"收缩压"；当听到搏动声音突然减弱或消失时，所看到的水银柱刻度为舒张压。

⑪测量后，解下袖带，排尽袖带内余气，卷好放入盒内。

⑫将血压计盒盖右倾 45°，使水银液回流槽内，关闭水银槽开关，盖紧盒盖。

⑬协助老年人展平衣袖，整理床单位。

⑭记录测量数值（收缩压/舒张压，单位为 mmHg 或 kPa），整理用物。

2）电子血压计操作步骤

①评估师洗手。

②将电子血压计机身和臂带连接好，并装上电池或接上电源。

③携用物至老年人床旁，核对老年人信息。

④评估师进行自我介绍，向老年人解释操作目的，以取得合作。

⑤老年人取仰卧位或坐位，将被测上肢衣袖卷至肩部（必要时脱袖），掌心向上伸直，放于体侧，仰卧位时平腋中线，坐位时平第4肋软骨，使被测肢体的肱动脉与心脏处于同一水平。

⑥按下电子血压计开关键即可进行血压测量。电子血压计会自动加压，一键操作，测量完即显示血压值，同时用语音播报出来。

（3）注意事项

1）测血压前，要求老年人安静休息 20~30 min，运动、情绪激动、吸烟、进食等均可导致血压偏高。

2）为偏瘫、一侧肢体外伤或手术的老年人测血压时应选择健侧肢体，因患侧肢体有肌张力减低及血循环障碍，不能真实反映血压的变化。

3）排除影响血压值的外界因素：袖带过窄需用较高的空气压力才能阻断动脉血流，使测得的血压值偏高；袖带过宽使大段血管受压，以致搏动音在到达袖带下缘之前已消失，故测得的血压值偏低；袖带过松使袖带鼓起时呈球状，有效的测量面积变窄，故测得的血压值偏高；袖带过紧使血管在袖带未充气前已受压，故测得的血压值偏低；放气太慢使测得的血压值偏高，放气太快则使测得的血压值偏低。

4）如测得的血压异常或血压的搏动音听不清时，应重复测量。

5）打气不可过快、过猛。

6）为保证测量的准确性和可比性，应做到四定：定时间、定部位、定体位、定血压计。

7）要选择有质量保证的电子血压计测量血压。

四、老年人生活环境条件信息的采集

1. 居住情况

居住情况是指老年人目前的居住情况。询问老年人本人及其家属或陪同人员，如实选择居住情况选项。必要时，可与老年人所属街道、社区再次沟通确认，确保信息的准确性。此项为单项选择，可选的选项有：独居、与配偶居住、与子女居住、与父母居住、与兄弟姐妹居住、与其他亲属居住、与非亲属关系的人居住、养老机构。

2. 医疗费用支付方式

（1）医疗费用支付方式是指老年人支付医疗相关费用的方式。

（2）询问老年人本人及其家属或陪同人员，如实选择医疗费用支付方式选项。除"自费"的情况外，必要时可与老年人所属街道、社区再次沟通，确保信息的准确性。

（3）此项为多项选择，最多可选 4 项。可选的选项为：城镇职工基本医疗保险、城乡居民基本医疗保险、自费、公务员补助、企业补充保险、公费医疗及医疗照顾对象、医疗救助、大病保险。

3. 经济来源

（1）经济来源是指老年人本人的经济来源。

（2）询问老年人本人及其家属或陪同人员，如实选择经济来源选项。

（3）如有其他未列明的情况，选择"其他补贴"，并填入具体内容。必须以简体汉字格式填写，不得使用其他文字或用符号代替文字，限25个字以内，例如：××公司捐助。

（4）此项为多项选择，最多可选4项。可选的选项为：退休金/养老金、子女补贴、亲友资助、国家普惠型补贴、个人储蓄、其他补贴。

间断性的慰问金、红包等不计入经济来源，故不属于"子女补贴"和"亲友资助"范畴之内。

五、老年人疾病诊断和用药情况采集

1. 疾病诊断

本项目是指明确老年人所患疾病情况。

可并向被评估老年人本人及其家属或陪同人员进行提问，进一步确定疾病程度。征得家属或陪同人员同意后，可要求提供和查看病历、诊断书等证明资料，并在"其他"中如实补充相关信息。

此选项为多项选择。

2. 用药情况

本项目是指明确老年人目前长期服药情况。

评估师应询问老年人本人及其家属或陪同人员，明确目前长期服用药物的名称、服药方法、用药剂量、用药频率。

六、老年人意外事件信息采集

1. 跌倒

本项目是指明确老年人近30天内有无跌倒现象发生以及具体跌倒次数。

仔细询问老年人本人及其家属或陪同人员，确定严重程度。如有必要，征得老年人家属或陪同人员同意后，可要求提供和查看病历、诊断书等证明资料。

此项为单项选择，可选的选项有：无、发生过1次、发生过2次、发生过3次及以上。

2. 走失

本项目是指明确老年人近 30 天内有无走失现象发生以及具体走失的次数。

仔细询问家属或陪同人员，确定具体次数。如有必要，可与老年人所属街道、社区等单位再次沟通确认，确保信息的准确性。

此项为单项选择，可选的选项有：无、发生过 1 次、发生过 2 次、发生过 3 次及以上。

3. 噎食

本项目是指明确老年人近 30 天内有无噎食现象发生以及具体噎食的次数。

仔细询问家属或陪同人员，确定具体次数。如老年人有日常看护人员，也可向日常看护人员进行沟通确认，确保信息的准确性。

此项为单项选择，可选的选项有：无、发生过 1 次、发生过 2 次、发生过 3 次及以上。

4. 自杀、自伤

本项目是指明确老年人近 30 天内有无自杀、自伤现象发生以及具体次数。

仔细询问家属或陪同人员，确定具体次数。如老年人有日常看护人员，也可向日常看护人员进行沟通确认，确保信息的准确性。

此项为单项选择，可选的选项有：无、发生过 1 次、发生过 2 次、发生过 3 次及以上。

5. 其他

本项目是指明确老年人近 30 天内有无除跌倒、走失、噎食、自杀、自伤以外的意外事件发生，如误吸、中毒、中暑以及烫伤、冻伤等。

此项为单项选择，可选的选项有：无、发生过 1 次、发生过 2 次、发生过 3 次及以上。

【案例】 男，78 岁，丧偶，1 年前被确诊为阿尔茨海默病，目前为轻度。近 30 天内无意外事件发生。因子女工作忙碌无法照顾，现申请入住当地养老机构。请对老年人进行入院前信息采集。

1. 根据老年人及其子女情况制订信息采集计划。
2. 根据要求填写老年人能力评估基本信息的相关表单。

培训课程 2

信息管理

学习目标

1. 掌握老年人能力评估基本信息相关表单的填写方法。
2. 熟悉老年人能力评估信息化系统数据处理的知识和方法。
3. 了解信息的分类与归档相关知识。

学习单元1　信息管理的基础知识

一、信息管理的定义

信息管理（information management，IM）是人类为了有效地开发和利用信息资源，以现代信息技术为手段，对信息资源进行计划、组织、领导和控制的社会活动。简单地说，信息管理就是人对信息资源和信息活动的管理，是人们在整个管理过程中收集、加工和输入、输出信息的总称。

二、信息管理的内容

1. 填写评估基本信息表、被评估人基本信息表、信息提供者及联系人信息表等相关表单信息。
2. 应用老年人能力评估信息化系统完成信息的记录、存储、检索、更新。
3. 建立老年人基本信息档案。

三、信息管理的操作流程（见图 2-2）

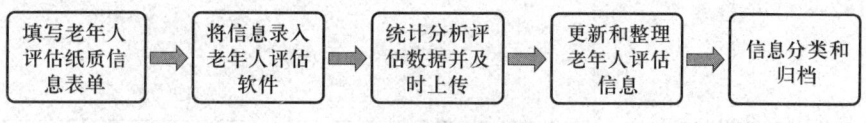

图 2-2　信息管理的操作流程

四、老年人能力评估基本信息的填写方法和要求

1. 老年人能力评估基本信息表的内容构成

老年人能力评估基本信息表见表 2-1。

表 2-1　老年人能力评估基本信息表

A.1 评估信息表

A.1.1 评估编号	□□□□□
A.1.2 评估基准日期	□□□□年□□月□□日
A.1.3 评估原因	□首次评估　□常规评估　□即时评估　□因对评估结果有疑问而进行的复评　□其他_____

A.2 评估对象基本信息表

A.2.1 姓名	
A.2.2 性别	□男　　□女
A.2.3 出生日期	□□□□年□□月□□日
A.2.4 身高	_____cm
A.2.5 体重	_____kg
A.2.6 民族	□汉族　□少数民族_____
A.2.7 宗教信仰	□无　□有_____
A.2.8 居民身份证号码	□□□□□□□□□□□□□□□□□□
A.2.9 文化程度	□文盲　□小学　□初中　□高中/技校/中专 □大学专科及以上　□不详
A.2.10 居住情况（多选）	□独居　□与配偶/伴侣居住　□与子女居住 □与父母居住　□与兄弟姐妹居住 □与其他亲属居住 □与非亲属关系的人居住　□养老机构
A.2.11 婚姻状况	□未婚　□已婚　□丧偶　□离婚　□未说明

续表

A.2.12 医疗费用支付方式（多选）	☐城镇职工基本医疗保险 ☐城乡居民基本医疗保险 ☐自费 ☐公务员补助 ☐企业补充保险 ☐公费医疗及医疗照顾对象 ☐医疗救助 ☐大病保险
A.2.13 经济来源（多选）	☐退休金/养老金 ☐子女补贴 ☐亲友资助 ☐国家普惠型补贴 ☐个人储蓄 ☐其他补贴
A.2.14 近30天内照护风险事件	A.2.14.1 跌倒	☐无 ☐发生过1次 ☐发生过2次 ☐发生过3次及以上
	A.2.14.2 走失	☐无 ☐发生过1次 ☐发生过2次 ☐发生过3次及以上
	A.2.14.3 噎食	☐无 ☐发生过1次 ☐发生过2次 ☐发生过3次及以上
	A.2.14.4 自杀、自伤	☐无 ☐发生过1次 ☐发生过2次 ☐发生过3次及以上
	A.2.14.5 其他	☐无 ☐发生过1次 ☐发生过2次 ☐发生过3次及以上

A.3 信息提供者及联系人信息表

A.3.1 信息提供者的姓名	
A.3.2 信息提供者与老年人的关系	☐本人 ☐配偶 ☐子女 ☐其他亲属 ☐雇佣照护者 ☐村（居）民委员会工作人员 ☐其他_____
A.3.3 联系人姓名	
A.3.4 联系人电话	

注：本问卷来源于《老年人能力评估规范》（GB/T 42195—2022）。

2. 老年人能力评估基本信息的填写方法

（1）信息采集时，携带安装了民政部认可的正规老年人能力评估系统的平板电脑等便携式电子设备，同时携带纸质老年人能力评估基本信息表、评估对象基本信息表、信息提供者及联系人信息表等相关表单。

（2）纸质表单可由老年人本人或其家属、陪同人员填写，确认信息无误后，由评估师双人核对，录入电子系统。

3. 老年人能力评估基本信息的填写要求

依照《老年人能力评估规范》（GB/T 42195—2022）中老年人能力评估基本信息表的内容进行解读，对老年人能力评估基本信息的填写提出具体要求。

（1）评估基本信息

1）评估编号：是指评估工作执行单位内部评估记录的代码，每条评估记录有且只有1个相对应的评估编号，共1位。

从左往右依次代表的含义如下。

①第一位：代表"评估单位类型"，由一位大写英文字母表示，具体如下：养老机构为"J"，社区为"S"，第三方评估组织为"T"，其他为"Q"。

②第二位至第五位：代表"评估时间"，由四位大写英文字母或数字混合表示。将年、月、日（yyyy/mm/dd）以"yy""yy""mm""dd"的分割方法将八位字符进行两两分割。"0~9"的情况下由数字"0~9"表示；"10"以上由英文字母表示，"A"代表数字"10"，依次顺序编码至"Z"。例如，20151212的编码为"KFCC"。

③第六位：代表评估师编号，由一位大写英文字母或数字表示。"0~9"的情况下由数字"0~9"表示；"10"以上由英文字母表示，"A"代表数字"10"，依次顺序编码至"Z"。

④第七位至第八位：代表"顺序号"，由两位大写英文字母或数字表示。每位字符均从"0"开始顺序编码至"9"；"10"以上由英文字母表示，A代表10，B代表11，C代表12，依次顺序编码至"Z"。字符组合的数字由小到大表示评估顺序由先至后。

2）评估基准日期：是指老年人实施能力评估当日的公元纪年日期。

①"日"使用两位数表示。任何一个月的第一天均用"01"表示，该月其后的"日"按递增顺序编号。

②"月"用两位数表示。一月用"01"表示，随后的月份按递增顺序编号。

③"年"一般用四位数表示，在"0000"到"9999"的范围中取值，按公历年序编号。例如，2020年5月12日须填入2020（年）05（月）12（日）。

3）评估原因：是指老年人实施能力评估的原因。

①须按老年人的实际情况选择相应的选项，此项为单项选择，选项及定义如下。

Ⅰ首次评估：在老年人入住特定养老服务机构，接受该机构提供的一切服务项目前，根据《老年人能力评估规范》（GB/T 42195—2022）进行的能力评估工作。

Ⅱ常规评估：老年人入住特定养老机构，按照规范流程完成接受服务前的初评工作，且接受该机构提供的服务达6个月以上（含6个月），原则上每半年进行一次能力评估工作。

Ⅲ即时评估：老年人本人觉察到，或其家属、照护者注意到其身心状态有任何异样、老年人遇到突发事件等特殊情况，有可能导致其能力发生变化时，获得机构、组织单位的相关负责人认可后所进行的能力评估工作。

Ⅳ因对评估结果有疑问而进行的复评：老年人本人或其家属对评估结果有异议时，可向机构、组织单位的相关负责人申请进行复评，获得负责人认可后所进行的能力评估工作。

Ⅴ其他：如果存在实施能力评估的其他原因，应在勾选"其他"选项后注明具体原因。

②评估原因一般在评估发起时确定，评估师在评估现场需再次与老年人本人及其家属或陪同人员进行确认，以确保信息准确无误。

（2）评估对象基本信息表

详见前述相关内容。

（3）信息提供者及联系人信息表

1）信息提供者的姓名：老年人信息提供者的合法姓名。

①须在评估实施现场，要求信息提供者出示身份证、社保卡、驾照等身份证明文件，保证所填写姓名与所出示证明上的姓名保持一致。

②填写要求。信息文字的填写必须使用简体汉字，不得使用其他文字或用符号代替文字。顺序为先姓后名（姓与名之间不设空格）；姓名的字数不得少于2个汉字，且不得多于25个汉字。

③若信息提供者为老年人本人时，评估师填写完毕后须再次确认此处填写的姓名与"A.2.1姓名"处填写的内容是否一致。

④若有2名以上信息提供者时，此处只填写1名信息提供者的姓名，直系亲属优先。

2）信息提供者与老年人的关系：表示信息提供者与老年人的关系。

①询问家属或陪同人员与被评估人的关系后，选择相应选项。必要时，征得家属或陪同人员同意后，可要求提供、查看户口簿等证明材料。此处为单项选择，可选的选项有：本人、配偶、子女、其他亲属、雇佣照护者、村（居）民委员会工作人员、其他。

②如有其他未列明的情况，选择"其他"选项，如实填入具体内容。必须

以简体汉字格式填写，不得使用其他文字或用符号代替文字，限 25 个字以内。例如，××街道办事处工作人员。

③"其他亲属"指的是除配偶、子女外的亲属，包括父母、兄弟姐妹、祖父母和外祖父母、孙子女和外孙子女、儿媳和公婆、女婿和岳父母，以及其他三代以内的旁系血亲，如伯伯、叔叔、姑母、舅舅、阿姨、侄子女、甥子女、堂兄弟姐妹、表兄弟姐妹。在以上范围之外的人，则一律选择"其他"。

3）联系人姓名：联系人的合法姓名。

①询问老年人本人及其家属或陪同人员后，如实填写。填写后须向信息提供者进行确认，确保填写内容准确无误。

②优先考虑老年人的法定监护人、直系亲属。若为孤寡老年人，填写所属街道、社区等单位负责人姓名。原则上，不得填写保姆、护工等雇佣的家庭外部成员姓名，若取得老年人本人或其家属同意后也可填写。

③填写要求同"A.3.1 信息提供者的姓名"。

4）联系人电话：联系人的电话号码。

①询问老年人本人及其家属或陪同人员后，如实填写"联系人姓名"中所填写联系人的电话号码。可为移动电话号码，也可为座机号码，至少保证填写其中一项。填写后须向信息提供者进行确认，确保填写内容准确无误。

②填写格式如下。

a）一般为数字格式，限 30 个数字以内。

b）若有国号、区号，国号/区号要与电话号码间用"–"隔开。例如，座机号码：0515-12345678（区号–座机号码）；移动电话号码：86-13812340000（国际区号–移动电话号码）。

c）中国国内移动电话的号码须确保 11 位数字准确填写，座机号码须确保 7 位或 8 位数字准确填写（视所在地区具体情况而定）。

学习单元 2 系统数据处理

一、老年人能力评估软件

1. 开发背景

面对各地区庞大的老龄人口，评估工作的开展愈显不易，为了帮助评估师公平公正、高效公开地开展评估工作，有效地保障老年人信息安全，开发一套符合国家评估标准、操作便捷的评估软件日趋重要。

通过对该类软件的长期使用，政府部门不仅可以及时、准确地掌握所属区域老年人的信息，而且可获取最真实有效的数据，便于今后更好地制定符合老年人需求的养老政策。

2. 开发依据

为保证评估结果的准确性，必须依照《老年人能力评估规范》（GB/T 42195—2022）进行软件开发。

3. 功能概述

软件一般以机构为基本实施单位，主要分为老年人信息管理、评估计划制订、老年人能力评估、评估师管理、基础统计等几大业务模块。

其一般均设置有严格的账户权限，以保证老年人信息的安全，可批量导入或导出数据，评估机构可利用已有评估数据上报评估结果。

4. 系统特点（见图2-3）

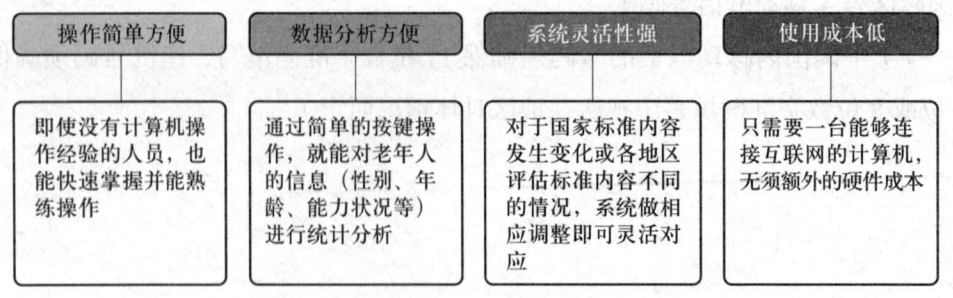

图2-3　老年人能力评估软件系统的特点

5. 评估系统包含模块（见表2-2）

表2-2　老年人能力评估软件模块一览表

模块名称	模块概要
接受服务前初始评估	针对新入住养老机构的老年人进行初次能力评估
已入住老年人信息管理	对已入住机构老年人的所有信息进行分类管理
定期能力评估预约	与已入住老年人事先商定下一次评估日程后，合理制订每位老年人的定期能力评估计划
定期能力评估实施	根据每位老年人的定期能力评估计划，按时对老年人实施定期能力评估工作
老年人基本信息预录入	提前统一批量录入机构内老年人的基本信息
评估结果复核	评估科长对每位评估师的评估工作进行审核后，若对某位老年人的评估结果有异议，可进行评估复核
评估师管理	评估师追加、查询、信息修改、账号禁用等功能
评估科长管理	评估科长追加、查询、信息修改、账号禁用等功能
评估结果上传	通过扫描功能，将评估师（科长）签名后的评估结果（纸质）回传
基础统计	根据已有的评估结果数据，做出基础的统计分析（年龄分布、评估结果等级分布等）
CSV数据上传	将机构现有的相关数据导入系统
管理员管理	管理员追加、查询、信息修改、账号禁用等功能
院长管理	院长追加、查询、信息修改、账号禁用等功能
机构管理	机构追加、查询、信息修改等功能

6. 评估业务流程（见图2-4）

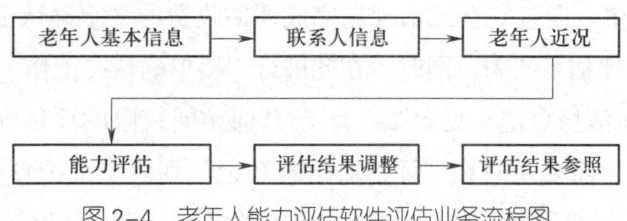

图2-4　老年人能力评估软件评估业务流程图

7. 软件主要页面简介

（1）PC版评估系统登录

用户：评估师。

平台：计算机端。

在浏览器中输入北京市民政局官网的地址（https://mzjgfpt.caservice.cn/mzjwz），进入北京市民政局官网页面，如图2-5所示。

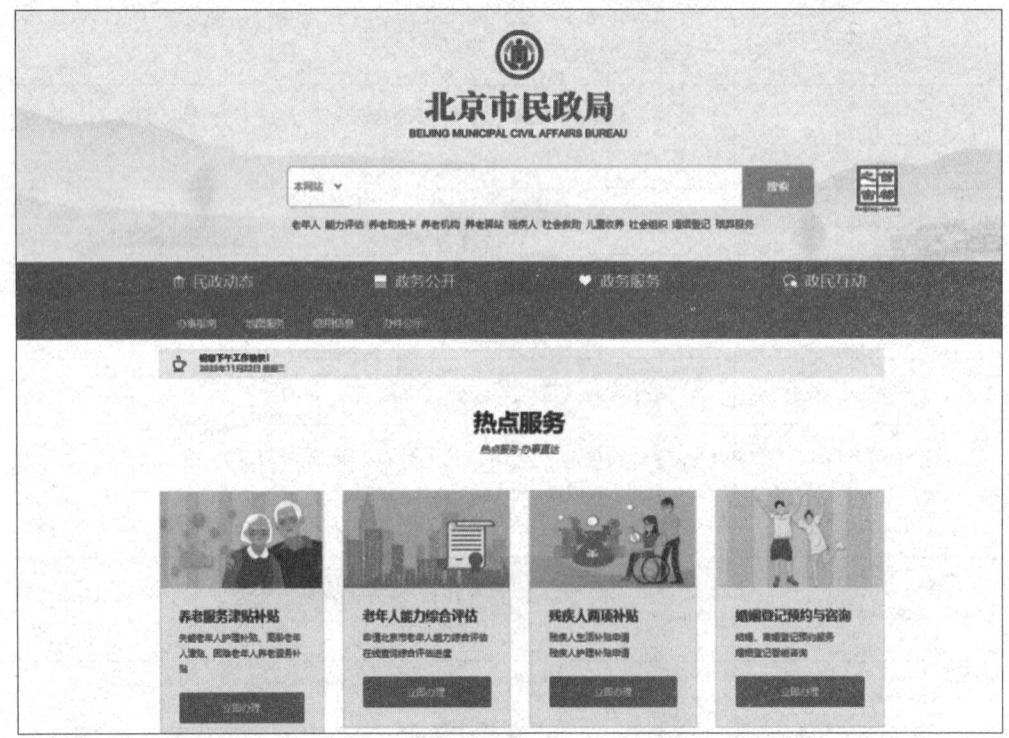

图2-5 用户登录页面

1）评估师操作主页。评估师实名登录后会自动跳转至老年人能力评估系统的操作页面，如图2-6所示。

2）评估单维护。评估师在线输入老年人相关信息进行查询，针对查询到的评估申请记录，点击"打印三联单"，可在线打印当前评估对象在平台外支付的收费凭证三联单，通过它在评估现场完成评估收费的签字确认工作，并拍照上传到iPad版的评估系统中。同时，在此进行"接单确认"工作。

3）评估师信息登记（见图2-7）。已开通访问权限的评估师，为了更好地开展评估工作，需要及时在"评估员信息登记"列表中维护自己的相关信息，包含评估工作号、评估区范围、选择扫码收款机构、职业分类、职业证书编号、银行户名、银行账号、开户银行名称、评估时间范围等。及时完善相关的信息后，评估师才能参与评估工作。

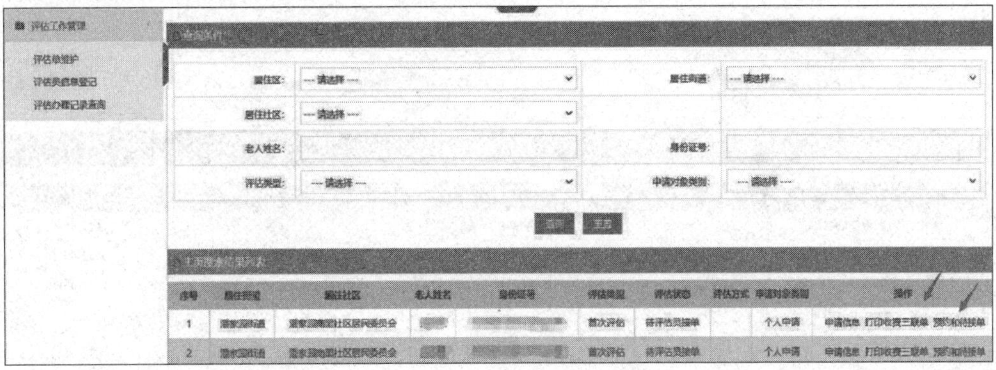

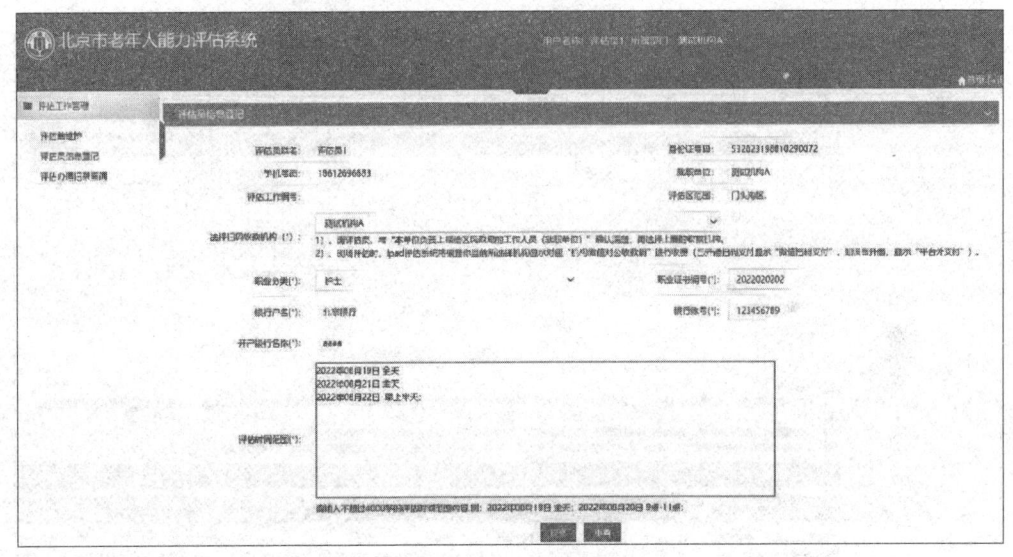

图 2-6　操作页面

图 2-7　信息登记页面

同时，评估时间范围需要定期根据自己可参与评估的时间进行维护，以便评估系统中负责派单的工作人员在系统上派单时能根据评估师可参与的工作时间进行准确派单。

4）评估办理进度查询（见图 2-8）。列表里显示的是评估师本人参与的全部评估办理记录，包含评估中及评估已完成的数据，可以根据查询条件进行查询。同时，还可以在此查看老年人的申请信息，也可以查看评估办理记录，如图 2-9 所示。

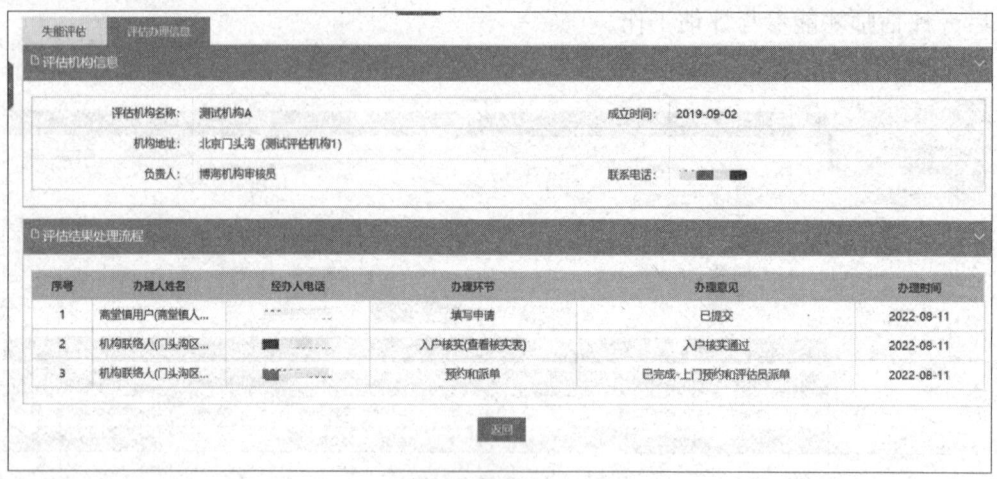

图 2-8 评估办理进度查询页面

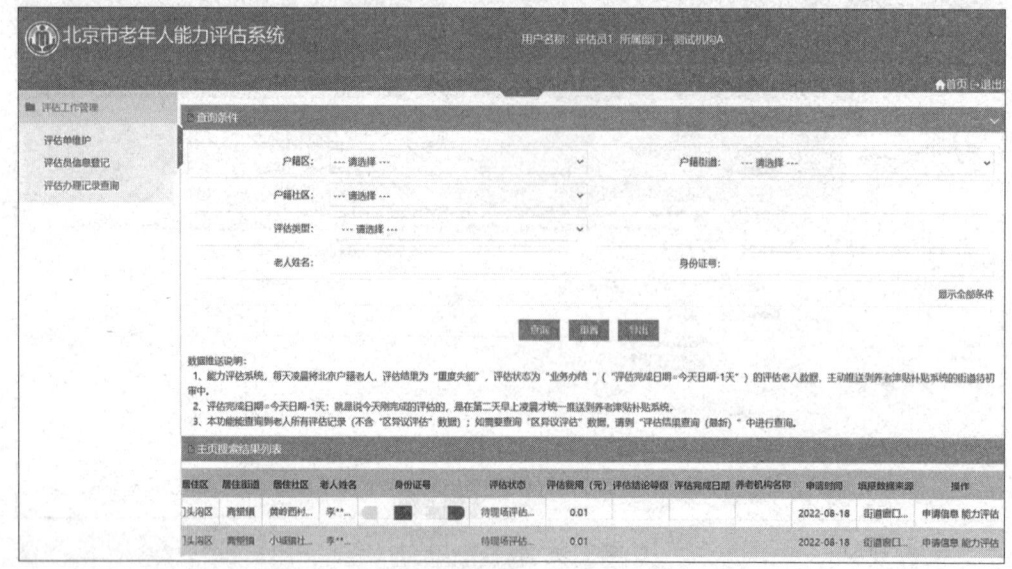

图 2-9 评估办理记录查询页面

（2）访问 iPad 评估系统（评估接单、现场评估）

适用范围：机构联络人预约派单后，评估师需要在 iPad 端进行接单确认，然后在预约时间内上门进行评估，并在评估完成后审核评估结果。

用户：评估师。

用户平台：iPad 端。

在 iPad 浏览器输入网址（https://ggfw.mzj.beijing.gov.cn/nlpgipd/nlpgipd）进入登录页面，如图 2-10 所示。

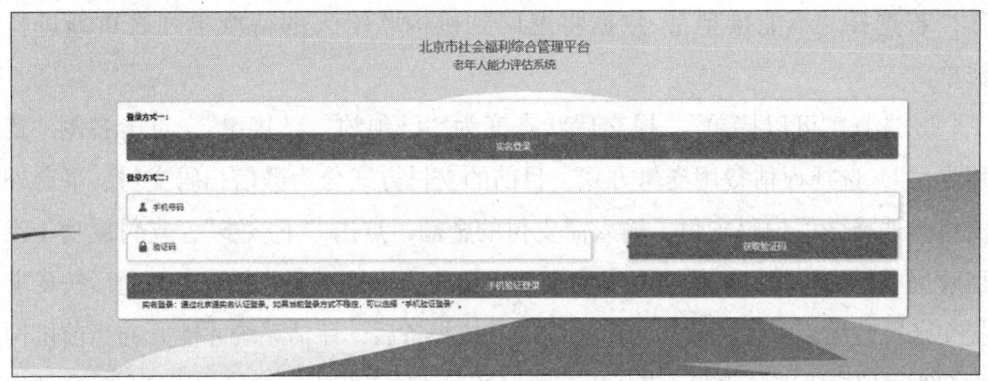

图 2-10　现场评估登录页面

1）评估师操作主页。点击"现场评估登录",跳转到北京通登录页面,评估师可以通过账号登录、短信验证码登录或北京通扫码登录,如图 2-11 所示。

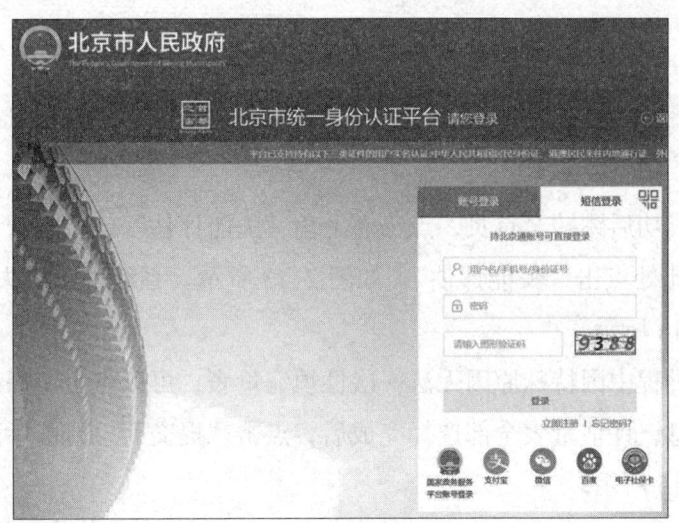

图 2-11　用户登录页面

评估师用户登录后会自动跳转至评估师待接单页面。

2）iPad 现场评估办理

①在当前界面查询到"待接单"状态的评估申请数据,点击"已预约,待接单"。

②进行接单确认的操作。建议评估师在确认接单之前,先联系老年人或其家属核实预约评估的时间,确认预约时间无误后,选择"可以接单";若时间有变动,评估师可以在当前页面重新选择预约时间再进行接单,填写详细

意见后点击"提交"。选择"可以接单",评估师可继续后续收费及评估的操作;若选择"不能接单",数据将退回到机构联络人的待派单列表重新进行派单。

③选择"可以接单",提交后状态变为"已预约,已接单",点击右侧"费用支付",选择评估费用支付方式,目前的支付方式分为微信扫码支付、平台外支付。选择微信扫码支付,输入需支付的金额,点击"下一步",支付成功(区民政局委托的机构,机构自身需向微信申请开通机构对公收款码,开通后按要求提交区民政局,由区民政局向市民政局完成报备后,评估系统才能开通当前机构的在线微信扫码支付功能。老年人或家属通过评估系统进行微信扫码支付后,评估费用直接支付到当前评估师所在机构的微信对公收款账户中)。支付页面如图2-12所示。

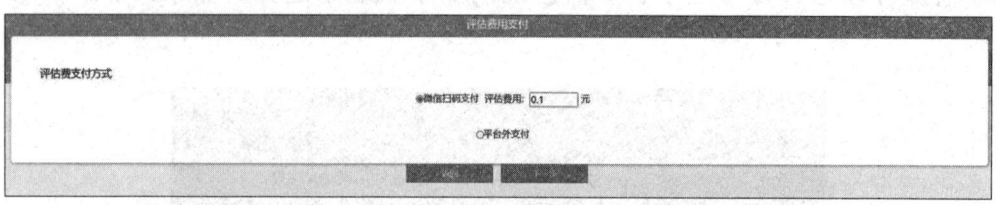

图2-12 支付页面

④支付成功后跳转至首页,点击右上角"失能评估"或"失智评估",进行量表评估,此处点击"失能评估",如图2-13所示。系统弹出"失能评估"页面,如图2-14所示。

若评估过程中因特殊原因无法一次性填完量表,可以点击"保存",暂存已填的量表信息;评估量表全部选择完成后,点击"提交",出现"评估结果"页面,如图2-15所示。

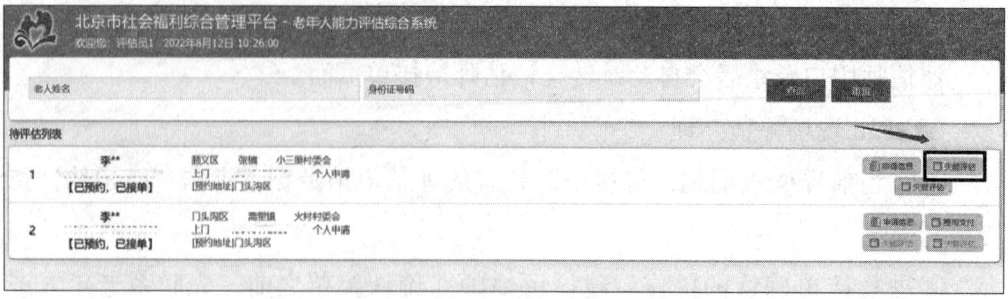

图2-13 点击"失能评估"

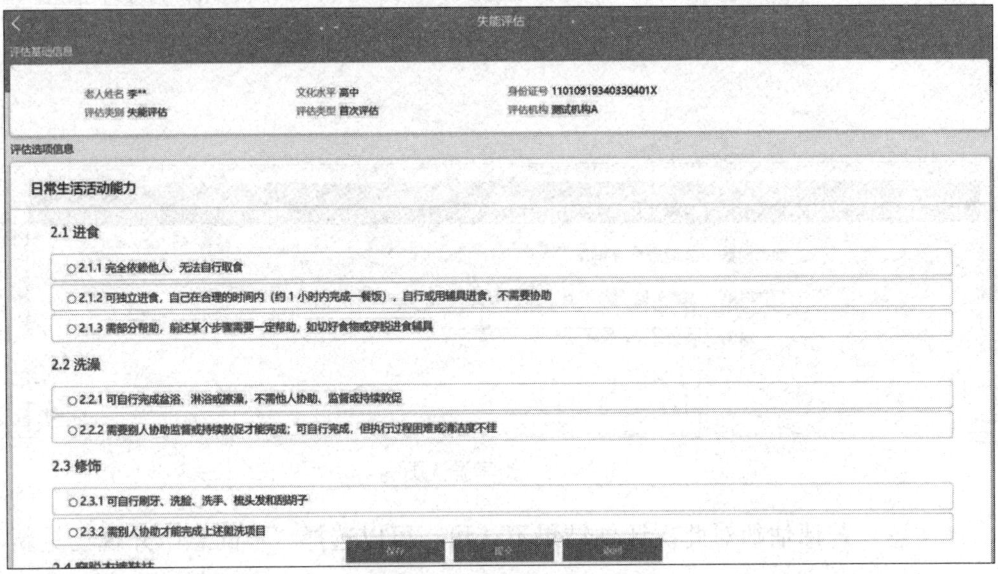

图 2-14 "失能评估"页面

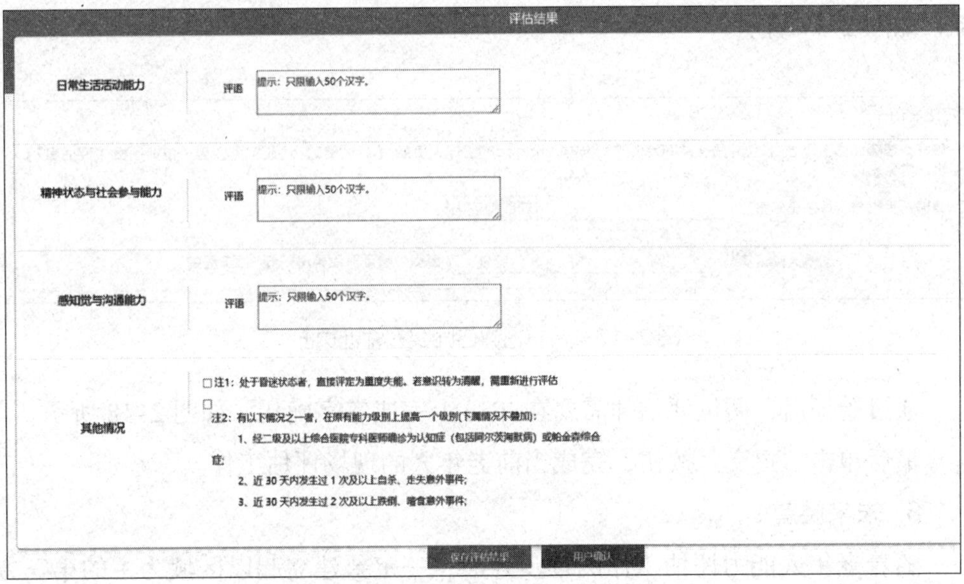

图 2-15 "评估结果"页面

填写日常生活活动能力、精神状态与社会参与能力、感知觉与沟通能力这3个量表的评语（若老年人有"其他情况"中的任一种情况，评估师可以在此进行勾选，勾选后会根据标注的情况重新认定评估结果），点击"保存评估结果"，再点击"用户确认"。

申请评估者、监护人、委托人（或主要联络人）需要在 iPad 上签字，完成后点击"保存确认书"或"保存并提交评估员确认"，由评估师对评估结果进行确认，选择"同意"或"不同意"，填写评估意见并签字，如图 2-16 所示。

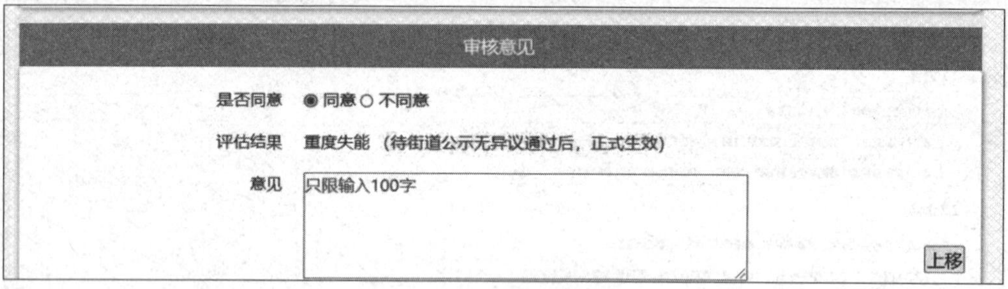

图 2-16　签字确认页面

注意：若评估师对此次评估结果不认可，可以选择"不同意"并现场重新进行二次评估。

填写上面的评估意见后，需要对另一位没有登录 iPad 的评估师进行实名验证，如图 2-17 所示。

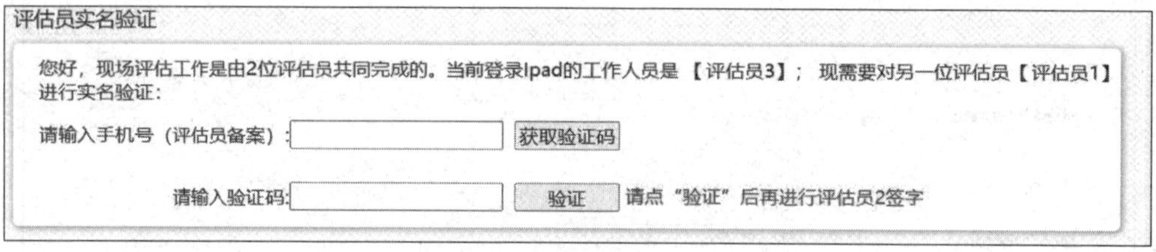

图 2-17　另一名评估师实名验证页面

通过验证后，两位评估师需要在 iPad 上完成签字确认，如图 2-18 所示。最后单击"提交"按钮，完成当前老年人的现场评估工作。

8. 未来展望

随着老年人能力评估工作的逐步开展，一定要建立起以区域为主的第三方评估组织和评估师的专门培训机构，逐渐形成完善的评估体系，从而满足庞大的老年人能力评估需求。在评估实施中，老年人能力评估软件系统是不可缺少的评估工具，通过它可以收集老年人的信息，并可以将信息集中存储、进行统计分析，这不仅能为政府购买养老服务提供依据，也能为完善养老相关政策提供数据支持。

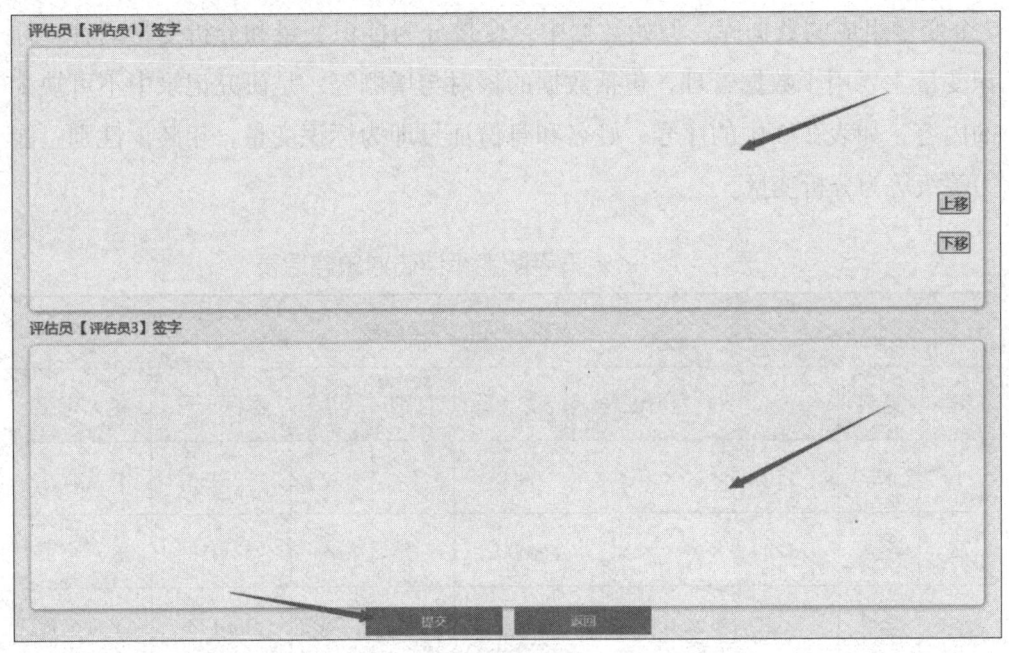

图 2-18 签字确认页面

二、系统数据处理方法

1. 数据库的建立

系统数据可以导出从而建立数据库。数据库是按照数据结构来组织、存储和管理数据的仓库。随着信息技术和市场的发展，特别是 20 世纪 90 年代以后，数据管理不再仅仅是存储和管理数据，而转变成应用户所需而提供各种数据管理的方式。数据库有很多种类型，从最简单的存储（有各种数据的表格）到能够进行海量数据存储的大型数据库系统都在各个方面得到了广泛的应用。

当用户需要利用关系数据库管理系统管理一个部门的数据时，首先要建立关系数据模型，进而按照关系规范化的要求建立起每一个关系，即每一个数据库文件。医学研究的原始数据常列成类似于表 2-3 的二维结构。表 2-3 中的顶行给出了表的结构，又称为记录结构，以后每一行作为一条记录，每条记录对应一个记录号，它是该记录在表中的位置序号，即第 1 条记录的记录号为 1、第 2 条记录的记录号为 2，依次类推。表 2-3 中的每一列为一个变量（又称属性），每个字段的名称在表的顶行列出，依次为序号、姓名、身份证号、性别、年龄、医保卡号和能力等级。表 2-3 记录的原始数据是一个由 10 个观察单位和 7 个变量组成的数据库。原始数据中，变量分为标识变量和分析变量两种。标识变量主要用于数据管理，包括数据的核对与增删等，是研究记录中不可缺少的内容，如表 2-3 中的序号、姓名和身份证号即为标识变量，年龄、性别、能力等级等为分析变量。

表 2-3　××养老院老年评估对象信息表

××养老院－评估对象信息						
序号	姓名	身份证号	性别	年龄	医保卡号	能力等级
1	张三	110105×××××××0000	女	72	123456	轻度失能
2	李四	320900×××××××0000	男	67	321456	轻度失能
3	王二	211201×××××××0000	男	78	456123	中度失能
4	李白	410202×××××××0000	女	89	123265	重度失能
5						
6						
7						
8						
9						
10						

在进行数据分析前，需将原始数据录入计算机，录入的文件类型大致有：数据库文件，如 dBASE、FoxBASE、Lotus、EPI info 等；文本文件，如 word 文件、WPS 文件等；统计应用软件的文件，如 SPSS 数据库文件、SAS 数据文件、Stata 数据文件等。上述文件类型大多可以相互转换。

分析变量又被分为反应变量和解释变量。反应变量是表示试验效果或观察结果大小的变量或指标；解释变量又称为指示变量、分组变量、分类变量、协变量等。

录入数据时，应遵循"便于录入、便于核查、便于分析"的原则。便于录入是指尽可能减少录入工作量，例如，原始数据录入 SPSS 数据库文件时，性别用数值变量取代字符变量可以节约录入的时间。便于核查是指要设有标识变量，以方便核查。便于转换是指录入数据时要考虑不同软件对字节和字符的要求，例如，文本文件对变量名字节数量没有要求，但 SPSS 12.0 以前的版本、Stata 软件的变量名要求不超过 8 个字节；有些软件不识别中文，因此数据录入时定义变量要尽可能用英文，且不超过 8 个字节，中文可用标记的方式表示。SPSS 数据文件则将阳性反应结果标识为"1= 阳性，0= 阴性"。便于分析是指每项研究最好记录成一个数据文件，这种录入格式能满足各种统计分析的需要。

2. 信息的核查、整理和更新

（1）数据核查

数据录入后，首先必须对录入的数据进行核查。核查数据的准确性分两步进行。

第 1 步是运行统计软件的基本统计量过程，列出每个变量的最大值和最小值，如果某变量的最大值或最小值不符合逻辑，则说明数据有误，例如，如果年龄的最大值为 500 时，一定有误，利用统计软件的查找功能可找到该数据。

第 2 步是数据核对，将原始数据与录入的数据一一核对，更正错误，有时为了慎重起见可采用双录入方式，然后用程序自动比较，若不一致则一定是数据录入错误。

（2）信息整理

信息整理就是将所获取的信息资料分门别类地加以归纳，使之能说明事物的过程或整体。资料整理一般可分为以下 3 步。

第 1 步是进行信息分类。根据信息资料的性质、内容或特征进行分类，将相同或相近的资料合为一类，将相异的资料区别开来。

第 2 步是进行资料汇编。汇编就是按照研究的目的和要求，对分类后的资料进行汇总和编辑，使之成为能反映研究对象客观情况的系统、完整、集中、简明的材料。汇编有 3 项工作要做：①审核资料是否真实、准确和全面，不真实的予以淘汰，不准确的予以核实准确，不全面的补全找齐；②根据研究目的要求和研究对象客观情况，确定合理的逻辑结构，对资料进行初次加工；③汇编好的资料要井井有条、层次分明，能系统、完整地反映研究对象的全貌，还要用简短明了的文字说明研究对象的客观情况，并注明资料来源和出处。

第3步是进行资料分析。运用科学的分析方法对整理好的信息资料进行分析，研究特定课题的现象、过程及内外各种联系，找出规律，构成理论框架。

（3）信息更新

老年人能力评估工作具有连续性，其信息需要不断更新，若每次评估后的信息有变化应及时更新。

三、信息的分类与归档

1. 信息分类

信息分类是指遵循约定的分类原则和方法，按照信息的内涵、性质及管理的要求，将所有信息按一定的结构体系分门别类地加以集合，从而使每个信息在相应的分类体系中都有一个对应位置。

2. 信息归档

信息的归档主要分为信息采集的电子数据存档和纸质文件存档。

电子数据存档是将不再经常使用的数据移到一个单独的存储设备中进行长期保存的过程。数据存档由旧的数据组成，但它是以后参考所必需的且很重要的数据，其数据保存必须遵从规则。数据存档具有索引和搜索功能，这样文件就可以很容易地被找到。

纸质文件存档是指立档单位将在其职能活动中形成的、已办理完毕的各种纸质文件材料进行保存的过程。存档应遵循文件的形成规律，保持文件之间的有机联系，区分不同价值，便于保管和利用。

【案例】女，85岁，2年前入住××养老院，半月前发生脑梗，经住院治疗后病情稳定，现回到养老院居住，需要对老年人重新进行能力评估。

1. 本次老年人入住养老院，需要完善或重新采集哪些信息？
2. 补充了哪些评估数据或信息？对这些数据或信息进行归档整理。

本模块参考文献

[1] 格雷克. 信息简史[M]. 北京: 人民邮电出版社, 2013.

[2] 王陇德. 健康管理师: 基础知识[M]. 北京: 人民卫生出版社, 2019.

[3] 田兰宁. 老年人能力评估基础操作指南[M]. 北京: 中国社会出版社, 2016.

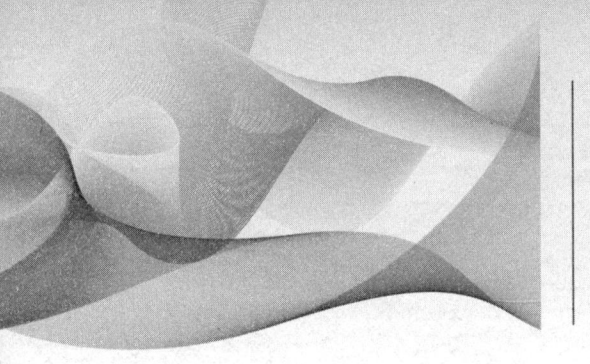

职业模块 ③
能力评估

培训课程 1 自理能力评估

学习目标

1. 熟悉自理能力的概念。
2. 掌握老年人自理能力评估的指标和方法。

自理能力是老年人每天从事日常生活活动必需的能力，也是维持老年人基本生活所需要的自我照顾能力，包括进食、修饰、洗澡、穿/脱上衣、穿/脱裤子和鞋袜、小便控制、大便控制、如厕8个方面。其中，穿/脱上衣、穿/脱裤子和鞋袜可概括为穿衣能力，小便控制、大便控制和如厕可概括为排泄能力。老年人通常最早丧失的能力是独立洗澡能力，最后丧失的是进食能力。老年人洗澡能力丧失的发生率最高，通常是需要家人帮助的最初原因。自理能力的评估不仅是评估老年人功能状态的重要指标，也是评估老年人是否需要补偿服务的关键指标。自理能力评估指标和评分方法见表3–1。

表3–1 自理能力评估指标和评分表

序号	指标	指标说明	评分及说明
1	进食	使用适当的器具将食物送入口中并咽下	4分：独立使用器具将食物送进口中并咽下，没有呛咳
			3分：在他人指导或提示下完成，或独立使用辅具，没有呛咳
			2分：进食中需要少量接触式协助，偶尔（每月一次及以上）呛咳
			1分：在进食中需要大量接触式协助，经常（每周一次及以上）呛咳
			0分：完全依赖他人协助进食，或吞咽困难，或留置营养管

续表

序号	指标	指标说明	评分及说明
2	修饰	洗脸、刷牙、梳头、刮脸、剪指（趾）甲等	4分：独立完成，不需要协助
			3分：在他人指导或提示下完成
			2分：需要他人协助，但以自身完成为主
			1分：主要依靠他人协助，自身能给予配合
			0分：完全依赖他人协助，且不能给予配合
3	洗澡	清洗和擦干身体	4分：独立完成，不需要协助
			3分：在他人指导或提示下完成
			2分：需要他人协助，但以自身完成为主
			1分：主要依靠他人协助，自身能给予配合
			0分：完全依赖他人协助，且不能给予配合
4	穿/脱上衣	穿/脱上身衣服、系扣、拉拉链等	4分：独立完成，不需要他人协助
			3分：在他人指导或提示下完成
			2分：需要他人协助，但以自身完成为主
			1分：主要依靠他人协助，自身能给予配合
			0分：完全依赖他人协助，且不能给予配合
5	穿/脱裤子和鞋袜	穿/脱裤子、鞋袜等	4分：独立完成，不需要他人协助
			3分：在他人指导或提示下完成
			2分：需要他人协助，但以自身完成为主
			1分：主要依靠他人协助，自身能给予配合
			0分：完全依赖他人协助，但不能给予配合
6	小便控制	控制和排出尿液的能力	4分：可自行控制排尿，排尿次数、排尿控制均正常
			3分：白天可自行控制排尿次数，夜间出现排尿次数增多、排尿控制较差，或自行使用尿布、尿垫等辅助用物
			2分：白天大部分时间可自行控制排尿，偶出现（每天<1次，但每周>1次）尿失禁，夜间控制排尿较差，或他人少量协助使用尿布、尿垫等辅助用物
			1分：白天大部分时间不能控制排尿（每天≥1次，但尚未完全失控），夜间出现尿失禁，或他人协助使用尿布、尿垫等辅助用物
			0分：小便失禁，完全不能控制排尿，或留置导尿管

续表

序号	指标	指标说明	评分及说明
7	大便控制	控制和排出粪便的能力	4分：可正常自行控制大便排出
			3分：有时出现（每周<1次）便秘或大便失禁，或自行使用开塞露、尿垫等辅助用物
			2分：经常出现（每天<1次，但每周>1次）便秘或大便失禁，或他人少量协助使用开塞露、尿垫等辅助用物
			1分：大部分时间均出现（每天≥1次）便秘或大便失禁，但尚未完全失控，或他人协助使用开塞露、尿垫等辅助用物
			0分：严重便秘或者完全大便失禁，需要依赖他人协助排便或清洁皮肤
8	如厕	上厕所排泄大小便，并清洁身体*	4分：独立完成，不需要他人协助
			3分：在他人指导或提示下完成
			2分：需要他人协助，但以自身完成为主
			1分：主要依靠他人协助，自身能给予配合
			0分：完全依赖他人协助，且不能给予配合

注：*为评估中强调排泄前解开裤子，完成排泄后清洁身体、穿上裤子。

学习单元1 进食能力评估

进食是老年人日常生活活动的重要组成部分，即为了保证每日营养的摄入，通过进食、咀嚼、吞咽等摄入各种每日所需的营养物质。但随着年龄增大，牙齿缺损、疾病等原因会导致老年人咀嚼、吞咽等能力不断减退，甚至丧失。严重者会导致营养不良，影响老年人的生活质量及营养的摄入。

一、咀嚼能力评估

1. 基本知识

（1）咀嚼的定义

咀是将食物含在嘴里细细品味。嚼是将食物用牙齿咬碎。总的来说，咀嚼是由各咀嚼肌有顺序地收缩所组成的复杂的反射性动作。咀嚼肌包括咬肌、翼内肌、翼外肌、颞肌等，它们的收缩可使下颌向上下、左右及前方运动，这时，上牙列与下牙列相互接触，可以产生很大的压力以磨碎食物。口腔通过咀嚼运动对食物进行机械性加工，咀嚼还使食物与唾液充分混合，形成食团，以便于吞咽。

（2）老年人咀嚼功能的特点

人体的衰老过程是自然规律，老年人由于年龄增长、生理机能减退、牙齿脱落等，导致咀嚼功能逐渐减退，势必会影响营养的摄入，时间久了就会影响身体的健康。

2. 操作技能

（1）工作准备：备好压舌板或长柄不锈钢餐勺，手电。

（2）沟通：评估前，与老年人进行沟通，取得老年人的理解与配合。

（3）评估

1）了解老年人在生活中能够咀嚼的食物种类、有无牙齿脱落、有无安装义齿、为全口义齿还是部分义齿、是固定的义齿还是活动的义齿。

2）让老年人进行咀嚼活动，观察口腔张合是否正常、牙齿缺损的数量、具体的缺损部位（一般咀嚼时靠左或右侧臼齿，门齿可将食物切碎）。

3）口腔内有无牙周疾病，近期有无口腔内手术。

4）牙齿较多，或有全口义齿或部分义齿的老年人，咬合时上下牙列能否正常闭合。

5）有无脑卒中等神经系统疾病所致的后遗症，如舌头活动是否灵活、口唇能否闭合、有无流涎、两侧咀嚼肌是否有力。

6）日常进食食物的性状，如进食的是普通饮食、软食、半流质饮食还是流质饮食。

7）有无认知功能障碍，能否感知食物或进食状态。

8）日常口腔清洁状况。

3. 评估结果

（1）咀嚼功能正常：对于一般饮食均能咀嚼、嚼碎、顺利咽下，如各种主食、蔬菜、水果等。

（2）咀嚼功能较差：咀嚼功能减退，只能进食软食，如面条、馄饨等软烂、不用过多咀嚼即可吞咽的食物。

（3）咀嚼功能完全丧失：只能进食不经咀嚼即可吞咽的食物，如蛋羹、粥类、牛奶、果汁饮料等。

4. 注意事项

（1）对于咀嚼能力较差的老年人，尽量不让其进食增加误吸等风险的食物，如汤圆、年糕、粽子等黏性食物。

（2）对于咀嚼功能较差的老年人，进食像面条之类的软烂食物时，也应用勺切碎。尽量不吃含粗纤维的水果蔬菜及长叶菜类，因其不易咀嚼。

（3）咀嚼功能完全丧失的老年人，如果只能进食蛋羹、粥类等，不能保证每日营养的摄入，应尽早留置胃管，鼻饲饮食。

（4）有全口义齿的老年人，若义齿安装不牢固或已经不适用，则应尽量更换合适的义齿，以免影响咀嚼。

（5）对于活动义齿，最好确定安装牢固后再进食，以免在进食过程中义齿脱落而导致误吸。

5. 健康指导

（1）老年人应根据自己的咀嚼能力选择相应的食物。

（2）牙齿有脱落或松动时，不能咀嚼干硬、粗纤维的叶菜及水果。

（3）行口腔手术或术后不能张口者，应听从医生指导进食。

（4）有口腔疾患时，应尽早就医，以免影响对食物的咀嚼及摄入。

（5）牙齿脱落者，可根据口腔科医生建议安装义齿，保证正常咀嚼及营养的摄入。

二、吞咽能力评估

1. 基本知识

吞咽是最复杂的躯体反射之一，正常人每天平均进行的有效吞咽次数约为600次。正常进食时的吞咽动作是通过舌的翻卷将食团推送入咽部，后经咽进入食道。在整个吞咽的过程中，有很多器官参与，包括下颌、双唇、舌、软腭、咽、喉、食管上括约肌等。

（1）吞咽的定义

吞咽是将食物经咀嚼而形成的食团由口腔运送入胃的动作或整个过程。吞咽不是一个随意的活动，而是一种反射，必须有特定的刺激才能引起。

（2）老年人吞咽功能的特点

随着年龄的增加，老年人的吞咽功能逐渐退化，可表现为牙齿脱落、唾液分泌减少、口腔内感觉变差、咽喉关闭不全、食物容易滞留等。疾病也会造成吞咽的障碍，以脑卒中、帕金森病、阿尔茨海默病、头颈部肿瘤等较常见。

1）吞咽障碍：由于下颌、双唇、舌、软腭、咽、喉、食管上括约肌等器官结构和/或功能受损，不能安全有效地把食物由口送到胃内的一种临床表现。常见吞咽障碍的临床表现形式有以下几种：①进食饮水中或进食饮水后出现咳嗽或呛咳；②明显的流涎，特别是在用餐中；③食物在口腔内不断咀嚼，却迟迟无吞咽动作；④食物在口腔内存留较多；⑤进食饮水后咽喉部有咕噜声；⑥不明原因的发烧，反复性肺炎；⑦体重不断下降，出现脱水及营养不良的现象。

2）口腔内各器官功能障碍：①口唇闭合不全，食物容易漏出；②牙齿脱落较多，上下牙列不能很好闭合而导致食物容易漏出；还可导致咀嚼能力降低，不能将大块食物或粗纤维嚼碎，吞咽时容易出现堵塞气道造成误吸甚至窒息；③舌头活动能力降低，不能很好地将食团向咽部推送，可致食物堵塞气道；④下颌活动能力降低，造成咀嚼功能减退，食物不易被嚼碎；⑤咽喉部神经受损，感觉减退，食物容易进入气管，造成呛咳甚至误吸。

2. 操作技能

（1）准备：环境安静，准备压舌板或长柄勺、水杯、温水。

（2）沟通：评估前与老年人进行沟通，取得老年人的配合。

（3）评估

1）了解老年人日常进食的种类，包括普通饮食、软烂饮食、糊状饮食、液体饮食等，观察其在进食时或进食后的表现。

2）询问并检查老年人口腔内参与吞咽的器官是否有退化现象或功能障碍，步骤如下。

①嘱老年人闭合口唇，观察能否很好地闭合。

②让其进行张口、咀嚼等活动，观察下颌活动情况。

③了解牙齿脱落的数量。

④观察舌头上下左右的活动是否灵活。

⑤询问有无脑卒中、阿尔茨海默病、头颈部肿瘤等疾病，了解是否有导致咽部感觉受损的情况，可将压舌板或长柄勺放于咽部，观察咽部反应。

⑥询问老年人有无吞咽障碍的各种表现。

3）使用洼田饮水试验方法评估老年人有无吞咽问题。

洼田饮水试验是一种常用的吞咽功能检查法。检查时老年人取坐位，以水杯盛水 30 mL，嘱老年人正常饮下，注意观察饮尽所需时间和呛咳情况。

3. 评估结果

（1）评估结果分级

1）如果老年人能进食普通饮食，进食液体类食物无呛咳，说明吞咽无问题；如果需要进食软食，缓慢、小口进食液体类食物无呛咳，说明已经存在吞咽问题；如果只能进食糊状饮食，缓慢、小口进食液体类食物呛咳明显，说明存在吞咽障碍。

2）洼田饮水试验评估结果可分为5级。

1级：能顺利地1次将水咽下，5 s之内喝完。

2级：分2次以上，能不呛咳地咽下。

3级：能1次咽下，但有呛咳。

4级：分2次以上咽下，但有呛咳。

5级：频繁呛咳，不能全部咽下。

评估标准如下。

正常：1级，5 s之内喝完。

可疑：1级，5 s以上或2级。

异常：3～5级。

（2）结果分析

可将日常食物种类的选择、进食饮水情况结合洼田饮水试验进行综合分析。

1）正常：1级，5 s之内喝完，说明吞咽功能正常，可以进食各种主食、蔬菜、水果，奶类等食物及液体饮料。

2）可疑：1级，5 s以上或2级，吞咽功能存在问题。日常应注意选择软烂、易消化、易吞咽的食物进食，奶类或液体饮料需要小口慢咽。

3）异常：3～5级，存在吞咽功能障碍。选择食物时应根据老年人实际吞咽情况，选择糊状、不易松散、易吞咽的食物。液体类如水、果汁、牛奶等需要增加稠度才能安全咽下，严重者需要留置胃管鼻饲饮食。

4. 注意事项

（1）部分老年人因各种原因不能配合做洼田饮水试验，也可以通过了解老年人日常进食情况，评估有无吞咽障碍的表现，以确定是否存在吞咽问题。

（2）每餐进食时间过长：一般正常人进食一餐时间为15～20 min，如果老年人一次进餐时间大于30 min，则证明其吞咽功能存在问题。

（3）进食或饮水过程中会出现呛咳，但需要排除咳嗽咳痰的影响。

（4）精神状态较差，认知功能障碍比较严重的老年人，不能很好地配合评估，也可通过照护者提供的日常进食信息进行综合评估。

三、进食能力整体评估

1. 评估结果

（1）独立使用器具将食物送进口中并咽下，没有呛咳，评定为4分。

（2）在他人指导或提示下完成，或独立使用辅具，没有呛咳，评定为3分。

（3）进食中需要少量接触式协助，偶尔（每月一次及以上）呛咳，评定为2分。

（4）在进食中需要大量接触式协助，经常（每周一次及以上）呛咳，评定为1分。

（5）完全依赖他人协助进食，或吞咽困难，或留置营养管，评定为0分。

2. 注意事项

（1）在评估老年人进食能力时，食物可由其他人做好并端来。

（2）面食为特例，不作为评定内容。

（3）一定要分析影响老年人进食的原因，如是咀嚼能力的障碍，还是吞咽能力的障碍，或是其他问题，应根据评估结果对因治疗。

学习单元2　修饰、洗澡和穿衣能力评估

一、修饰能力评估

修饰是指梳妆打扮、修整装饰使仪容漂亮。随着年龄的增长，老年人修饰的意愿会有所下降。这里讨论的是人们为保证头面部清洁所要完成的最基本的活动。

1. 基本知识

修饰能力在生活自理能力评估量表内特指洗脸、刷牙、梳头、剃须等行为。

（1）洗脸：将面部清理干净，包括"准备毛巾""开（关）水龙头""洗脸""用毛巾擦干""确认有无沾湿衣服"等一系列动作，或直接用湿巾或蒸毛巾（已含水分）擦拭面部皮肤。

（2）刷牙：使用牙具将牙齿清理干净，包括"使用牙线""刷牙""漱口"等一系列动作。若使用活动义齿，除以上动作外，还包括脱（装）活动义齿的动作，以及正确保养活动义齿。

（3）梳头：使用梳子将头发梳理整齐，不包括设计发型及编结发辫。

（4）剃须：使用剃须工具（电动剃须刀已充好电或通电，并插好刀片）完成剃须和清洁的一系列动作。

2. 操作技能

（1）工作准备

如在评估室进行评估，应准备好洗脸水、毛巾、牙刷、漱口水、牙膏、梳子、剃须刀等用具，所有用具都须伸手可及，如电动剃须刀已充好电或通电，并插好刀片，做好记录的准备。可在床边、洗漱盆旁边或洗手间内戴上或取下辅助器具，无需考虑进出洗手间的步行表现；化妆只适用于平日需要化妆的女士，梳头不包括设计发型及编结发辫。如在老年人的家中进行评估，则应让接受评估的老年人或照护者根据情况备好日常用具。

（2）沟通

在评估前，应和老年人进行充分沟通，询问老年人平时是否能独立完成日常修饰（洗脸、刷牙、梳头、剃须等）。如老年人存在沟通困难时，应和其家人或照护者做好沟通，了解老年人日常修饰完成情况。

（3）评估

观察和/或询问老年人日常修饰情况，观察老年人的面部、牙齿是否清洁，头发是否梳理整齐。让老年人自己完成日常修饰，仔细观察老年人完成的内容及程度。

3. 评估结果

（1）独立完成修饰过程，评定为4分。

1）能独立完成修饰的全部内容，即不需要他人的任何帮助。

2）不需要他人帮助，可以使用辅助工具、自助具（电动牙刷、自动挤牙膏器等）完成修饰。

（2）修饰过程需在他人指导或提示下完成，评定为3分。

（3）老年人本人虽已在力所能及的范围内完成部分内容，但事后仍需他人帮助，评定为2分。

（4）老年人在修饰过程中可配合他人，例如张嘴、抬头、抬手等，评定为

1分。

（5）修饰完全依赖他人，评定为0分。

4. 注意事项

由于修饰行为易因环境（时间、空间）变化而发生变化，根据评估师的经验，必要时可详细询问家属或照护者，评估实施日前一周内老年人的实际情况（具体事件的发生频率、发生时间等）后作出判断，并如实、具体地记录。

（1）引导老年人向洗脸台的移动、洗脸台的清洁不包含在本评估项目的判断标准中，故不会影响到评估结果。

（2）如老年人刷牙不使用牙膏，仅使用漱口水等口腔清洁用品也属于本评估项目内容，可根据评估师的经验，结合老年人实际的操作情况作出判断。

（3）刷牙时，如果老年人使用电动牙刷和容易把持的杯子，无须辅助，评估为独立完成，4分。但如果照护者帮助老年人刷牙，并需要将杯子放到嘴边，老年人只会漱口和吐出口中物，评估为1分。

（4）如果老年人使用一般的梳头工具，依靠自己的能力无法梳头，但是使用梳子的自助用具，无须帮助，依靠自己的能力可以完成梳头动作，评估为独立完成，4分。

（5）老年人没有洗脸的习惯，但能自己完成用毛巾擦脸者，评估为独立完成，4分。

5. 健康指导

（1）洗脸

洗脸可促进面部血液循环、清洁皮肤，老年人洗脸需掌握以下几方面知识。

1）洗脸的次数不是越多越好，在炎热的夏季人体出汗较多，可以视情况确定洗脸的次数，一般在冬季和春、秋两季以每天洗2次为宜。老年人面部油脂分泌减少，皮肤的防御能力减弱，失去弹性而出现皱纹，频繁洗脸可能会加重面部皮肤干燥。

2）洗脸的水温：一种是温水，其水温为40~42 ℃，这种温度的水能溶解皮脂、松弛皮肤、扩张血管、开放毛孔、促使代谢物排出，洁肤能力较强。另一种是热水，其水温超过42 ℃，长期使用热水洗脸，容易引起皮脂减少、皮肤干燥。还有一种是冷水，其温度低于体温，冷水能使皮肤血管收缩、毛孔闭合。采用温水和冷水交替洗脸法，可以活跃皮肤的血液循环，延缓皮肤衰老。

3）洗脸用的毛巾应质地柔软、厚实，既能抹去脸上的污物，又不损伤面部皮肤。

（2）口腔卫生

老年人应主动学习口腔疾病防治知识，自觉养成良好生活习惯，每天进行2次有效刷牙，掌握正确的刷牙方法，规范清洁活动义齿，每年至少检查、洁治1次口腔并及时修复活动义齿等。

（3）梳头

早在隋朝时期，名医巢元方就明确指出，梳头可通畅血脉、祛风散湿、使发不白。长期坚持梳头，不仅可以增强人体免疫力、疏通全身经络、促进气血顺畅，还可以健脑提神、消除疲劳、缓解精神紧张、促进睡眠。最好选用齿尖钝圆的牛角质或木质梳子每日梳头，同时应注意保持梳子的清洁。

（4）剃须

如果老年人上肢、手部的力量减弱，或存在震颤等情况，建议使用电动剃须刀完成日常剃须。

1）剃须时，应将刀刃紧贴于面部慢慢推动，要逆着胡须生长的方向移动，让胡须顺利进入网孔。

2）过长的胡须应先将其剪短，再使用电动剃须刀剃除。

3）每次使用剃须刀后，应及时用小刷子把须毛等污物清除干净，否则易出现剃刀转动受阻，同时会影响刀刃的锋利度。

4）刀片不够锋利时，应及时更换。

5）不要和他人共用剃须刀。

（5）活动义齿的护理

最好不用普通牙刷或牙膏清洁活动义齿，因牙膏中含有摩擦剂，可在树脂或塑料材料的义齿上生成刮痕，致细菌黏附，蓄积大量牙菌斑和细菌，诱发义齿性口炎和牙周炎，同时增加患龋齿的概率。另外，炎性软组织内的炎症因子有可能跟随血液循环进入全身，诱发糖尿病、心脏病以及高血压等，所以要做好护理工作，防止义齿给身体带来损伤。

（6）保养和清洁活动义齿的程序

1）冲一冲：每餐后需把活动义齿摘下来用冷水冲一冲，及时去除义齿表面的食物残渣。

2）刷一刷：每日用软毛牙刷蘸取专用清洁溶液对活动义齿进行轻轻的

刷洗。难以清洁的部位（如卡环、基托组织面和人工牙龈缘）可使用牙线清理。

3）泡一泡：每天晚上睡觉前必须把活动义齿摘下来，用冷水浸泡，浸泡义齿时尽量选择专业的义齿清洁片，保证水面完全覆盖活动义齿，浸泡一晚，早上用清水冲洗后佩戴。

4）注意饮食：戴活动义齿期间不能吃过硬或黏性太大的食物，不然可能引起义齿脱位或断裂，甚至给牙龈带来损伤，如汤圆、糯米饭、甘蔗和脆骨。

5）温馨提示：每次佩戴活动义齿前应先检查牙龈，若牙龈红肿不能安装活动义齿，要及时去医院诊治。

二、洗澡能力评估

洗澡能力是基本的日常生活活动能力之一。随着年龄的增长，老年人平衡能力下降，关节活动障碍、偏瘫、虚弱或存在严重认知障碍等，均会导致洗澡能力下降甚至丧失，需要照护者协助完成身体清洁。正确评估老年人的洗澡能力，对能力不足者提供适当的洗澡设备及帮助，可保证老年人在洗澡过程中的安全。

1. 基本知识

（1）洗澡概述

洗澡是指用水洗去身上的污垢。通过洗澡，能清除身体表面的污垢、促进血液循环、提高皮肤的新陈代谢功能和抗病力，也可消除疲劳、改善睡眠。

（2）洗澡能力评估的内容

准备好洗澡水及必要的物品（如浴椅、毛巾、浴液等），放在老年人伸手可及的范围内。评估老年人能否独立洗身、洗头发及洗后擦干，能否独立完成洗澡的全过程，但不包括准备洗澡水、更衣及移动等准备过程。

2. 操作技能

（1）工作准备

评估环境安静、整洁，光线明亮，空气清新，温度适宜。

（2）沟通

在评估前，应和老年人进行充分沟通，告知老年人洗澡能力评估的目的及意义。

（3）评估

观察和/或询问老年人的洗澡能力。

1）向老年人本人或其照护者、家属等介绍洗澡能力评估包含的内容：独立洗身、洗头发及洗后擦干，独立完成洗澡的过程，不包括搓后背。

2）在准备好洗澡水及必要的物品（如浴椅、毛巾、浴液等），将其放在老年人伸手可及的范围内后，询问老年人是否能独立完成洗澡。如老年人有沟通困难时，应和其照护者或家人做好沟通，询问老年人平时洗澡的情况，重点是询问老年人洗澡时是否需要别人的帮助。

3）观察老年人肢体活动情况。

4）通过交谈评估老年人的认知能力。

5）观察老年人的个人卫生情况。

3. 评估结果

（1）独立完成洗澡过程，评定为4分。

1）能独立完成洗澡全过程，即不需要他人的任何帮助就能洗全身及进行洗后处理。

2）不需要他人帮助，可以使用辅助工具、自助具（洗澡椅、手柄加长的洗澡刷）完成洗澡。

（2）洗澡过程需在他人指导或提示下完成，评定为3分。

（3）老年人虽已在力所能及的范围内自行擦洗了部分身体部位，但事后仍需他人帮助，评定为2分。

（4）老年人在洗澡过程中可配合他人，例如抬胳膊、抬腿等，评定为1分。

（5）洗澡完全依赖他人，包含机械浴。若老年人为独居且无照护者，本人自述家中有洗澡设施，可以自己洗澡，无须他人帮助，但其个人卫生极差，并且有佝偻病症状，需要照护者帮助其洗澡，也应该评定为0分。

4. 注意事项

（1）洗澡环境的优劣与评估标准无关。

（2）在洗澡的地方进行测试，所有用具都须放于老年人伸手可及的范围内。

（3）洗澡方式不限，淋浴、盆浴或其他方式都可。

（4）携带衣物和应用物品进出浴室及洗澡前后穿脱衣物不包含在本评估项目的判断标准中，不影响评估结果。

（5）洗澡前后准备或更换洗澡水、开启或关闭热水器不包含在本评估项目的判断标准中,不影响评估结果。

(6)若老年人借助辅助工具,独立完成洗澡全过程,亦可视为能力良好。

5. 健康指导

(1)对老年人洗澡的建议

1)洗澡水温以35~40 ℃为宜,不宜太高。否则会使全身表皮血管扩张,心脑血流量减少,发生缺氧。

2)洗澡时间一般以15~20 min为宜,时间不能过长。

3)正常情况下以每周洗澡1~2次为宜,不宜太过频繁,因为洗澡次数太多会把皮肤表面正常分泌的油脂及正常寄生在皮肤表面的保护性菌群洗掉。老年人皮肤变薄,皮脂腺逐渐萎缩,洗澡过勤更容易引起皮肤瘙痒等症状,皮肤的抵抗力也会因此而减弱。

4)建议老年人不用或少用碱性沐浴清洁产品,清水冲洗即可。

5)穿上防滑的拖鞋。

6)按需求配备防滑垫、洗澡椅、扶手等辅助设施,保障洗澡安全。

7)保持浴室温度适宜、空气清新。

8)必要时要有人陪伴。

9)下列情况不要洗澡:饥饿、餐后1 h内、饮酒后、血压过高或过低时。

(2)老年人晕倒在浴室的处理流程

1)用干毛巾包裹身体,避免着凉。

2)保持空气清新。

3)仔细检查有无外伤。

4)神志转清者,需卧床休息。

5)神志不清者,不要强行喂药。

6)病情严重者,及时拨打120送医院治疗。

三、穿衣能力(穿/脱上衣、穿/脱裤子和鞋袜)评估

穿衣能力是人最基本的日常生活活动能力之一。正确评估老年人的穿衣能力,无论对于居家老年人的照护还是对于机构老年人的照护都具有极其重要的意义。

1. 基本知识

（1）穿衣能力概述

穿衣是人们赖以生存的一项基本技能，儿童在2岁左右开始学会穿衣。而对于老年人来讲，在生命末期，因各种各样的原因均会丧失穿衣的能力。穿衣能力包括穿脱上衣、裤子、鞋袜等能力，其中包含系扣、按扣、拉拉链、系鞋带等，但不包括系胸罩、腰带、领带和摘戴帽子、手套等。穿衣能力既需要肢体功能健全，也需要有一定的认知功能，如穿上衣和裤子起码要分清前后、上下，穿鞋需要分清左右，衣着还应与季节相适应。

（2）老年人穿衣能力的特点

老年人随着年龄的增长，尤其是因患脑卒中、外伤、骨关节病、严重认知障碍等，穿衣能力会有所下降。老年人一旦穿衣能力下降，就会严重影响其生活质量，独立生活能力降低，生活上需要有人照护，家庭负担增大。

2. 操作技能

（1）工作准备

如在评估室进行评估，应准备好有纽扣、拉链、按扣的衣服各一套，需要系鞋带和不系鞋带的鞋各一双，并做好记录的准备；如在老年人的家中进行评估，应让老年人或其家人准备好要穿的上衣、裤子和鞋袜。

（2）沟通

在评估前，应与老年人进行充分沟通，询问老年人平时是否能独立地按从里到外的顺序穿好上衣、裤子、袜子和鞋。如老年人有沟通困难时，应与其照护者或家人做好沟通，询问老年人平时穿衣的情况。

（3）评估

让老年人自己穿衣服和鞋袜，并能按衣服的类型自行系扣、拉拉链、按扣、系结和系鞋带等，仔细观察老年人完成日常服装穿脱时的情况。

1）评估老年人穿上衣的能力。仔细观察老年人能否正确识别上衣的上下与前后，能否按衣服从里到外的顺序独立穿好上衣，包括系扣、拉拉链、按扣、系结等。

2）评估老年人穿裤子的能力。仔细观察老年人能否正确识别裤子的上下与前后，能否独立完成穿脱裤子的全部动作，包括提裤、系扣或拉拉链等。

3）评估老年人穿鞋袜的能力。仔细观察老年人能否正确识别左、右脚的鞋子，能否独立完成穿、脱袜子和鞋的全部动作，包括系、解鞋带等。

3. 穿/脱上衣评估结果

（1）能独立完成穿/脱上衣过程，评定为4分。

（2）穿/脱上衣过程需在他人指导或提示下完成，评定为3分。

（3）老年人本人虽已在力所能及的范围内完成部分内容，但事后仍需他人帮助，例如系扣子、拉拉链等，评定为2分。

（4）老年人在穿/脱上衣过程中可配合他人，例如抬手等，评定为1分。

（5）穿/脱上衣完全依赖他人，评定为0分。

4. 穿/脱裤子和鞋袜评估结果

（1）独立完成穿/脱裤子和鞋袜过程，评定为4分。

（2）穿/脱裤子和鞋袜过程需在他人指导或提示下完成，评定为3分。

（3）老年人本人虽已在力所能及的范围内完成部分内容，但事后仍需他人帮助，例如系扣子、拉拉链等，评定为2分。

（4）老年人在穿/脱裤子和鞋袜过程中可配合他人，例如抬腿等，评定为1分。

（5）穿/脱裤子和鞋袜完全依赖他人，评定为0分。

5. 注意事项

（1）先决条件：所有衣物必须放在老年人伸手可及的范围内。

（2）衣物种类包括内衣、上衣、裤子、鞋、袜，以及部分老年人所需要的护腰带、义肢和矫形器。可接受改良过的衣服，如将鞋带换成魔术贴，评估范围不包括穿脱帽子、胸罩、皮带、领带及手套。

（3）穿衣包括准备和收拾活动，如穿衣后将纽扣扣上或将拉链拉上、穿鞋后将鞋带系好。

（4）从衣柜或抽屉拿取衣物不作为评估穿衣评级考虑之列。

6. 健康指导

（1）老年人穿衣的3个禁忌

1）忌领口紧。老年人穿领口过紧的衣服，不仅会影响颈椎的正常活动，还会使颈部的血管受到压迫，从而诱发脑供血不足；领口过紧还可能压迫颈动脉窦，诱发心动过缓、血压下降、头晕乏力等症状。因此，老年人最好选择领口宽松的衣服，尤其是患有脑血管疾病的老年人。

2）忌腰口紧。腰口过紧的裤子特别容易引起血液循环障碍，导致腰疼、浮肿等不良症状；同时，胃肠蠕动功能也会受到影响，诱发消化不良、食欲不佳、便秘等不良症状。为了保证身体健康，老年人最好穿着柔软、腰部宽松的裤子。

3）忌袜口紧。袜口过紧对腿部和脚部的血液回流特别不利，会出现脚胀、脚肿、脚凉、腿脚麻木等症状，故老年人应尽量穿着合适的袜子。

（2）老年人穿衣的四大原则

1）实用。衣着起保暖防寒作用。由于老年人体力衰退，机体抵抗力变弱，皮肤汗腺萎缩，体温调节功能降低，对外界环境的适应能力较差，故许多老年人既怕冷，又畏热。因此，老年人的冬装应力求保暖、夏衣应力保消暑。

2）舒适。随着年龄的增长，老年人体质变弱，动作变迟缓，心肺功能下降，常会出现心脏不适、气急等现象。因此，老年人的穿着要宽松舒适、柔软轻便、样式简单、穿脱方便、利于活动、无束缚感，不宜穿套头和纽扣多的服装。

3）整洁。老年人衣着整洁，不仅显得精神焕发、风度儒雅，也有利于健康防病，减少意外伤害。

4）美观。老年人的衣着色彩要尽力跳出灰、黑、蓝的束缚，既要求素雅、深沉，又应富有时代感。尤其是年老的女性，更应穿戴色彩雅致、花型新颖的服装。老年人的服装应力求简洁明快、方便穿着，不宜开口过多、镶嵌饰物过于烦琐。

学习单元3 排泄功能评估

排泄是机体将新陈代谢的产物和机体不需要或过剩的物质排出体外的生理活动。排泄途径有皮肤、呼吸道、消化道及泌尿道，而消化道和泌尿道是最主要的排泄途径，即排便和排尿。老年人由于年龄的增长，以及疾病等因素，会产生各种排泄异常的情况。从排尿异常和排便异常两个方面进行评估，会对老年人的排泄能力有更好的了解，根据评估结果可给予有针对性的帮助，协助老年人完成排便、排尿，解决老年人的排泄需求。

一、如厕能力评估

在日常生活中，由于衰老、疾病等因素，导致老年人如厕能力下降甚至消失，最终需要他人协助才能完成如厕过程。通过对如厕能力的评估，可了解老年人如厕的能力。能自行完成如厕的老年人，指导其自行完成；需要协助完成如厕的，必须有专人协助，以保证老年人如厕的安全及对其如厕能力的肯定。

1. 基本知识

（1）如厕概述

"如"在古语里有"遵从、依照"的意思；而如厕，就是解手、上厕所的意思。老年人的如厕能力包括解开衣裤、擦净、整理衣裤、冲水等能力。

（2）老年人如厕能力的特点

随着年龄的增长，老年人如厕能力逐渐下降。

2. 操作技能

（1）工作准备

环境安静、整洁，光线明亮，空气清新，温度适宜，不会让老年人身心感到不适。

（2）沟通

进行评估前，向老年人解释评估的目的，取得老年人的合作，评估师应态度和蔼，语速适中，对于有老年性耳聋的老年人要有耐心。

（3）评估

评估老年人的肢体活动能力及有无认知功能障碍，评估其能否独自如厕并整理衣裤，以及能否便后冲洗马桶或便后清洁便盆。

3. 评估结果

（1）能独立完成排泄前解开裤子，排泄后清洁身体、穿上裤子的动作，不需要他人协助，评定为4分。

（2）在他人指导或提示下完成，评定为3分。

（3）需要他人协助，但以自身完成为主，评定为2分。

（4）主要依靠他人协助，自身能给予配合，评定为1分。

（5）主要依靠他人协助，自身不能给予配合，评定为0分。

4. 注意事项

（1）肢体有障碍又能自行完成如厕的老年人，即使评估为4分，为了保证老年人如厕的安全，也一定要由他人陪护。

（2）如厕评估与厕所的种类无关。

5. 健康指导

不管是在家庭还是在公共场所，都应为老年人创建一种安全、便捷和适用的如厕环境，具体要求如下：

（1）安全

要为老年人创造一个独立、宽松、私密的排便环境。厕所内应设置适合老年人使用的扶手，条件允许的可安装呼叫装置，使老年人在感到不适时能够及时呼叫。

（2）便捷

厕所内的设施应简便、易操作，有利于老年人使用。

（3）适用

根据老年人的习惯及如厕能力，指导老年人选择蹲便或坐便完成如厕。

二、大便控制能力评估

老年人年龄增长、机体调节功能减弱、自理能力下降或者疾病等因素会导致大便控制能力出现问题。及时了解老年人的大便控制能力，根据评估结果给予有针对性的处理与帮助，可协助老年人提高对大便的控制能力。

1. **基本知识**

（1）排便概述

排便是一种反射动作，当粪便充满直肠时，会刺激肠壁感受器，使冲动传入初级排便中枢，同时上传至大脑皮层而产生便意。人体的排便受一定的意识支配，人对排便具有相应的控制能力。

（2）老年人排便功能的特点

年龄的增长，器官功能的逐渐减退及各种疾病（如消化道肿瘤、认知功能障碍等）都能够引起老年人排便功能的异常。常见的一种情况为大便失禁，因肛门括约肌松弛，导致大便随时都可由肛门排出。另一种情况为便秘，是由于肠蠕动减弱，大便长时间积聚在肠道内而不能排出。不论是便失禁还是便秘，都会导致老年人因排泄异常而出现身体不适，增加护理及照护难度。

2. **操作技能**

（1）工作准备

环境安静、整洁，光线明亮，空气清新，温度适宜，使老年人身心舒适。

（2）沟通

进行评估前，向老年人解释评估的目的，取得老年人的合作，评估师应态度和蔼、语速适中，对于有老年性耳聋的老年人要有耐心。

（3）评估

评估老年人能否控制大便，是否有规律的排便时间，有无失禁、便秘的情况，有无将大便解到裤子上的情况，习惯蹲便还是坐便。有无胃肠道及肛肠疾病、肛肠手术等导致的排便异常，有无肠造口，能否自行或由他人协助更换造口袋。评估肢体活动情况，能否自行到厕所排便，有无认知障碍，能否明白有便意时需要到厕所排便，是否有随处排大便的情况。

3. 评估结果

（1）可正常自行控制大便排出，评定为4分。

（2）有时出现（每周<1次）便秘或大便失禁，或自行使用开塞露、尿垫等辅助用物，评定为3分。

（3）经常出现（每天<1次，但每周>1次）便秘或大便失禁，或他人少量协助使用开塞露、尿垫等辅助用物，评定为2分。

（4）大部分时间均出现（每天至少1次）便秘或大便失禁，但尚非完全失控，或他人协助使用开塞露、尿垫等辅助用物，评定为1分。

（5）严重便秘或者完全大便失禁，需要依赖他人协助排便或清洁皮肤，评定为0分。

4. 注意事项

（1）多数情况下，并不能实际观察老年人的排便及大便控制功能，评估师应耐心地询问老年人平时的排便情况，必要时应询问其家属或照护者。

（2）进行该项评估时，应做好对老年人隐私的保护。

5. 健康指导

（1）对老年人的指导

1）有肠造口的老年人，要经常观察造口袋内是否有大便排出，一旦发现有大便，应及时更换新的造口袋，以免影响自身的形象。发现造口周围皮肤异常时，应及时到医院就诊。

2）有便秘的老年人，应定期使用缓泻剂、开塞露、甘油灌肠剂等解决排便，以免便秘时间太长，排便更加困难。老年人应多食含粗纤维的蔬菜水果，增加肠蠕动以促进排便。

3）长期卧床的老年人，除使用缓泻剂或开塞露外，日常可进行顺时针腹部按摩，增加肠蠕动。

4）大便失禁的老年人，应及时清理大便，特别是水样便，以免刺激肛周皮肤造成失禁性皮炎，增加护理难度。

5）因使用药物（如多种抗生素）导致肠道菌群紊乱所致的便失禁，在停药后一段时间内恢复正常排便的，属于特殊情况。

（2）护理要点

1）禁止用力擦拭肛周皮肤：失禁的大便（特别是水样便）为碱性物质，对肛周皮肤刺激性较强，易致皮肤抵抗力降低，若用力反复擦拭，容易造成皮肤破损，即失禁性皮炎。早期处理不好会导致皮肤感染加重，增加护理难度。

2）对于便秘的老年人，如2~3日未排便，一定要尽早给予润肠通便等处理，使其尽早排便。否则便秘时间过长，更不利于大便排出。尤其应注意有心脏病、脑血管病的老年人，避免其在排便时发生意外。

3）不论是便失禁还是便秘的老年人，都会出现焦虑、恐惧等心理，时间长了会感到自卑和忧郁。家属或照护者一定要尊重、理解老年人，多进行心理护理，减轻他们的心理负担，使其更好地配合治疗与护理。

4）对于便失禁的老年人，应加强肛周皮肤护理，擦拭动作要轻柔，使用皮肤保护剂，避免或减少皮肤破损的情况。应积极给予对症治疗，如增加调节肠道菌群的药物等。

5）对于有肠造口的老年人，应正确更换造口袋，根据老年人的意愿自行更换或由他人协助更换。

三、小便控制能力评估

1. 基本知识

（1）排尿的定义

排尿是尿液从肾脏经输尿管而暂储于膀胱中，储存到一定量后，一次性通过尿道排出体外的过程。排尿是受中枢神经系统控制的复杂的反射活动。

（2）老年人排尿功能的特点

老年人随着年龄的增加，排尿功能逐渐减退，多种疾病也可引起老年人排尿的异常，常表现为尿失禁和尿潴留。对于部分尿失禁的老年人，可使用药物进行调节，对控制尿频尿急症状会有明显的效果。如为尿潴留的老年人，则必须留置尿管或行膀胱造瘘解决尿液排出问题。

2. 操作技能

（1）工作准备

环境安静、整洁，光线明亮，空气清新，温度适宜，使老年人身心舒适。准备纸、笔，随时进行记录。必要时可备更换造口袋需要的相关物品，如造口袋、底盘、防漏膏等。

（2）沟通

进行评估前，向老年人解释评估的目的，取得老年人的合作；评估师应态度和蔼、语速适中，对于有老年性耳聋者要有耐心。

（3）评估

1）评估每日小便次数，有无尿湿衣裤的现象。

2）评估有无膀胱、前列腺、尿道疾病及手术病史。

3）是否留置尿管或膀胱造瘘管用于解决排尿问题。

4）评估肢体活动情况，能否自行到厕所排小便。

5）有无认知障碍，能否明白有便意时需要到厕所排小便，是否随处排小便。

3. 评估结果

（1）可自行控制排尿，排尿次数、排尿控制均正常，评定为4分。

（2）白天可自行控制排尿次数，夜间出现排尿次数增多、排尿控制较差，或自行使用尿布、尿垫等辅助用物，评定为3分。

（3）白天大部分时间可自行控制排尿，偶出现（每天<1次，但每周>1次）尿失禁，夜间控制排尿较差，或他人协助使用尿布、尿垫等辅助用物，评定为2分。

（4）白天大部分时间不能控制排尿（每天≥1次，但尚未完全失控），夜间出现尿失禁，或他人协助使用尿布、尿垫等辅助用物，评定为1分。

（5）小便失禁，完全不能控制排尿，或留置导尿管，评定为0分。

4. 注意事项

（1）多数情况下，并不能实际观察老年人的排尿及小便控制功能，评估师应耐心地询问老年人平时的排尿情况，必要时可询问其家属或照护者。

（2）进行该项评估时，应做好对老年人隐私的保护。

（3）可以通过观察老年人有无尿湿裤子、有无异味等情况间接了解老年人的小便控制能力。

5. 健康指导

（1）对小便失禁的老年人，即使经常尿湿衣裤，也不要训斥，否则会让老年人觉得羞耻或自卑。

（2）对于有认知功能障碍的老年人，不要等他说有尿了，才带其上厕所，应该定时带老年人排小便。有认知障碍的老年人，本身也应养成定时排尿的习惯。

（3）老年人尿湿衣裤要及时更换，以免造成不适及降低皮肤的抵抗力。

（4）发现老年人有尿潴留时，要及时留置尿管将尿液排出，否则一旦时间较长，会引起血压、心率的异常。

（5）对留置尿管或膀胱造瘘管的老年人，应做好管路固定及保护工作，防止管路意外滑脱。

（6）对因膀胱、前列腺疾病有尿频尿急的老年人，应鼓励其尽早就医，给予对症治疗，控制尿频尿急症状，也能避免跌倒等不良事件的发生。

（7）留置尿管及膀胱造瘘管要定期更换，以免增加感染的机会。

课 程 小 结

1. 培训重点

老年人自理能力评估方法。

2. 评估指标及评估结果（见表 3-2）

表 3-2 自理能力评估指标及评估结果

序号	项目	评分分值/分	得分	备注
1	进食	0~4		
2	修饰	0~4		
3	洗澡	0~4		
4	穿/脱上衣	0~4		
5	穿/脱裤子和鞋袜	0~4		
6	小便控制	0~4		
7	大便控制	0~4		
8	如厕	0~4		
	总分	0~32		

【案例】 张奶奶，75岁，可独立行走，可与人交流。女儿述其近期刚吃过饭就不记得；衣服经常穿反，系错扣子；上厕所有时忘记冲水；现在已不敢让她独自洗澡了，怕她自己乱调水温被烫，而原来的她并不这样。

观察张奶奶，见她面容慈祥，行动自如，个人卫生状况良好。

自理能力评估。穿/脱上衣：2分，需他人帮助；如厕：2分，需部分帮助；洗澡：3分，需他人帮忙冲水，需要有人监护、口头提示才能保证洗澡安全。

分析：通过女儿的描述，初步判断张奶奶可能存在认知障碍，导致生活自理能力下降，表现为穿衣、如厕和洗澡能力有所下降，需要照护者协助。

建议对张奶奶的认知功能进行评估。

培训课程 2

基础运动能力评估

学习目标

1. 熟悉基础运动能力的概念。
2. 掌握老年人基础运动能力评估的指标和方法。

基础运动能力是指维持人体生存所必需的基本活动技能，有走、跑、跳、移位、攀登、爬越、支撑、负重、搬运、涉水等。对于老年人而言，基础运动能力主要包括床上体位转移、床椅转移、平地行走、上下楼梯等，这些技能与老年人的日常生活息息相关，是老年人赖以生存的基础。基础运动能力评估指标和评分方法见表3-3。

表3-3 基础运动能力评估指标和评分表

序号	指标	指标说明	评分及说明
1	床上体位转移	卧床翻身及坐起躺下	4分：独立完成，不需要他人协助
			3分：在他人指导或提示下完成
			2分：需要他人协助，但以自身完成为主
			1分：主要依靠他人协助，自身能给予配合
			0分：完全依赖他人协助，且不能给予配合
2	床椅转移	从坐位到站位，再从站位到坐位的转换过程	4分：独立完成，不需要他人协助
			3分：在他人指导或提示下完成
			2分：需要他人协助，但以自身完成为主
			1分：主要依靠他人协助，自身能给予配合
			0分：完全依赖他人协助，且不能给予配合

续表

序号	指标	指标说明	评分及说明
3	平地行走	以双脚交替的方式在地面行动，总是一只脚在前*	4分：独立平地步行50 m左右，不需要协助，无摔倒风险
			3分：能平地步行50 m左右，存在摔倒风险，需要他人监护或指导，或使用拐杖、助行器等辅助工具
			2分：在步行时需要他人少量扶持协助
			1分：在步行时需要他人大量扶持协助
			0分：完全不能步行
4	上下楼梯	双脚交替完成楼梯台阶连续的上下移动	3分：可独立上下楼梯（连续上下10~15级台阶），不需要协助
			2分：在他人指导或提示下完成
			1分：需要他人协助，但以自身完成为主
			0分：主要依靠他人协助，自身能给予配合；或者完全依赖他人协助，且不能给予配合

*：包括他人辅助和使用辅助工具的步行。

学习单元1　床上体位转移能力评估

长时间保持一种卧位，就会使身体某一部分的血管、神经受压，容易出现压疮。特别是下半身瘫痪的人，由于感觉障碍，没有痛感，如果不改变体位，很快就会形成压疮。床上体位转移是预防压疮的第一步。

一、基本知识

1. 床上转移能力概述

床上转移是在床上改变体位的能力，主要包括翻身、坐起等动作。

2. 老年人床上转移要点

床上转移是一组动作，老年人需完成翻身、坐起等动作。

（1）翻身：以指导翻身困难的老年人由仰卧位变换为左侧卧位为例。

1）身体平移至左侧床沿。

2）右侧髋和膝屈曲。

3）头转向左侧。

4）双手叉握，双臂伸直指向天花板，左右摆动2~3次后，借助惯性指向左侧。

5）同时右脚用力蹬床。

6）躯干此时顺势转向左侧。

（2）坐起：以指导坐起困难的老年人由左侧卧位坐起为例。

1）双腿移向床边。

2）双下肢放于床沿下。

3）将右手放置在左侧腋下作支撑。

4）同时双腿向下用力，慢慢坐起。

5）可借助拐杖、床边外置扶手、拉环等的帮助。

二、操作技能

1. 工作准备

（1）环境准备：室内环境安静、整洁，地面干燥防滑，光线明亮，空气清新，温度适宜。

（2）工具准备：准备辅助工具、自助具（例如拐杖、床两边外置的扶手、拉环等）。

2. 沟通

告知老年人现在进行床上转移能力的评估。向老年人本人或其照护者、家属等了解老年人平时是否能自己在床上翻身。

3. 评估

让老年人自己完成床上体位转移，观察老年人的床上体位转移能力。

（1）评估老年人床上翻身的能力。仔细观察老年人是否能顺利地由仰卧位转换为侧卧位，且方向正确。

（2）评估老年人床旁坐起的能力。仔细观察老年人是否能独立坐起，在坐起过程中是否需要借助辅助工具或需要他人协助。

三、评估结果

（1）独立完成卧床翻身及坐起、躺下过程，评定为4分。

（2）卧床翻身及坐起、躺下过程需在他人指导或提示下完成，评定为3分。

（3）自己可完成大部分卧床翻身及坐起、躺下过程，但是需要他人搀扶，评定为 2 分。

（4）卧床翻身及坐起、躺下过程中可配合他人，例如转头、拉床挡等，评定为 1 分。

（5）卧床翻身及坐起、躺下完全依赖他人，评定为 0 分。

四、注意事项

（1）具备坐起的力量，但是由于不能理解"正确坐起的方法"而不能坐起的老年人很多。在这种情况下，协助者不需要提供力量上的帮助，而是要引导正确的坐起动作。动作的主体是老年人自身，侧卧→单肘撑起→坐起，协助者要用手引导老年人做动作，使其记住"头抬起的方法""使用手臂的方法"等。但对于偏瘫的老年人，握住其一只手引导坐起的方法可能导致肩关节脱臼，需要引起注意。

（2）坐起的部分协助方法。即使是卧床不起的老年人，只要手臂还残存一定的力量，就不需要完全的协助。只需要引导其采用正确的坐起方法，就能够坐起来。相反，手臂力量较弱的老年人，仅靠引导不能坐起，就需要他人的协助。但即使是这种情况，也要遵循正确的模式，充分发挥老年人自身的力量，只需在力量不足的部分提供协助就可以了。

学习单元 2　床椅转移能力评估

床椅转移能力是人基本的日常生活活动能力之一。随着年龄的增长，尤其是患有脑卒中、帕金森病、外伤、骨关节病等疾病或身体机能严重衰弱的老年人，床椅转移能力会有所下降甚至丧失。老年人一旦丧失床椅转移能力，活动范围就会严重受限，独立生活能力降低，生活质量下降。

一、基本知识

1. 床椅转移能力概述

床椅转移是从床到椅（或轮椅）然后再返回的能力，主要包括站立、移动、转身、坐下等动作。

2. 老年人床椅转移的要点

（1）站立

1）双脚平放于地面，略后收。

2）弯腰。

3）双手交握尽量向前伸。

4）重心充分向前转移到双脚之上。

5）抬臀。

6）上身直立，站起，也可借助拐杖、座椅的扶手等站起。

（2）移动

移动的本意是挪动、变动位置，这里指身体由床挪动到椅子（或轮椅）上。

（3）转身

走到椅子前再转身，不要过早，转身后小腿后侧最好能接触椅子边缘，如不能接触，则应稍向后退一小步，调整位置。

（4）坐下

可用双手扶住座椅的扶手，向前弯腰，缓慢坐于椅子上。

二、操作技能

1. 工作准备

（1）环境准备：室内环境安静、整洁，地面干燥防滑，光线明亮，空气清新，温度适宜。

（2）工具准备：准备辅助工具、自助具（例如拐杖、床两边外置的扶手、可调高度的床椅等）。调整床椅间距为 110 cm。

2. 沟通

告知老年人现在进行床椅转移能力的评估。向老年人本人或其照护者、家属等了解老年人平时是否能自己从床上转移到距床 110 cm 的椅子上。

3. 评估

让老年人自己完成床椅转移，观察老年人的床椅转移能力。

（1）评估老年人的站立能力

仔细观察老年人是否能顺利地由坐位站起，在站起过程中是否能保持身体平衡，是否需要借助辅助工具或需要他人协助。

（2）评估老年人的移动能力

仔细观察老年人是否能顺利由床旁移动到椅子前面，在移动过程中是否能保持身体平衡，是否需要借助辅助工具或需要他人协助。

（3）评估老年人的转身能力

仔细观察老年人转身的时机是否恰当，在转身过程中是否能保持身体平衡，是否需要借助辅助工具或需要他人协助。

（4）评估老年人坐下的能力

仔细观察老年人坐下时是否需要抓握椅子的扶手，且抓握的时机是否恰当，落座过程中是否能保持身体平衡，是否需要借助辅助工具或需要他人协助。

三、评估结果

（1）能独立完成床椅转移过程，评定为4分。

（2）床椅转移过程需在他人指导或提示下完成，评定为3分。

（3）自己可完成大部分床椅转移过程，但过程中老年人身体摇晃，有跌倒的风险，需有人时刻准备在其失去平衡时进行搀扶保护，评定为2分。

（4）床椅转移过程中主要依靠他人协助，可配合他人，评定为1分。

（5）床椅转移完全依赖他人，需要他人抱、抬等才能完成，评定为0分。

四、注意事项

（1）床椅间距须在110 cm以上。

（2）假肢、助行器等辅助工具的准备行为不包含在本评估项目的判断标准中，不影响评估结果。

五、健康指导

老年人家中应配置适老化的家具。老年人的身体机能逐渐衰退，因此在不同健康状况阶段，家具的选择要随着老年人的使用需求加以调整，在保证安全性的前提下兼顾实用性、舒适性、便捷性、功能性。为增加居室的有效活动空间，适老化家具的外形尺寸不宜过大；坐卧类家具的内径尺寸则尽量加大，并增加各种实用功能，如扶手、高靠背等；家具高度应方便老年人取物、起身；床垫、坐垫应偏硬，回弹性要好，这样对老年人的腿部能起到有效支撑，增加舒适度；家具应稳固，不带滑轮。

学习单元3　平地行走能力评估

平地行走能力是人基本的日常生活活动能力之一。造成老年人行走能力下降的因素，除脑卒中、外伤、骨关节病等原因外，多与老年人身体功能衰退、自身体质下降有重要关系。肌肉萎缩、肢体协调平衡能力减弱、力量衰减等，是导致老年人步履蹒跚、行走能力下降的因素。有研究显示，增龄、有跌倒史和抑郁症均为老年人行走能力下降的危险因素。老年人平地行走能力下降，会严重影响其幸福指数和生活质量。

一、基本知识

1. 平地行走能力概述

平地行走能力是在院内、屋内活动或在病房及其周围活动，独立在平地上行走50 m左右，不包括走远路，可以借助辅助工具。

2. 老年人行走应注意的问题

（1）走路步数

《中国居民膳食指南（2022）》推荐，常人每天的活动量以达到6 000步为宜，不是走路越多对身体越好，过度运动有可能出现肌腱拉伤、膝盖损伤等问题。对于身体状况较好的老年人，每天走6 000步左右是适宜的，这有助于提高身体免疫力并促进健康。而对于身体状况较差的老年人（特别是那些患有高血压、心脏病等慢性疾病的老年人），步数可以适当减少到3 000步左右。

（2）走路速度

老年人的步速在0.8 m/s左右，如果步速低于0.6 m/s是慢走，如果步速超过1.0 m/s是快走。老年人一定要按自己能承受的速度来行走。

（3）走路强度

老年人多数患有慢性疾病，心率应该控制在（170-年龄）~（180-年龄）。

（4）走路时长

走路时长因人而异，老年人争取每周行走至少5次，每次30 min以上，以走路后不觉得疲乏为宜。

（5）走路时间

可选择清晨、傍晚餐后的30 min进行走路，老年人空腹时不要外出行走，避免发生低血糖而导致晕厥。

（6）穿适合的鞋子

老年人走路时应穿防滑、合脚、轻便、舒适的鞋子，谨防跌倒。

二、操作技能

1. 工作准备

（1）环境准备

评估环境安静、整洁，光线明亮，空气清新，温度适宜。

（2）工具准备

日常使用的辅助工具，如支具、拐杖、助行架、助行台、轮椅等。

2. 沟通

在评估前，应与老年人进行充分沟通，告知老年人要进行平地行走能力的评估。应向老年人本人或其照护者、家属等了解老年人平时的平地行走情况。

3. 评估

让老年人进行平地行走，测量其步距，根据步距计算出行走 50 m 所需步数。观察其是否能正确使用辅助工具，是否能自己完成连续平地行走达到所需步数，如不能完成需要他人给予怎样的帮助及帮助程度。

三、评估结果

（1）能独立平地步行 50 m 左右，不需要协助，无跌倒风险，评定为 4 分。

（2）能平地步行 50 m 左右，存在跌倒风险，需要在他人指导或监护下完成，或使用拐杖、助行器等辅助工具，评定为 3 分。

（3）在平地步行过程中，老年人身体摇晃，有跌倒的风险，需有人时刻准备在其失去平衡时进行搀扶保护，评定为 2 分。

（4）在平地步行过程中主要依靠他人协助，可配合他人，评定为 1 分。

（5）完全不能行走，评定为 0 分。

四、注意事项

（1）步幅、步频、步速、走路姿势、方向感觉等与评估标准无关。

（2）必须根据老年人日常生活中的实际情况作出判断，老年人在接受康复训练时的行为能力不在本评估项目判定范畴内。

（3）由于心肺功能受损等疾病因素，医生不建议甚至限制老年人活动，可判定为"0分：完全依赖他人"。

（4）因肢体残疾、平衡能力差、过度衰弱、视力等问题，在一定程度上需他人搀扶的，判定为3分。

五、健康指导

行走困难的老年人，选择轮椅时应注意以下几点。

1. 内宽

根据使用者坐下后的臀宽选择轮椅内宽，内宽 = 臀宽 + 冬衣厚度 + 活动余量。

2. 外宽

根据居家房门或室外过道的宽度选择轮椅外宽。

3. 座深

根据使用者大腿的长度选择轮椅座深，座深 = 坐姿大腿水平长度 +6 cm。

4. 靠背

低靠背适用于躯干平衡控制能力较好的老年人，高靠背适用于躯干平衡控制能力较差或能力丧失的老年人。

5. 扶手

扶手可根据使用者的需求选择活动式、全长式、书桌式等；扶手的高度应与人体从坐骨结节到上肢自然下垂时肘下端的垂直距离相近。实践证明，扶手上表面到座面的垂直距离以 20～25 cm 为宜。

6. 脚踏板的高度

使用者的脚踏在脚踏板上，双膝弯曲、踝关节弯曲均呈 90° 时，轮椅脚踏板的高度为最佳。

7. 坐垫的选择

对于需长时间乘坐轮椅者，应选择稳固、透气、具有减压功能的坐垫，以降低压疮发生的概率。

学习单元 4　上下楼梯能力评估

老年人关节的弹性及伸缩性均降低，因关节僵硬及骨质增生等导致关节活动障碍，使老年人丧失上下楼梯的能力。正确评估上下楼梯能力，对保证老年人的安全具有重要的意义。

一、基本知识

上下楼梯能力是老年人可以独立或借助辅助工具（扶手、拐杖等）连续上下 10~15 级台阶的能力，亦即上下一层楼梯的能力。

二、操作技能

1. 工作准备

评估环境安静、整洁，光线明亮，空气清新，温度适宜。

2. 沟通

在评估前，应与老年人进行充分沟通，向老年人本人或其照护者、家属等了解老年人平时上下楼梯的情况；观察老年人的下肢肌力及平衡能力。

3. 评估

让老年人步行上 10~15 级台阶。观察其是否能正确使用辅具，是否能自己独立完成，如不能完成需要他人给予怎样的帮助及帮助程度。

三、评估结果

（1）能独立上下楼梯（连续上下 10~15 级台阶），不需要协助，无跌倒风险，评定为 3 分。

（2）上下楼梯存在跌倒风险，需要在他人指导或监护下完成，或使用拐杖、助行器等辅助工具，评定为 2 分。

（3）在上下楼梯过程中需有人搀扶保护，但以自身为主，评定为 1 分。

（4）在上下楼梯过程中主要依靠他人协助，可配合他人；或者完全依赖他人协助，且不能给予配合，评定为 0 分。

四、注意事项

（1）评估的前提条件是老年人必须具备行走能力。

（2）为保证安全，不要勉强让老年人上下楼梯。

（3）必须根据老年人日常生活中的实际情况作出判断，老年人在接受康复训练时的行为能力不在本评估项目判定范畴内。

五、健康指导

值得注意的是，在上下楼梯前家人或照护者需检查老年人的裤脚长度是否适宜、鞋带是否系好。上下楼梯过程中要观察老年人的情况，如遇头晕、乏力等情况，需休息片刻，等症状缓解后再起步。下面简要介绍偏瘫老年人上下楼梯的方法。

1. 偏瘫老年人上楼梯的方法

健侧手握住楼梯扶手，健侧脚先上一级台阶，然后患侧脚跟上，踏在同一级台阶上，如此循环反复；家人或照护者应站于老年人患侧后方加以协助保护。

2. 偏瘫老年人下楼梯的方法

健侧手握住楼梯扶手，患侧脚先下一级台阶，然后健侧脚迅速跟上，踏在同一级台阶上，如此循环反复；家人或照护者应站于老年人患侧前方加以协助保护。

课 程 小 结

1. 培训重点

老年人基础运动能力评估方法。

2. 评估指标及评估结果见表 3-4。

表 3-4 基础运动能力评估指标及评估结果

序号	项目	评分分值	得分	备注
1	床上体位转移	0~4		
2	床椅转移	0~4		
3	平地行走	0~4		
4	上下楼梯	0~3		
	总分	0~15		

【案例】 延爷爷，82岁，平时拄拐杖行走，二便正常，可与人交谈，但总记不住事，有时外出较远时会找不到家。一个月前老伴去世，儿女不在身旁，准备入住养老机构，养老机构委托一名老年人能力评估师对其进行评估，其中对基础运动能力评估的结果如下。

床上体位转移和床椅转移均为4分，即能独立完成，不需要他人帮助。平地行走为3分，即行走时使用拐杖、助行器等辅助工具。上下楼梯为1分，即需要他人协助，但以自身完成为主。延爷爷的基础运动能力评估结果，总分为12分。

对基础运动能力的评估，满分应为15分，延爷爷的实际得分为12分，说明其基础运动功能有所下降，存在一定的跌倒风险。结合其总记不住事且外出会找不到家的情况，建议对延爷爷继续进行自理能力、精神状态、感知觉和社会参与能力等的评估，以便得出最终的评估结果。

培训课程 3 精神状态评估

学习目标

1. 熟悉精神状况和认知功能等概念。
2. 掌握老年人精神状态评估的指标和评分方法。
3. 熟悉画钟试验、简易认知评估工具、简易精神状态检查量表、蒙特利尔认知评估量表以及老年抑郁量表简表的评估方法。
4. 能评估老年人的妄想、恐惧、焦虑、抑郁等负性情绪和精神状态。
5. 了解其他一些有关认知功能及精神状态的评估方法。

精神状态是个体在认知功能、行为、情绪、意识水平等方面的表现。老年人精神状态的评估是老年人能力评估中的重要组成部分,其目的是评估老年个体的认知功能、心理过程和意识水平,用于判断老年人的认知功能状况,是否患有精神疾病或心理疾患及其严重程度、意识水平等,主要包括定向力、记忆力、理解能力、表达能力等认知功能的评估,攻击行为的评估,抑郁症状的评估,其他负性情绪和精神状态的评估。

老年人精神状态的评估方法较多,主要有会谈法、观察法、心理测验法、评估量表法、医学检测法等,其中会谈法和评估量表法是精神状态评估最常用的方法。综合应用各种方法,可采集到更完善、更全面的健康资料。

在实际工作中,老年人精神状态评估常常需要有所侧重,但在分析结果时又要全面考虑多种因素的影响。总体而言,其评估的主要目的是:发现现存或潜在的心理或精神健康问题,为心理和精神健康的干预提供依据,同时采取预防措施,提前规避风险。常用的老年人精神状态评估指标和评分说明见表3-5。

表 3-5 精神状态评估指标和评分表

序号	指标	指标说明	评分及说明
1	时间定向	知道并确认时间的能力	4分：时间观念（年、月）清楚，日期（或星期几）可相差一天
			3分：时间观念有些下降，年、月、日（或星期几）不能全部分清（相差两天或以上）
			2分：时间观念较差，年、月、日不清楚，可知上半年、下半年或季节
			1分：时间观念很差，年、月、日不清楚，可知上午、下午或白天、夜间
			0分：无时间观念
2	空间定向	知道并确认空间的能力	4分：能在日常生活范围内单独外出，如在日常居住小区内独自外出购物等
			3分：不能单独外出，但能准确知道自己日常生活所在地的地址信息
			2分：不能单独外出，但知道较多有关自己日常生活的地址信息
			1分：不能单独外出，但知道较少自己居住或生活所在地的地址信息
			0分：不能单独外出，无空间观念
3	人物定向	知道并确认人物的能力	4分：认识长期共同一起生活的人，能称呼并知道关系
			3分：能认识大部分共同生活居住的人，能称呼或知道关系
			2分：能认识部分日常同住的亲人或照护者等，能称呼或知道关系等
			1分：只认识自己或极少数日常同住的亲人或照护者等
			0分：不认识任何人（包括自己）
4	记忆	短时、近期和远期记忆能力	4分：总是能保持与社会、年龄所适应的记忆能力，能完整地回忆
			3分：出现轻度的记忆紊乱或回忆不能（不能回忆即时信息，3个词语经过5 min后仅能回忆0~1个）
			2分：出现中度的记忆紊乱或回忆不能（不能回忆近期记忆，不记得上一顿饭吃了什么）
			1分：出现重度的记忆紊乱或回忆不能（不能回忆远期记忆，不记得自己的老朋友）
			0分：记忆完全紊乱或者完全不能对既往事物进行正确的回忆

续表

序号	指标	指标说明	评分及说明
5	理解能力	理解语言信息和非语言信息的能力（可借助平时使用的助听设备等），即理解别人的话	4分：能正常理解他人的话
			3分：能理解他人的话，但需要增加时间
			2分：理解有困难，需频繁重复或简化口头表达
			1分：理解有严重困难，需要大量他人帮助
			0分：完全不能理解他人的话
6	表达能力	表达信息的能力，包括口头的和非口头的，即表达自己的想法	4分：能正常表达自己的想法
			3分：能表达自己的需要，但需要增加时间
			2分：表达需要有困难，需频繁重复或简化口头表达
			1分：表达有严重困难，需要大量他人帮助
			0分：完全不能表达需要
7	攻击行为	身体攻击行为（如打/踢/推/咬/抓/摔东西）和语言攻击行为（如骂人、语言威胁、尖叫）[a]	1分：未出现
			0分：近一个月内出现过攻击行为
8	抑郁症状	存在情绪低落、兴趣减退、活力减退等症状，甚至出现妄想、幻觉、自杀念头或自杀行为[b]	1分：未出现
			0分：近一个月内出现过负性情绪
9	意识水平	机体对自身和周围环境的刺激作出应答反应的能力程度，包括清醒和持续的觉醒状态[c]	2分：神志清醒，对周围环境能作出正确反应
			1分：嗜睡，表现为睡眠状态过度延长。当呼唤或推动老年人的肢体时可唤醒，并能进行正确的交谈或执行指令，停止刺激后又继续入睡；意识模糊，注意力涣散，对外界刺激不能清晰地认识；空间和时间定向力障碍，理解力迟钝，记忆力模糊和不连贯
			0分：昏睡，一般的外界刺激不能使其觉醒，给予较强烈的刺激时可有短时的意识清醒，醒后可简短回答提问，当刺激减弱后又很快进入睡眠状态；或者昏迷，意识丧失，随意运动丧失，对一般刺激全无反应

a：长期的行为状态　b：长期的负性情绪　c：处于昏迷状态者，直接评定为重度失能

学习单元 1　定向能力评估

一、时间/地点定向能力评估

1. 基本概念

（1）定向能力是一个人对时间、地点、人物以及自己本身状态的认识能力，一是包括对周围环境的认识，如对时间、地点、人物的认识能力；二是包括对自己状态的认识，如对自己的姓名、年龄、职业等的认知能力。

（2）时间/空间定向力是人体对时间、空间、地点的认知能力，如年、月、日，白天或晚上，上午或下午，城市名称，身处医院还是家中等。

（3）时间定向障碍是老年人分不清具体时间，如分不清上午还是下午等。

（4）地点定向障碍是老年人分不清自己所在的具体地点，如把医院认为是自己的家、把工厂认为是学校等。

2. 评估方法

在介绍认知功能评估的相关量表时将进行比较详细的阐述。

3. 操作技能

（1）工作准备

评估环境应安静、整洁，光线明亮，空气清新，温度适宜。

（2）沟通

1）告知老年人将进行时间和地点定向能力的评估。

2）询问老年人对时间和地点的认识，根据老年人的回答进行提问。例如，现在是什么季节？今天是几号？您现在住在哪个城市？

（3）评估

1）通过与老年人的沟通互动和观察进行合理判断。

2）把认知功能、沟通交流能力、工作能力、社会交往能力的评估结果作为本评估项目判定的重要参考标准。

4. 评估结果

依据以下评估标准对老年人的时间/空间定向能力进行评定。

评定4分：时间观念（年、月、日、时）清楚，可单独出远门，能很快掌握新环境的方位。

评定3分：时间观念有些下降，年、月、日清楚，但有时相差几天；可单独来往于近街，知道现住地的名称和方位，但不知道回家路线。

评定2分：时间观念较差，年、月、日不清楚，可知道上半年或下半年；只能单独在家附近行动，知道现住地的名称，不知道方位。

评定1分：时间观念很差，年、月、日不清楚，可知道上午或下午；只能在左邻右舍间串门，不知现住地的名称和方位。

评定0分：无时间观念，不能单独外出。

5. 注意事项

（1）提问要简明。

（2）回答不限于口头回答，手势、文字、盲文等均可。

（3）回答不限于公历、农历、属相及干支纪年法等。

二、人物定向能力评估

1. 基本概念

（1）人物定向力是辨认周围环境中人物身份的能力，如对周围人或自己的姓名、性别、年龄、职业、与自身关系等状况的认知能力。

（2）人物定向障碍是老年人不了解在其周围环境中其他人物的身份，以及与自己的关系，如把教师认成医生、把儿子认成孙子等。

2. 操作技能

（1）工作准备

评估环境应安静、整洁，光线明亮，空气清新，温度适宜。

（2）沟通

1）告知老年人将进行人物定向能力的评估。

2）询问老年人对身边人物身份的认知，根据老年人的回答进行提问。例如，您认识他吗？您的儿子叫什么名字？您的侄子是谁的儿子？

（3）评估

1）通过与老年人的沟通互动和观察进行合理判断。

2）把认知功能、沟通交流能力、工作能力、社会交往能力的评估结果作为本评估项目判定的重要参考标准。

3. 评估结果

依据以下评估标准对老年人的人物定向能力进行评定。

评定4分：知道周围人的关系，知道祖孙、叔伯、阿姨、侄子侄女等称谓的意义；可辨别陌生人的大致年龄和身份，可采用适当称谓。

评定3分：只知道家中亲密近亲的关系，不会分辨陌生人的大致年龄，不能称呼生人。

评定2分：只能称呼家中人，或只能照样称呼，不知其关系，不辨辈分。

评定1分：只认识同住的亲人，可称呼子女和孙子女，可辨熟人和生人。

评定0分：只认识保护人，不辨熟人和生人。

4. 注意事项

（1）提问应简洁明确，多使用日常生活中常用的词语。

（2）评估方式不限于口头交流，若评估困难，可提供照片和视频。

（3）避免是非问句，不刻意打断老年人的陈述，降低其猜中答案的概率。

5. 知识拓展

（1）人物定向能力评估中，可分密切联系的人（如自己的亲人、照护者、经常来往的邻居或朋友）、外部人（相识）、陌生人等。

（2）熟人包括家庭中的亲人和外部保持亲密联系的人。

（3）生人包括普通的外部人员和陌生人。

（4）保护人包括照护者、同住人、每周往来三次以上的人、法定监护人等。

（5）评估老年人的人物定向能力时，应保持有其家人、照护者或熟知老年人状况的人在现场，询问应循序渐进。

学习单元2 认知功能评估

认知（cognition）功能是人们认识、理解、判断、推理事物的过程，通过行为、语言表现出来，反映了个体的思维能力。认知功能主要反映个体对周围环境的认识、对语言的理解与表达以及对自身所处状况的识别能力。老年人的认知功能与生理、心理、社会等多种因素有关，年龄、性别、文化程度、情感障碍、生活方式、居住地、饮食习惯、躯体状况等都对认知功能有影响。因认知功能对老年人晚年的独立生活能力以及生活质量有着极其重要的影响，故正确评估老年人的认知功能，为存在的问题提供干预措施并有效实施，有助于提高老年人的健康期望寿命和生活质量。本单元重点介绍画钟试验、简易认知评估工具、简易智力状态检查量表和蒙特利尔认知评估量表。

一、画钟试验

1. 基本知识

画钟试验（clock drawing test，CDT）：CDT用于检测语义记忆、视空间结构功能及执行功能等。只需要一支笔和一张纸，是某些成套测验的组成成分，其灵敏度和特异度均较高，具有受种族、社会经济状况等因素影响小的特点；包括自发画钟和模仿画钟两种方式，目前最常用的是自发画钟。正确完成CDT需要有广泛认知领域参与，如理解力、计划性、视觉记忆、视空间能力、运动和执行程序、抽象能力、注意力、控制能力等。其复杂性也为评分和解释带来了挑战。

2. 操作技能

（1）工作准备：CDT需要在安静的环境下进行，需准备纸和笔。

（2）沟通：与老年人进行充分的交流沟通，确保老年人无严重的视、听功能障碍，无上肢功能尤其是握笔功能方面的障碍。

（3）评估

1）正确应用引导语：引导语为"请您在这张纸上画一个圆形钟表，填上所有指示钟点的数字，并用指针标出11点10分"，也可让其标注其他时间，如8:20。

2）具体要求：要求老年人在指定的白纸上用笔画出以下内容。

①独立画出一个闭锁的圆作为钟表的表盘。

②准确地标出12个数字在表盘中正确的位置。

③准确地在表盘上用指针标出11点10分。

④全过程要求在10 min内完成。

3. 评估结果

（1）CDT具有多种不同的评分方法，其中三分法和四分法较常用和简便。

1）三分法

①画出轮廓（表盘）得1分，钟表面应是一个封闭的圆。

②正确标注12个时点的数字得1分，所有的数字应完整、顺序正确且在所属的象限内。

③正确标注指针得1分，两个指针应指向正确的时间，时针需短于分针，

指针的中心交点在或接近表（圆）的中心。

2）四分法

①画出封闭的圆（表盘）得1分。

②表盘的12个数字正确得1分。

③将数字安置在表盘的正确位置得1分。

④将指针安置在正确的位置得1分。

（2）如老年人CDT评定结果<2分，可判定老年人此项功能"不合格"，即画钟试验结果为"错误"，说明老年人可能有认知功能的缺陷，需要作其他进一步的评估，或将老年人转至专科医院就诊。

（3）如老年人CDT评定结果≥2分，可判定老年人此项功能"合格"，即画钟试验结果为"正确"，可暂不考虑老年人有认知功能的缺陷。

4. 注意事项

在应用CDT对老年人的认知功能进行评估时，应注意以下几点。

（1）在说引导语时，必须严格遵照指令逐字说出，以避免"指针"之类的词汇出现，因为这些词可能提示老年人一些线索而掩盖其抽象能力受损的事实。

（2）CDT操作简单，不仅对环境、评估师的硬性要求低，而且检查结果受老年人的文化程度、种族、社会经济状况等影响较少，可作为老年人认知功能评估的初筛工具，但不能作为定性的工具。

（3）CDT可反映老年人的理解力、计划能力、视觉记忆能力、空间重塑能力、数字记忆能力、排列能力、运动和操作能力、注意力的集中和持久度、挫折的耐受能力等，但在评估前一定要全面了解老年人的视、听功能和上肢运动功能，以免造成假阳性率的提高。

二、简易认知评估工具

1. 基本知识

简易认知评估工具（Mini-Cog）由CDT和三个回忆词条组合而成，可弥补CDT在认知障碍评估时敏感性和预测稳定性的不足，用于区分痴呆和非痴呆人群，见表3-6。Mini-Cog只需要一个医生来完成，用时3 min。在对普通老年人群的测验中，Mini-Cog的敏感度是76%~99%，特异度是89%~96%，且不容易受教育程度和语言的影响。与MMSE相比，Mini-Cog对非英语和高中以下的人群也具有很高的敏感度和特异度，比较适用于对基层人群的筛查。

表3-6 简易认知评估工具(Mini-Cog)

序号	评估内容	评估标准	得分
1	请老年人仔细听和记住3个不相关的词,然后重复,如苹果、手表、国旗		
2	请老年人在一张空白纸上画出钟的外形,标好时钟数,给老年人一个时间让其在时钟上标出来	CDT正确:能正确标明时钟数字的位置和顺序,正确显示出给定的时间	
3	请老年人说出先前所给的3个词	每记住一个词得1分	
评估建议	0分:3个词一个也记不住,定为痴呆 1分:能记住3个词中的1~2个,CDT不正确,定为认知功能缺陷 2分:能记住3个词中的1~2个,CDT正确,定为认知功能正常 3分:能记住3个词,不定为痴呆		

2. 操作技能

(1) 工作准备和沟通:同CDT。

(2) 评估

1) 评估师说出引导语"我说3样东西:苹果、手表、国旗。请重复一遍并记住,一会儿会再问您"后,老年人复述上述3个词。此项不计分。

2) 要求老年人做画钟测验,方法同CDT。

3) 评估师说出引导语"现在请您告诉我,刚才我要您记住的3样东西是什么"后,根据老年人复述出3样东西的个数和画钟试验的结果进行评估。

3. 评估结果

(1) 如果老年人能记住3个词,计3分,评定结果为非痴呆,即无认知障碍。

(2) 如果老年人能记住3个词中的1~2个,CDT正确,计2分,评定结果为认知功能正常。

(3) 如果老年人能记住3个词中的1~2个,CDT不正确,计1分,评定结果为认知功能缺损,提示需进一步检查。

(4) 如果老年人3个词一个也记不住,计0分,评定结果为可能痴呆,提示需进一步检查。

4. 注意事项

3样东西名称的复述和回忆,是评估老年人的即刻短时记忆力和回忆力,本项评估中重点评估老年人的回忆力。

其余评估注意事项同 CDT。

三、简易智力状态检查量表

1. 基本知识

（1）简易智力状态检查量表的发展

简易智力状态检查量表（mini-mental state examination，MMSE），也称简易精神状态检查量表。MMSE 由福尔斯坦等人于 1975 年编制，是国内外应用最广泛的认知功能筛查工具，也是评价其他量表时最常用的参照方法。MMSE 具有很好的重测信度，是最常用的老年人认知功能初筛量表。

（2）MMSE 的基本组成

MMSE 由不同的神经心理测验项目组合而成，包括时间定向力（5分）、地点定向力（5分）、记忆能力（3分）、注意力和计算力（5分）、回忆力（3分）、语言能力（包括命名、复述、阅读理解、听理解、表达能力，共8分）、视空间能力（1分）等7个认知域30分的内容（见表3-7），评估时间需要5~10 min。其中，评估记忆力时，三样物体的名称只说一遍，不得重复；评估计算力时不可笔算，允许用手指助算。中途停止，不可提示前面的结果。可以重新开始，但只允许3次。评估回忆力时不允许提示，必须回答原词才算正确。

MMSE 总分范围是 0~30 分，正常与不正常的分界值与受教育程度有关：文盲（未受教育）组 17 分；小学（受教育年限≤6年）组 20 分；中学或以上（受教育年限>6年）组 24 分。分界值以下为有认知功能缺陷，以上为正常。

表3-7 简易智力状态检查量表（MMSE）

项目	序号	评估项目	评分方法	得分
时间定向力	1	今年是哪一年	答对给1分，答错或拒答为0分	
	2	现在是什么季节	答对给1分，答错或拒答为0分（季节交替时回答一个即可给分）	
	3	现在是几月	答对给1分，答错或拒答为0分（答对阴历或阳历均得分）	
	4	今天是几号	答对给1分，答错或拒答为0分（答对阴历或阳历均得分）	
	5	今天是星期几	答对给1分，答错或拒答为0分	

续表

项目	序号	评估项目	评分方法	得分
地点定向力	6	这是什么城市（名）	答对给1分，答错或拒答为0分	
	7	这是什么区（城区名）	答对给1分，答错或拒答为0分	
	8	这是什么医院（医院名或街道名）	答对给1分，答错或拒答为0分	
	9	这是第几层楼	答对给1分，答错或拒答为0分	
	10	这是什么地方（地址、门牌号）	答对给1分，答错或拒答为0分	
记忆力	引导语：现在我告诉您3种东西的名称，我说完后请您重复一遍。请您记住这3种东西：树木、钟表和汽车，过一会儿我还要问您（请说清楚，每样东西用时为1 s）			
	11	复述：树木	答对给1分，答错或拒答为0分	
	12	复述：钟表	答对给1分，答错或拒答为0分	
	13	复述：汽车	答对给1分，答错或拒答为0分	
	备注：3个词全部说完后再请老年人重复，说完每个词后停留1 s，顺序不作为评分标准			
注意力和计算力	引导语：现在请您算一算，从100中减去7，用所得结果继续减7，请您将每减一个7后的答案告诉我，直到我说"停"为止			
	14		答93给1分，否则为0分	
	15		正确给1分，否则为0分	
	16		正确给1分，否则为0分	
	17		正确给1分，否则为0分	
	18		正确给1分，否则为0分	
	备注：①依次减5次，减对几次给几分；如前一项计算错误，但在错误得数基础上减7正确者仍给相应分。②严格按照提示语评估，评估师不提示得数，不提示继续减7			
回忆力	引导语：现在请您说出刚才我让您记住的是哪3种东西			
	19	回忆：树木	答对给1分，答错或拒答为0分	
	20	回忆：钟表	答对给1分，答错或拒答为0分	
	21	回忆：汽车	答对给1分，答错或拒答为0分	
	备注：3种东西的顺序不作要求，答对即给分			

续表

项目	序号	评估项目	评分方法	得分
语言能力	22	评估师出示手表问老年人这是什么	答对给1分,答错或拒答为0分	
	23	评估师出示铅笔问老年人这是什么	答对给1分,答错或拒答为0分	
	备注:这两项评估命名能力,不能让老年人触摸物品,也不要有提示动作,如将手表戴在手腕上			
	24	请您跟我说"四十四只石狮子"	正确说出给1分,否则为0分	
	备注:这项评估老年人的复述能力,完整清晰地说全才给分;也可让老年人说"大家齐心协力拉紧绳"等其他语句			
	25	评估师给老年人一张卡片,上面写着"请闭上您的眼睛",请老年人念这句话,并按上面的意思去做	正确说出并能做到给1分,未能正确说出也不能做到为0分	
	备注:这项评估阅读理解能力,念对并有闭眼动作才给分;如果老年人为文盲,则该项目评分为0分			
	引导语:我给您一张纸,请您按我说的去做。现在开始,用您的右手拿着这张纸,用两只手把它对折起来,然后将它放在您的左腿上			
	26	用右手拿着这张纸	正确给1分,错误给0分	
	27	用两只手将纸对折	能对折给1分,不能给0分	
	28	将纸放在左腿上	放对给1分,否则为0分	
	备注:评估师应将纸放在桌子上让老年人自己拿取,防止用手递给老年人起到提示作用;对折只要得到两个相同形状就给分			
	29	引导语:请您写一个完整的句子	能正确写出给1分,否则为0分	
	备注:句子要有主语和谓语,能表达一定的意思;如老年人为文盲,则该项评分为0分			
视空间能力	30	引导语:请您照着下面图案的样子把它画下来	正确为1分,错误为0分 正确的标准:符合2个封闭的五边形,中间相交处为四边形,有10个顶点和2个相交点	
	总评分: 分			

2. 操作技能

（1）工作准备

评估人员必须熟悉评估量表的组成、各项评估所用的引导语和相应的评分方法。如果使用计算机等辅助评估工具，一定要熟悉其操作方法。在正式评估前，应准备好记录用的纸和笔，或辅助评估工具，同时应准备手表和铅笔各1支、写有"请闭上您的眼睛"的卡片1张、A4纸2张。

（2）沟通

评估前一定要与被评估的老年人沟通好，重点强调是评估老年人的记忆功能、计算能力等，尽可能不让老年人产生"是在评估我是否有认知障碍或痴呆"的感觉，否则认知功能较好的一些老年人不仅不会配合，甚至会产生一定程度的负面情绪。

（3）评估

老年人的认知功能评估有很多技巧或注意事项，评估人员尤其应注意以下几个方面。

1）注意评估环境和评估方法：认知功能评估一般需要在安静的评估室内进行，应充分告知老年人本次评估的目的，并注意以下评估方法的综合应用。

①直接评估法：与老年人进行语言交流，询问老年人的职业、年龄、家庭住址等内容，观察和评估其大体认知功能状态。

②间接评估法：通过询问老年人的陪同家属或者照护者，了解老年人有无记忆力减退、经常迷路或偶尔走失、不认识家人及亲朋好友等问题，大体判断老年人的认知功能状况。

③量表评估法：需要在一个安静的环境中，使用清晰缓慢的语言进行评估，可以使用纸质或者电子量表进行评估。

2）在评估老年人的时间定向力时，有的老年人习惯于记阴历，故老年人不管回答阳历还是阴历时间，只要答对即得分；在季节交替时，答出前或后一个季节的名称即可给分。

3）在评估老年人的地点定向力时，有的老年人由其儿女、老伴或其他人员陪同而来，可能自己没有注意到医院的名称、医院所处的街道和当时自己所在的楼层等，在此情况下，可询问老年人的家庭住址等内容，视具体情况可给相应的分值。

4）在评估老年人的记忆力时，在说引导语"现在我告诉您3种东西的名称，我说完后请您重复一遍。请您记住这3种东西：树木、钟表和汽车，过一会儿我还要问您"时，一定要说清楚，语速不宜太快，保持说每样东西用1 s的时间，同时应评估老年人的听力情况，看其是否有听力障碍的问题。3样东西应彼此无明显关联，如能用"苹果、手表、国旗"，而不能用"苹果、西瓜、梨子"等同一类型词语。3样东西的名称只说一遍，不得重复。在作评估结果的判定时，只要老年人说出其名称即可，顺序不作为评分考虑的范畴，每答对1个给1分。

5）在评估老年人的注意力和计算力时，在说完引导语"现在请您算一算，从100中减去7，用所得结果继续减7，请您将每减一个7后的答案告诉我，直到我说'停'为止"后，应确保老年人已经听清楚了再进行。在老年人进行计算的过程中，不能提示计算的得数，也不得有"继续减7"的提示。应让老年人依次减5次，减对几次给几分；如前一项计算错误，但在错误得数的基础上减7正确者仍给相应得分。

6）在评估老年人的回忆力时，应确保老年人能听清楚引导语"现在请您说出刚才我让您记住的是哪3种东西"。在作结果评估时，老年人每答对1个得1分，顺序不作要求。

7）在评估老年人的语言能力时，尤其应注意以下几点。

① MMSE量表中的第22项和第23项，是用来评估老年人命名能力的，不能让老年人触摸物品，也不要有提示动作和语言，如将手表戴在手腕上，"这是用来写字的工具"等。

② MMSE量表中的第24项，是用来评估老年人复述能力的，只有老年人完整清晰地说全才给分；也可让老年人说"大家齐心协力拉紧绳"等语句。

③ MMSE量表中的第25项，是用来评估老年人阅读理解能力的，只有老年人在念对并有闭眼动作时才给分。如果老年人为文盲，则该项评分为0分。

④ MMSE量表中的第26~28项，是用来评估老年人语言执行能力（听理解能力）的，正确的引导语为"我给您一张纸，请您按我说的去做。现在开始，用您的右手拿着这张纸，用两只手把它对折起来，然后将它放在您的左腿上"。认真观察老年人的每一项动作，应将纸放在桌子上让老年人自己去拿取，防止

用手递给老年人从而起到提示作用；对折只要得到两个相同形状就给分。

⑤ MMSE 量表中的第 29 项，是让老年人写一个完整的句子，句子起码要有主语和谓语，能表达一定的意思。如老年人为文盲，则该项评分为 0 分。

⑥ MMSE 量表中的第 30 项，用来评估老年人的图形感知能力（视空间能力），评定的标准为：符合 2 个封闭的五边形，中间相交处为四边形，有 10 个顶点和 2 个相交点。全部符合得 1 分，否则为 0 分。

3. 评估结果

（1）评估结果的分界值

MMSE 的总分范围为 0~30 分，其评估结果并不是通过总得分来直接评定老年人的认知功能状况，而是应结合老年人的受教育程度用分界值进行评定，分界值以下为有认知功能缺陷，以上为正常。一般分界值的评定标准如下。

1）文盲（未受教育）组的分界值为 17 分。

2）小学（受教育年限≤6 年）组的分界值为 20 分。

3）中学或以上（受教育年限＞6 年）组的分界值为 24 分。

（2）结果分析

1）通过 MMSE 的评估，如果老年人的评分在分界值以下，可怀疑老年人有认知功能的缺陷或认知功能障碍，或称痴呆；分值越低，认知障碍或痴呆的程度越重。一旦怀疑老年人存在这种患病的风险或疾病发生的可能，就应让其到相关的医疗机构进行确诊，达到早发现、早诊断和早治疗的目的。

2）通过 MMSE 的评估，如果老年人的评分在分界值左右，应根据其受教育程度、工作类型、生活环境等进行综合考虑，可能有部分受教育程度高的老年人，即使有轻度的认知功能障碍，有时也不易被发现。必要时应将老年人转诊给专科医生以明确诊断，尽可能减少漏诊的概率。

4. 注意事项

（1）由于 MMSE 的评估内容较复杂、费时较长，可在应用简易认知评估工具（Mini-Cog）和画钟实验（CDT）了解老年人认知功能大致情况的基础上，再使用 MMSE 进行进一步的评估。

（2）应用 MMSE 对老年人进行评估时，最好由两位评估师分别进行，取平均值作为最终结果较可靠。

（3）评估要在老年人自愿配合的情况下选择在较为安静的空间内进行。

（4）在评估过程中，不应让陪同人做任何形式的提醒。

（5）评估师要用平缓清晰的语言，按照量表的引导语进行评估。

（6）MMSE 具有一定的局限性，具体表现在以下几个方面。

1）受年龄和文化程度的影响较大，在评估高智商或受过高等教育的老年人时会呈现天花板效应，出现假阴性的情况比较多；而在评估高龄、教育水平低、文化背景不同和有感官障碍的老年人时，可能会出现假阳性的结果。

2）注意力、记忆、结构模仿等项目的得分并不足以反映相应的认知域表现，不能有效地绘制个体认知轮廓图。

3）强调语言功能，非语言功能项目偏少。

4）记忆检查缺乏再认项目，命名项目过于简单。

5）没有时间限制。

6）不能用于对痴呆的鉴别诊断。

四、蒙特利尔认知评估量表

1. 基本知识

蒙特利尔认知评估（the Montreal cognitive assessment，MoCA）量表是目前较为适用的筛查工具，可快速筛查有轻度认知功能损害（mild cognitive impairment，MCI）的患者。它包括视结构空间与执行功能及命名、记忆、注意、语言、抽象、延迟记忆、定向力等认知功能的测试。蒙特利尔认知评估量表如图 3-1 所示。

2. 操作技能

（1）工作准备

MoCA 量表、笔，必要时可准备放大镜等。

（2）沟通

同 MMSE、CDT 和 Min-Cog 的评估。

（3）评估

1）交替连线测试：引导语为"我们有时会用'1、2、3……来表示顺序'，有时也用汉语的'甲、乙、丙……'来表示顺序。请您按照从数字到汉字并逐渐升高的顺序画一条连线。从这里开始（指向数字'1'），从'1'连向'甲'，再连向'2'，并一直连下去，到这里结束（指向汉字'戊'）"。当老年人完全按照"1-甲→2-乙→3-丙→4-丁→5-戊"的顺序进行连线且没有任何交叉线时，给 1 分；当老年人出现任何错误而没有立刻进行自我纠正时，给 0 分。

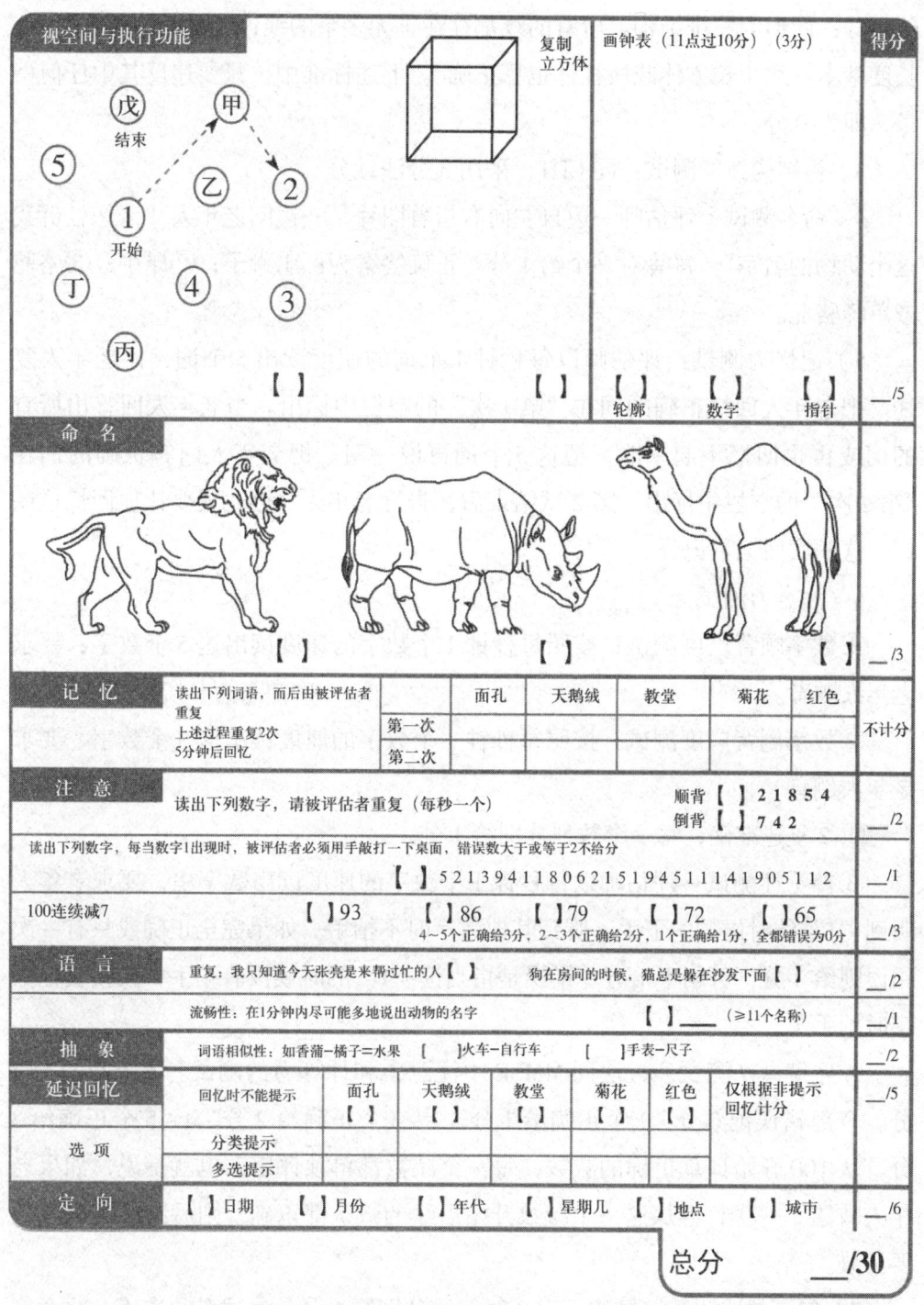

图 3-1 蒙特利尔认知评估（MoCA）量表

2）视结构技能（立方体）测试：引导语（评估师指着立方体）为"请您照着这幅图在下面的空白处再画一遍，并尽可能精确"。完全符合下列标准时，给 1 分：图形为三维结构，所有的线都存在，无多余的线；相对的边基本平行，长度基本一致（长方体或棱柱体也算正确）。上述标准中，只要违反其中任何一条，即为 0 分。

3）视结构技能测试：同 CDT，采用 3 分法计分。

4）命名测试：评估师一边自左向右指着图片，一边问老年人"请您告诉我这个动物的名字"。每答对一个给 1 分。正确答案为：①狮子；②犀牛；③骆驼或单峰骆驼。

5）记忆力测试：评估师以每秒钟 1 个词的速度读出 5 个词，让老年人复述。把老年人回忆正确的词在"第 1 次"的空栏中标出。当老年人回答出所有的词或再也回忆不起来时，把这 5 个词再说一遍。把老年人回答正确的词在"第 2 次"的空栏中标出。第 2 试结束后，告诉老年人一会儿还要让他回忆这些词。这两次回忆不记分。

6）注意力测试

①数字顺背广度测试：按照每秒钟 1 个数字的速度读出这 5 个数字，要求老年人顺背。

②数字倒背广度测试：按照每秒钟 1 个数字的速度读出这 3 个数字，要求老年人倒背。

①②复述准确，每一个数列分别给 1 分。

③警觉性测试：评估师以每秒钟 1 个数字的速度读出数字串，要求老年人听到"1"的时候拍一下手，听到其他数字时不拍手。如果完全正确或只有一次错误则给 1 分，否则不给分（错误是指当读"1"的时候没有拍手，或读其他数字时拍手）。

④连续减 7 测试：方法同 MMSE 中注意力和计算力的测试。本条目总分 3 分。全部错误记 0 分，1 个正确给 1 分，2~3 个正确给 2 分，4~5 个正确给 3 分。从 100 开始计算正确的减数，每一个减数都单独评定，也就是说，如果老年人减错了一次，但从这一个减数开始后续的减 7 都正确，则后续的正确减数要给分。

7）句子复述测试：复述正确，每句话分别给 1 分。复述必须准确。注意复述时出现词的省略（如省略了"只""总是"）、替换、增加（如把"我只知道今天张亮……"说成"我只知道张亮今天……"）或错误（如将"房间"说成"房子"等）均不得分。

8）词语流畅性测试：要求老年人尽可能快、尽可能多地说出所知道的动物的名称，时间是 1 min。说出动物数量在 11 个以上记 1 分。龙、凤凰、麒麟等神话动物也算正确。

9）抽象思维能力测试：让老年人解释每一对词语在什么方面类似，或者说它们有什么共性。

只对后两组词的回答进行评分。回答正确，每组词分别给 1 分。只有下列的回答视为正确："火车和自行车都是运输工具、交通工具或旅行用的；手表和尺子都是测量仪器或测量用的。"下列回答不能给分："火车和自行车都有轮子；手表和尺子都有数字。"

10）延迟回忆：要求老年人尽量回忆刚才的 5 个词，未经提示而回忆正确的词在下面的空栏中画"√"作标记。未经提示自由回忆正确的词，每词给 1 分。

可选项目：在延迟自由回忆之后，对于未能回忆起来的词，通过语义分类线索鼓励老年人尽可能地回忆。经分类提示或多选提示回忆正确者，在相应的空栏中画"√"作标记。先进行分类提示，如果仍不能回忆起来，再进行多选提示。例如，"下列词语中哪一个是刚才记过的：鼻子、面孔、手掌？"

各词的分类提示和（或）多选提示如下："面孔是身体的一部分，鼻子、面孔、手掌；天鹅绒是一种纺织品，棉布、涤纶、天鹅绒；教堂是一座建筑，学校、医院、教堂；菊花是一种花，玫瑰、牡丹、菊花；红色是一种颜色，蓝色、绿色、红色。"

线索回忆不记分。线索回忆只用于临床目的，为分析老年人的记忆障碍类型提供进一步的信息。对于提取障碍导致的记忆缺陷，线索可提高回忆成绩；如果是编码障碍，则线索无助于提高回忆成绩。

11）定向力测试：进行时间和地点定向力测试的方法基本同 MMSE。每正确回答一项给 1 分。老年人必须回答精确的日期和地点（医院、诊所、办公室的名称）。日期上多一天或少一天都算错误，不给分。

3. 评估结果

（1）MoCA 满分 30 分，英文版≥26 分为认知功能正常。MoCA 北京版的推荐界值以文盲≥14 分、小学文化程度≥20 分、中学及以上文化程度≥25 分为认知功能正常。以此界值划分，MoCA 检出痴呆的敏感度是 96.9%，检出 MCI 的敏感度是 80.5%，特异度是 82.5%。

（2）MoCA 北京版推荐的界值分可能更适应于中国人。

（3）MoCA 的几个特点使它更有助于识别 MCI。MoCA 的记忆测验包含了比 MMSE 更多的词汇、更少的学习锻炼和更长的回忆间隔时间，有 MCI 的老年人的执行功能、高级语言能力和复杂的视空间能力均有轻度受损，MoCA 较难的任务比 MMSE 更能识别这些轻微的损害。MoCA 对轻度痴呆比 MMSE 敏感，但对中重度痴呆的区分能力反而不如 MMSE。

4. 注意事项

（1）MoCA 测试受老年人的教育程度、文化背景以及评估师使用 MoCA 的技巧和经验等因素的影响。

（2）应用 MoCA 对老年人进行认知功能评估时，也需要根据老年人的精神状态和配合程度作出合适的评估，一般要在充分告知的前提下进行，评估环境应安静，陪同的亲属不能在评估过程中给予提示；应适当给予老年人鼓励；应根据引导语进行，语速不能过快，语言要清晰，对听力有障碍的老年人可使用助听器，以适当提高音量。

5. 知识拓展

（1）认知障碍的原因

认知障碍是大脑记忆、语言、推理、计算、情感、注意力、定向力、执行能力等方面出现的异常，从而引起学习、记忆障碍，影响患者社会功能和日常生活质量。造成认知功能障碍的原因有很多，主要因素如下。

1）年龄因素：随着年龄的增长，老年人的感觉、知觉、记忆、想象、思维等认知活动能力均会有不同程度的下降，导致不同程度的认知障碍。

2）脑组织病变或者损伤：脑卒中、颅脑损伤、脑萎缩、原发情感障碍、药物及酒精中毒、艾滋病等是都是造成认知功能障碍的重要因素。

3）其他因素：2017 年《柳叶刀》发布最新研究，通过控制 9 种能够人为改变的危险因素，可以降低 35% 的痴呆发病率。9 种因素分别是：确保良好的儿童教育，避免高血压、肥胖和吸烟，控制糖尿病，避免抑郁和年龄相关的听力损失，坚持运动，老年阶段保持社交活动。

（2）认知障碍的临床表现

认知障碍的临床表现主要分为轻度认知功能障碍与痴呆两种情况。

1）轻度认知功能损害：是认知功能介于正常老化与痴呆之间的一种过渡状态。它的特点是病人表现出与其年龄不相称的记忆力下降，也可以是记忆力以外的损害，如执行功能、注意力、语言能力等，但日常生活不受影响。

2）痴呆：是认知功能障碍的严重阶段，与MCI的区别是痴呆已经对个体的日常生活、社会功能造成明显影响。按其病情进展分为轻度痴呆、中度痴呆、重度痴呆。

①轻度痴呆：其主要症状是逐渐出现记忆力下降和其他认知功能减退。主要表现为认知速度减慢、反应时间延长、短时记忆容量减少，例如不能学习新东西、不能记忆新信息，刚看过的电视、读过的报纸不记得内容，才吃过饭不记得吃了什么。多数老年人还会出现情绪问题，可表现为焦虑甚至抑郁，他们发现自己记忆力下降，担心被人瞧不起，故意隐藏掩饰，从而造成误会，明知道是记错了也不承认。此阶段的特点是老年人的工作和社交能力下降，但是能够独立生活和作出一定程度的合理判断。

②中度痴呆：老年人的记忆力进一步下降，其思维能力、语言能力和定向力方面的认知发生异常。此阶段可表现为在熟悉的地方迷路、刚吃过饭却不记得，部分老年人可出现幻觉或妄想，如看见不存在的人或物，坚信家人藏起他的存折或家人被陌生人替代了。多数老年人的日常生活能力下降，常伴有体重减轻的症状，日常生活需要他人协助。

③重度痴呆：老年人生活完全不能自理，需要依赖他人，说一句完整的话语都很困难甚至失语，肢体僵硬，拖着脚走路甚至失去行走能力，大小便基本失禁或发生排泄障碍，长期卧床，可导致压力性损伤、肺部感染、尿路感染等。

（3）认知障碍的不良影响

认知障碍会给老年人自身、家庭和社会都造成不良影响，主要表现如下。

1）造成老年人对外界环境的感知和适应能力下降甚至丧失，使其生活和社会适应能力出现障碍，晚年独立生活能力和生活质量下降。

2）严重者可以使老年患者各种疾病的进程加重，导致其医疗费用增加，社会压力增大。

3）给家属或照护者造成严重的精神压力和经济负担。

学习单元3 精神症状评估

一、攻击倾向、风险和行为评估

攻击性是指对他人有意挑衅、打击，或对物品有意损毁、破坏等具有侵犯性心理倾向和行为的人格缺陷的表现。攻击性少数可仅表现为攻击倾向，即仅表现为攻击的内心趋向和内在冲动，而没有攻击行为，但攻击性很少只停留在心理倾向上，多数会表现出这样或那样的攻击行为。攻击行为是以伤害另一生命的身体或心理为目的的行为，即对他人的敌视、伤害或破坏性行为。这种行为是一种有目的的以任何形式伤害另一生物体而为该生物体所不愿接受的行为，如身体性、心理性、言语性等攻击行为。本单元重点介绍攻击倾向、攻击风险和攻击行为这3个方面的评估。

1. 攻击倾向评估

（1）基本知识

关于攻击倾向的定义，学术界还没有统一的界定。一般认为攻击倾向是指有伤害他人的意图。老年人攻击倾向产生的原因主要有：①自尊心强，自我意识强，自我评价不客观；②幸福指数低；③对自己和他人的容纳接受程度相对较低；④在人际交往中出现过分敏感、焦虑和敌意；⑤社会支持领悟力低。

（2）操作技能

目前对老年人攻击倾向的评估尚无正式的、公开发布的评估方法或评估量表，因此建议通过询问或交谈的方式进行评估，关键是看被评估的老年人是否有伤害别人的想法。

（3）评估结果

通过和被评估老年人的交谈或问询，如发现老年人有伤害别人的想法，应进行攻击风险和攻击行为的进一步评估，必要时应寻求精神病专科医生的帮助，及早发现问题，尽早进行干预，以避免老年人攻击行为的发生。

（4）注意事项

攻击倾向的评估，需要具备一定的专业知识和技能，既不能过早地给被评估的老年人下有攻击倾向的结论，也不能延误对其的诊断和治疗，以免造成老年人攻击行为的发生，对家庭和社会造成不应有的损失和伤害。

2. 攻击风险评估

（1）基本知识

攻击行为是一种有意的伤害行为，仅限于对生物体的伤害，这种行为是被害者不愿接受的，而对非生物体的伤害只是一种情绪发泄。攻击行为的极端形式称为暴力行为，可造成严重伤害或危及生命。进行攻击行为风险的评估，有利于避免或减少攻击行为的发生，减少因攻击行为而造成的对他人或自身的伤害。攻击风险评估分为一般攻击风险评估和暴力风险评估。

1）一般攻击风险评估。建议采用由北京安定医院自制的评估工具——攻击风险评估表进行评估。本评估方法在精神科临床应用多年，具有较好的应用效果。攻击风险评估表将攻击风险分为Ⅰ~Ⅳ级，见表3-8。

表3-8 攻击风险评估表

级别	具体情况
Ⅰ级	有下列情况之一者，若为男性则有两项：①男性；②精神分裂症，伴有幻听或被害妄想；③躁狂；④酒精、药物依赖的脱瘾；⑤意识障碍伴行为紊乱；⑥痴呆伴行为紊乱；⑦既往人格不良者（有冲动型人格障碍、边缘型人格障碍）
Ⅱ级	被动的言语攻击行为，表现为激惹性增高，如无对象的抱怨、发牢骚、说怪话。交谈时态度不好、抵触、有敌意或不信任；或精神分裂症有命令性幻听
Ⅲ级	主动的言语和攻击行为，如有辱骂的对象，或被动的躯体攻击行为如毁物，或在交往时出现社交粗暴（交谈时突然离去、躲避、推挡他人善意的躯体接触）；既往曾有主动的躯体攻击行为
Ⅳ级	有主动的躯体攻击行为，如踢、打、咬或使用物品打击他人；攻击行为在一天内至少出现两次，或攻击行为造成了他人肉体上的伤害

2）暴力风险评估。建议采用 HCR-20 (historical, clinical and risk management factor-20, 历史、临床、风险20项清单，又称暴力风险评估量表) 进行暴力风险评估。该量表通过评估患者三个方面的情况来预测攻击行为的发生风险，由三个分量表组成，分别评估患者的历史因素 (historical factor)、临床因素 (clinical factor)、危险控制因素 (risk management factor) 三方面，共包含20个条目（见表3-9）。HCR-20适用于普通精神病院、司法精神病院及刑事犯罪人群，在不同国家和种族的人群中均有使用，是目前应用最为广泛的攻击风险评估量表之一。

表3-9 暴力风险评估量表(HCR-20)

因素	序号	评估内容	选项			得分
			不存在	可能存在	确实存在	
历史因素	H1	既往有暴力行为史				
	H2	第一次发生暴力行为时年纪轻				
	H3	社会支持系统差				
	H4	失业				
	H5	物质滥用				
	H6	精神疾病				
	H7	心理疾患				
	H8	适应不良				
	H9	人格障碍				
	H10	管教不善				
临床因素	C1	无自知力				
	C2	消极态度				
	C3	精神症状明显				
	C4	冲动				
	C5	治疗效果差				
风险控制因素	R1	计划不易实施				
	R2	环境不安定				
	R3	缺乏支持				
	R4	缺乏依从性				
	R5	压力				

(2)操作技能

1)工作准备。评估师在对老年人进行攻击风险评估前应接受精神病专科医师的指导,熟悉评估量表中所涉及的专业知识和技能;应提前准备好纸质评估量表,同时熟悉专业评估工具的操作程序。

2)沟通。在对老年人进行评估前,一定要与其进行充分的交流沟通,应取得老年人的充分信任,让老年人感觉评估师是在主动地关心他,而不是要专门评估和发现他所存在的攻击风险。

3)评估。应用评估量表或专门的计算机评估工具进行评估时,最好在精神病专科医师的指导下进行。

(3)评估结果

1)攻击风险评估表包括Ⅰ级、Ⅱ级、Ⅲ级和Ⅳ级攻击风险评定标准。a~d是指病情变化,与上一次评估情况相比,a为加重,b为未变化,c为减轻,d为未评。

2)暴力风险评估通过患者三方面的情况来预测攻击行为的发生风险。在评估表中,如选项为"不存在",则该项评定为0分;如选项为"可能存在",则该项评定为1分;如选项为"确实存在",则该项评定为2分。得分越高,暴力发生的风险越大。

(4)注意事项

1)在评估中应密切观察被评估的老年人,防止老年人发生冲动,避免不必要的伤害。

2)如果老年人有攻击行为,必要时可采取保护性约束,并让其家属或照护者进行陪护。

3)必要时可使用抗精神病药物降低老年人的激惹性。

3. 攻击行为评估

(1)基本知识

1)攻击行为是以伤害另一生命的身体或心理为目的的行为,即对他人的敌视、伤害或破坏性行为,包括身体、心理、语言等方面。

2)攻击行为的分类:根据攻击的方式,可分为身体攻击行为和语言(言语)攻击行为;根据攻击目的的不同,可分为敌意性攻击行为和工具性攻击行为;根据攻击行为的性质,即是否违反社会规范和准则,可分为反社会攻击行为、亲社会攻击行为和被认可的攻击行为。

老年人的攻击行为常见于身体攻击行为和语言攻击行为。身体攻击行为包括用身体部位或某种工具击打他人、踢人、推人、咬人、抓人、掐人、摔东西等。语言攻击行为包括辱骂、威胁、恐吓、尖叫、挑剔、争吵、呼喝等。老年人的攻击行为是精神障碍患者最突出的表现形式,在各种类型的老年痴呆患者中表现尤为常见,常合并有视幻觉、被害妄想、被窃妄想、脱抑制、躁动不安等精神情绪异常,攻击行为的评估对预防老年人自伤和他伤都是十分有必要的。

3)攻击行为的评估方法有多种,这里仅介绍《老年人能力评估标准》

（MZ/T 039—2013）中的攻击行为评估方法，具体见表3-10。

表3-10　攻击行为评估表

序号	评估内容	评分	得分
1	无身体攻击行为（如打/踢/推/咬/抓/摔东西）和语言攻击行为（如骂人、语言威胁、尖叫等）	0	
2	每月有几次身体攻击行为，或每周有几次语言攻击行为	1	
3	每周有几次身体攻击行为，或每日有语言攻击行为	2	

（2）操作技能

一般通过被评估老年人的家属或照护者进行评估。

（3）评估结果与分析

对评估为0分者，说明没有攻击行为的发生。但对部分老年人来讲，可能会存在一定的攻击倾向或攻击风险，对于这样的老年人，评估师一定要及时发现，及时给予干预，必要时应寻求专科医师的帮助。

对评估为1分者，说明老年人已有轻度的攻击行为发生。对于这样的老年人，一定要尽早给予干预，必要时应寻求专科医师的帮助。

对评估为2分者，说明老年人已有比较严重的攻击行为发生。对于这样的老年人，应在专科医师的指导下进行有效的干预。

（4）注意事项

1）可以通过被评估老年人的家属或照护者进行评估，避免评估中发生意外。

2）如直接对老年人进行评估，应密切观察其表情和举动，防止老年人发生冲动，避免不必要的伤害。

3）在评估中如发现老年人有攻击行为，必要时可采取保护性约束，并让其家属或照护者进行陪护。

4）必要时可使用抗精神病药物降低老年人的激惹性。

二、抑郁症状评估

抑郁症是常见的情感障碍，以情绪低落、愉快感丧失及精力减退为核心症状，还可能并发一些饮食睡眠问题、注意力不集中、内疚自责，甚至自伤、自杀行为等，部分患者伴有多种多样的躯体不适症状，如心慌、出汗、胃部不适、肌肉酸痛、肢体麻木等。这里介绍老年抑郁的特点及其评估方法。

1. 基本知识

（1）老年抑郁症的概念

老年抑郁症，广义是指存在于老年期这一特定人群的抑郁障碍，狭义是指首发于老年期的以情绪低落为主要表现的一种心理性疾病。国内外研究资料显示，其患病率为10%~15%。退休后社会地位的改变、躯体疾病的困扰和生活应激事件等，都可能导致老年抑郁症的发生。老年抑郁症可分为功能性抑郁症和病理性抑郁症。

（2）老年抑郁症的特点

1）抑郁、焦虑和激越常常混合存在，表现为反应迟滞、情绪低落、懒语少动，无生活的兴趣和愉快感；持续处于焦虑状态，有难以忍受的烦躁、不安和恐惧感。

2）精力下降、兴趣索然、自我评价低，这些症状容易与老年期的功能衰退所出现的感受相混淆。

3）精神症状暴露不充分，而以多种多样的躯体不适为主诉，经常出现胃部不适、腰酸背痛、头痛等症状，且缓解率极低，仅30%左右的老年抑郁症患者能得到一定程度的临床缓解。

4）失眠及认知功能减退表现突出。

5）有自杀观念或行为：自杀观念强却不表达，自杀行为隐秘，存在极高的自杀风险，同时伴随记忆力减退、躯体化症状。

6）躯体疾病及其治疗药物的作用使得抑郁症状复杂多变。大多为难治性抑郁症，必须通过积极治疗才能缓解症状，否则易出现严重不良后果。

（3）老年抑郁症的评估方法

评估抑郁症状的量表比较多，从性质上可分为自评量表与他评量表。其中自评量表包括宗氏抑郁自评量表（self-rating depression scale，SDS）、贝克抑郁量表（Beck depression inventory，BDI）等，他评量表包括汉密尔顿抑郁量表（Hamilton depression scale，HAMD）、老年抑郁量表（GDS-30，GDS-15，GDS-5，geriatric depression scale，GDS）、老年精神评定表（psychogeriatric assessment scales，PAS）、自杀风险评估量表等。按功能还可分为症状评估量表和诊断量表。下面重点介绍几种简易的评估方法：《老年人能力评估规范》（GB/T 42195—2022）中的抑郁症状评估方法（见表3-5），以及PHQ-2（patient health questionnaire，PHQ）抑郁症筛查量表（见表3-11）、PHQ-9抑郁症筛查量表（见表3-12）

和老年抑郁量表简表（GDS-5，见表3-13）评估法。

表3-11 PHQ-2抑郁症筛查量表

序号	评估内容 最近2周内，您被以下症状所困扰的频率	评分				得分
		完全没有	≤7天	>7天	几乎每天	
1	您做事情时缺乏兴趣和乐趣	0	1	2	3	
2	情绪低落，沮丧或无望	0	1	2	3	
评定标准：3分为理想的筛查分界值，即≥3分，有抑郁症状						

表3-12 PHQ-9抑郁症筛查量表（快速抑郁评估问卷）

序号	评估内容 在过去的2周内，您多久被以下问题烦扰1次	评分				得分
		无	几天	一半以上天数	几乎每天	
1	做事情没有兴趣或者乐趣	0	1	2	3	
2	情绪低落，感到沮丧或绝望	0	1	2	3	
3	入睡困难或易醒，或睡得太多	0	1	2	3	
4	感觉疲倦或缺乏精力	0	1	2	3	
5	食欲缺乏或暴饮暴食	0	1	2	3	
6	感觉自己很差劲，或认为自己是个失败者，让自己或家人失望	0	1	2	3	
7	精神无法集中，如无法集中精力看报纸或看电视	0	1	2	3	
8	言语或行动缓慢，或过多（别人能观察到）	0	1	2	3	
9	会有让自己死或伤害自己的想法	0	1	2	3	
评定标准：0~4分为无抑郁；5~9分为轻度抑郁；10~14分为中度抑郁；15~19分为重度抑郁；20~27分为严重抑郁						

表 3-13 老年抑郁量表简表（GDS-5）

指导语：请您根据最近一周内的情形回答下列问题。

序号	评估内容	评分	得分
1	您对生活基本上满意吗	是 =0；否 =1	
2	您是否常常感到厌烦	是 =1；否 =0	
3	您是否常常感到无论做什么事都没有用	是 =1；否 =0	
4	您是否比较喜欢待在家里，而不喜欢外出和做新的事	是 =1；否 =0	
5	您是否觉得您现在活得很没价值	是 =1；否 =0	
评价：2分以下为正常；≥2分为忧郁情形			

2. 操作技能

（1）工作准备

提前准备纸质版的评估量表或熟练掌握计算机评估工具的操作方法，熟悉评估量表中的评估内容，必要时请求精神科专业人员的指导和帮助。

（2）沟通

在进行老年抑郁症的评估前，评估师一定要全面地了解老年人的躯体症状和精神、心理状况，建立和老年人交流沟通的渠道，是否能取得老年人的充分信任是评估能否取得成功的关键。

（3）评估

重点掌握以上评估量表或评估问卷的评估方法。

3. 评估结果与分析

（1）评估结果

1）采用《老年人能力评估规范》（GB/T 42195—2022），评分为 0 分，可初步评定为有抑郁症状。

2）采用 PHQ-2 抑郁症筛查量表，评分≥3 分，可初步评定为有抑郁症状。

3）采用 PHQ-9 抑郁症筛查量表（快速抑郁评估问卷），评分≥5 分，可初步评定为有抑郁症状，其具体评定标准为：5~9 分为轻度抑郁，10~14 分为中度抑郁，15~19 分为重度抑郁，20~27 分为严重抑郁。

4）采用老年抑郁量表简表（GDS-5），评分≥2 分，可评定为有抑郁情形，分值越大则抑郁程度越高。

（2）评估分析

1）如进行老年期抑郁症的筛查，可用抑郁症状评估方法、GDS-5 等评估方法进行。

2）如要对老年人抑郁症进行分级，可用 PHQ-9 进行评估。

3）对筛查出有抑郁情形的老年人应进行进一步的评估和分析，如可用 SDS、BDI、HAMD、GDS-30、GDS-15、PAS、自杀风险评估量表等，必要时应转诊给精神病专科医师进行诊治。

4. 注意事项

（1）注重评估方法的针对性和有效性

根据被评估老年人的个人体质、教育背景、生活环境等，选择不同的评估方法，不可选用同一种评估方法评估所有老年人。

（2）注意有效交流沟通的方法和技巧

评估师应真诚地倾听老年人的叙述，不轻易打断老年人说话；与老年人交流时语言应通俗易懂、亲切友好，尽可能少用专业词汇；采用友好的目光交流，有时会取得意想不到的效果。

（3）注意主观资料与客观资料的比较

评估师应同时采集主观资料和客观资料，认真分析老年人的心理状态，为老年人切实解决心理问题。

（4）注重老年人目前的心理状态

仔细观察老年人的身心状态，并详细询问家属或陪同人员评估实施日前一周内老年人的实际情况，如有无抑郁症状和抑郁症持续的时间等，以便作出比较准确的判断，并尽可能给予早期干预。

（5）应尊重老年人的意愿

评估前应明确告诉老年人该评估项目涉及情绪方面的问题，询问对方是否有意愿配合回答。应以尊重老年人意愿为前提，合理进行评估项目的实施。

5. 典型抑郁发作表现

老年人典型抑郁发作表现为情绪低落、思维迟缓、意志活动减退等，临床表现如下。

（1）情绪低落

情绪低落是抑郁症的核心症状，主要表现为老年人常闷闷不乐、郁郁寡欢、度日如年；既往的兴趣爱好也变得没兴致，觉得生活枯燥乏味、生活没有意思；提不起精神，高兴不起来，甚至会感到绝望，对前途失望，无助与无用感明显，自责自罪。半数以上的老年抑郁症患者还会有焦虑和激越，紧张担心、坐立不安,有时躯体性焦虑会完全掩盖抑郁症状。

(2)思维迟缓

老年抑郁症患者常思维联想缓慢、反应迟钝,自觉"脑子比以前明显地不好使了"。老年抑郁症患者大多存在一定程度认知功能(记忆力、计算力、理解和判断能力等)损害的表现,比较明显的是记忆力下降。

(3)意志活动减退

老年抑郁症患者可表现出行动缓慢,生活懒散,不想说话(言语少、语调低、语速慢),不想做事,不愿与周围人交往。总是感到精力不足,全身乏力,甚至日常生活都不能自理。不但对生活的热情、乐趣减退或丧失,还越来越不愿意参加社交活动,甚至闭门独居、疏远亲友。

(4)自杀观念和行为

老年抑郁症患者的自杀危险性比其他年龄组患者大得多,尤其是在抑郁与躯体疾病共患的情况下,自杀的概率更高。因此患者家属需加强关注,严密防备。

(5)有多种躯体症状

躯体症状主要表现为:疼痛综合征,如头痛、颈部痛、腰酸背痛、腹痛和全身的慢性疼痛;消化系统症状,如腹胀腹痛、恶心、嗳气、腹泻或便秘等;类似心血管系统疾病症状,如胸闷和心悸等;自主神经系统功能紊乱,如面红、潮热出汗、手抖等。此外,大多数老年人还会表现为睡眠障碍,如入睡困难、睡眠浅且易醒、早醒等,还可伴有体重明显变化、性欲减退等。

(6)疑病症状

此时老年人往往过度关注自身健康,以躯体不适症状为主诉(消化系统最常见,便秘、胃肠不适是主要的症状),主动要求治疗,但往往否认或忽视情绪症状,只认为是躯体不适引起的心情不好。

三、其他负性情绪评估

负性情绪(negative emotion)又称为负面情绪,属心理学的概念,是妄想、焦虑、恐惧、紧张、愤怒、沮丧、悲伤、痛苦等情绪的统称。

负性情绪多种多样,是某些心理压力使得人体出现情绪上的消极变化,一般表现为:情绪不稳定,易被激怒,情绪控制能力下降,动辄大发雷霆或易哭泣,出现抑郁、紧张、焦虑情绪,或出现疑病、妄想、孤独、恐惧、空虚、无助、无望和自杀念头。本单元仅就老年人焦虑、恐惧和妄想的评估进行简单介绍。

1. 焦虑评估

（1）基本知识

1）焦虑的概念。焦虑是一种情绪体验，是以广泛、持续性的紧张、担心和恐惧，或反复发作的惊恐不安为主要特征的神经症性障碍，常伴有自主神经症状和运动性紧张。女性的患病率明显高于男性。

2）焦虑的分类。焦虑可分急性焦虑、慢性焦虑和特定焦虑症。

①急性焦虑：即急骤、严重、相对短程的重度焦虑，伴有深刻的认知、生理及行为改变，包括惊恐发作、广场恐惧症、社交恐惧症、分离焦虑障碍等。其中，惊恐发作又称为急性焦虑发作，患者无明显原因，突然出现强烈的恐惧濒死感、失控感，使患者难以忍受，同时患者常有心悸、胸闷、窒息感，有时候会惊叫、脸红、出汗。惊恐发作持续时间为 5~10 min，最长不超过 30 min。患者对再次发作极为恐惧，因为发作时感觉十分难受，有的惊恐发作会被误诊为冠心病等躯体疾病。

②慢性焦虑：属于持续性的轻度焦虑，与急性焦虑存在质和量的差异，又称广泛性焦虑症，通常指没有客观对象和具体内容的提心吊胆、恐惧不安，还伴有显著的自主神经症状，如头晕、目眩、心悸、口干、出汗、手颤等症状，以及肌肉紧张和坐立不安。患者的焦虑并非由于实际的威胁所致，其紧张恐惧的程度与现实处境不相符。

③特定焦虑症：一般指对特定的事物（如飞行等）产生的焦虑或害怕等。

3）老年焦虑的特点

①核心症状是担心、害怕甚至是恐惧：老年焦虑患者总是会莫名其妙地担惊受怕，内心总感觉不踏实，仿佛有什么大的事情或者灾难发生，控制不住就会感觉紧张。

②有不同程度的躯体症状：躯体症状可以涉及身体的各个系统和不同器官，从头到脚都有可能不舒服，如感到头晕、头痛、头胀、头皮发紧；颈肩疼痛、心慌、胸闷、憋气；腹部不适，腹痛腹泻，手脚颤抖，甚至腿部肌肉颤抖和疼痛。严重者感觉坐立不安，坐卧不宁。有的老年患者担心自己得了心脏病、肠胃病或脑卒中。患者往往频繁就医，频繁检查，频繁更改治疗方案。

③对自己的病情产生不现实的担忧：对自己所患躯体疾病产生"杞人忧

天"式的焦虑,过度关注身体的任何不适,总是预感到自己会患某种重病或不治之症。

④用药成瘾,不能自拔:许多老年人因存在睡眠障碍,长期服用镇静催眠药以致成瘾,应用剂量比较大,产生行走不稳、认知功能减退等不良反应;重度成瘾者会导致严重的抑郁,存在潜在的自杀风险。

4)焦虑的评估方法。一般医学评估:对老年焦虑正确的评估要基于对病史、症状、体征的全面掌握,应仔细了解患者的主观感受,弄清焦虑和担心的症状是否与坐立不安、容易疲劳、难以集中注意力、易激惹、神经病学肌肉紧张、睡眠障碍等问题并存;应详细观察患者的外表、行为、语言、思维内容、智力功能、社会适应能力等情况。应做系统的躯体检查和辅助检查,尽可能明确诊断。

精神检查:一般应由精神病学专业人员进行检查。

心理测量:应选择合适的量表评定焦虑状况,根据评定结果、参考常模值、焦虑水平界值,了解老年人焦虑的程度和作出辅助性诊断。常用的评估量表如下。

①汉密尔顿焦虑量表(Hamilton anxiety scale,HAMA):经典的评定量表,量表分躯体性、精神性两项因子,可以进一步了解老年人焦虑的特点,主要用于评定神经症和焦虑程度(见表3-14)。

②焦虑自评量表(self-rating anxiety scale,SAS):主要应用于评定焦虑老年人的主观感受。

③贝克焦虑量表(Beck anxiety inventory,BAI):适合于具有焦虑状态的成年人,主要适用于测量老年人主观感受到的焦虑程度。

④状态-特质焦虑问卷(state-trait anxiety inventory,STAI):前20项评定状态焦虑,后20项评定特质焦虑,具有广泛的适应性。

⑤焦虑筛查简表:用于检查老年人焦虑状态的简易工具,由10个关于老年人感受的简单问题组成。

⑥临床焦虑量表:用于快速检测焦虑患者病情严重度的量表,源于汉密尔顿焦虑量表。

汉密尔顿焦虑量表(HAMA)是临床医师最常用的焦虑量表,能很好地帮助被评估人自我诊断、衡量治疗效果。该量表一致性好,长度适中,简便易行,适用于有焦虑症状的老年人,故本单元将对其进行重点介绍。

表3-14 汉密尔顿焦虑量表（HAMA）

序号	评估项目	评估内容	无	轻微	中等	较重	严重
1	焦虑心境	担心、担忧，感到有坏事情将要发生，易激怒	0	1	2	3	4
2	紧张	易紧张，易疲劳，不能放松，情绪反应大，易哭、颤抖、感到不安	0	1	2	3	4
3	害怕	害怕黑暗、陌生人、独处、动物、乘车、旅行及人多的场合	0	1	2	3	4
4	失眠	难以入睡、易醒、睡得不深、多梦、梦魇、夜惊、醒后感到疲倦	0	1	2	3	4
5	认知功能	或称记忆、注意力障碍，注意力不集中，记忆力差	0	1	2	3	4
6	抑郁心境	丧失兴趣、对以往爱好缺乏快感，抑郁、早醒、昼重夜轻	0	1	2	3	4
7	躯体性焦虑（肌肉系统）	肌肉酸痛、活动不灵活、肌肉抽动、牙齿打战、声音发抖	0	1	2	3	4
8	躯体性焦虑（感觉系统）	视物模糊、发冷发热、软弱无力感、浑身刺痛	0	1	2	3	4
9	心血管系统症状	心跳加速、心悸、胸痛、血管跳动感、昏倒感	0	1	2	3	4
10	呼吸系统症状	胸闷、窒息感、叹息、呼吸困难	0	1	2	3	4
11	胃肠道症状	呼吸困难、嗳气、消化不良（进食后腹痛、胃部烧灼感；腹胀、恶心、胃部饱胀感）、肠动感、肠鸣、腹泻、体重减轻、便秘	0	1	2	3	4
12	生殖泌尿系统症状	尿意频数、尿急、停经、性冷淡、过早射精、勃起不能、阳痿	0	1	2	3	4
13	自主神经系统症状	口干、潮红、苍白、易出汗、易起"鸡皮疙瘩"、紧张性头痛、毛发竖起	0	1	2	3	4
14	会谈时行为表现	（1）一般表现：紧张、不能松弛、忐忑不安、咬手指、紧紧握拳、摸弄手帕、面部肌肉抽动、不停顿足、手发抖、皱眉、表情僵硬、肌张力高、叹息样呼吸、面色苍白 （2）生理表现：吞咽、打嗝、安静时心率快、呼吸快（20次/分以上）、腱反射亢进、震颤、瞳孔放大、眼睑跳动、易出汗、眼球突出	0	1	2	3	4

（2）操作技能

1）工作准备：提前准备纸质版的HAMA评估量表或熟练掌握计算机HAMA评估工具的操作步骤，熟悉评估量表中的评估内容，必要时请求精神科专业人员的指导和帮助。

2）沟通：在进行老年焦虑症的评估前，评估师一定要全面地了解老年人的精神、心理状况和躯体症状，建立和老年人交流沟通的良好通道，取得老年人的充分信任。

3）评估：重点掌握HAMA的评估方法，其他评估方法可参考相关专业书籍。对老年人进行焦虑症评估时应做好以下精神科检查。

①一般表现的检查：包括意识状态、定向力、接触情况及日常生活情况（包括在院外时及进入病房或诊室后的情况）。

②认知过程的检查：包括感知觉、思维活动、注意力、记忆力、智力及自知力的检测。

③情感表现检查：包括情感的反应性、灵活性、稳定性和与其他精神活动的一致性。更为重要的是了解老年人出现焦虑症状时的感受，及其对日常生活的影响。

④意志行为检查：观察行为有无增强或减退，有无冲动攻击、兴奋躁动或怪异表现等，注意行为的稳定性及与其他精神活动的一致性。

（3）评估结果与分析

1）评估结果

①评估方法：该量表共有14个项目，每一项采用0~4分的5级评分法：0=无症状；1=轻度；2=中度；3=重度；4=极重度。评定结果总分范围为0~56分。

②评价标准：总分>29分，可能为严重焦虑；总分>21分，肯定有明显焦虑；总分>14分，有肯定的焦虑；总分>7，可能有焦虑；总分<6分，没有焦虑。

2）评估分析

①对评估结果为可能有焦虑的老年人，应进行更为全面的检查和专科评定。

②对评估结果为焦虑的老年人，应寻求精神科专业人员的指导和帮助，给予及时、有效的诊断和治疗。

（4）注意事项

1）应由经过培训的两名医生采用交谈与观察的方式对老年人进行联合检

查。检查结束后，两人分别独立评分，然后取平均分作为评估结果。

2）精神检查中最需注意的是老年人会对症状的描述过于细致，以致延长了时间，要注意选择合适的时机打断赘述，按医生自己的思路完成检查。

3）在晤谈结束时，要给老年人以足够的信心，使其能配合所有治疗，以取得最佳疗效。

2. 恐惧评估

（1）基本知识

1）恐惧的概念。恐惧亦称恐惧症，是一种人类及生物心理活动的情绪状态，通常指人们在面临某种危险情境，企图摆脱而又无能为力时所产生的一种担惊受怕的强烈压抑情绪体验。恐惧心理就是平常所说的"害怕"。恐惧发生时常有缩回或逃避的动作，并伴随着异常激动的表现，如心慌或心律不齐、呼吸短促、血压升高、脸色苍白、嘴唇颤抖、毛发竖立、身冒冷汗、四肢无力、惊叫、显示危险的面部表情和姿态等。

2）恐惧症的分类。通常分为场所恐惧症、社交恐怖症和特定恐怖症。

①场所恐惧症：是对特定场所产生的恐惧心理，包括广场恐惧症、旷野恐惧症、密闭空间恐惧症、聚会恐惧症等。

②社交恐怖症：是个人对可被他人观察到的公众场合预先感到的一种持久的、非理性的恐惧。

③特定恐怖症：是对某种特殊类型的物体或情境产生的恐惧心理，如对某种或某类动物、特殊自然环境、血、注射、针灸、特定情境等产生的恐惧。

3）恐惧的评估方法。通常采用和老年人交谈或向周围人了解的方式进行评估。

（2）操作技能

在对老年人进行恐惧评估时，应详细了解老年人的生活习惯、社会经历、生活环境等方面的情况，了解老年人会在什么情况下对哪些场所、哪些场合、哪些特殊动物或物品产生恐惧心理，根据交谈结果作出初步评估结论，并施以有针对性的干预措施。

（3）评估结果与分析

对于评估结果认为有恐惧症的老年人，一方面应尽可能使其避免接触引发恐惧心理的环境，另一方面应正确引导老年人消除产生恐惧的心理因素，教给老年人一些消除紧张、恐惧的方法，使老年人逐步消除恐惧症状。

（4）注意事项

在对老年人进行恐惧评估时，应让老年人放松情绪、舒缓心情，这样才能有利于疏导其情绪，以免带来更多的危害。

3. 妄想评估

（1）基本知识

1）妄想的概念。妄想是在病态的推理、判断基础上形成的牢固信念。

2）妄想的分类。妄想有多种分类方法，主要包括以下几种。

①按妄想的起源以及妄想与其他精神症状的关系，可将妄想分为原发性妄想与继发性妄想。原发性妄想直接来自大脑的某种病理变化，具有突然性，找不到心理上的原因，而且没有心理学上的解释，以突发性妄想最为常见。继发性妄想是发生在其他异常心理基础上的妄想。

②按妄想的结果和结构可将其分为系统性妄想和非系统性妄想。系统性妄想是妄想的内容前后相互联系、结构紧密、逻辑性比较强的一种妄想；而非系统性妄想则脱离实际、结构松散、逻辑性不强。

③按内容可分为被害妄想、关系妄想、夸大妄想、自罪妄想、疑病妄想、钟情妄想、嫉妒妄想、非血统妄想、被控制感、内心被揭露等。

被害妄想：这类妄想最常见，患者坚信被跟踪、被监视、被隔离、被诽谤。

关系妄想：患者认为周围的事物都与自己有关。

夸大妄想：患者认为自己非常伟大，无所不能。

自罪妄想：患者坚信自己犯了严重的错误，应受到严厉的惩罚。

疑病妄想：患者坚信自己患了严重的疾病。

钟情妄想：患者坚信自己被别的异性所钟情。

嫉妒妄想：患者坚信自己的配偶对自己不忠诚。

非血统妄想：患者坚信自己不是父母所生的。

被控制感：患者感到自己的思想情感或意志行为受到外界力量的控制而身不由己。

内心被揭露：患者认为自己内心所想的事未表达就被他人知道了。

临床上老年人常见的妄想有被害妄想、夸大妄想、自罪妄想、疑病妄想、钟情妄想、嫉妒妄想等。

3）妄想的特点

①妄想的内容与事实不符，缺乏客观现实基础，甚至有相反的证据，但患

者对妄想的内容和对象非常关注,而且坚定不移地相信妄想内容的真实性。

②虽然妄想没有任何的事实根据,但患者无法被说服教育,也无法通过判断、推理和经验去改变患者。

③虽然妄想的内容与现实不相符,但却与患者个人的利害关系有密切的联系。如患者的嫉妒妄想,可能是患者与配偶关系不好,平时比较担心、害怕,发生这种妄想就会明显反映出患者害怕被抛弃的感觉。

④妄想的内容是个体的心理现象,不是相同背景和信仰的人群所共有的,并非集体信念,但文化背景和个人经历对妄想内容的表达会有影响。

4)妄想的评估方法:主要采用与老年人交谈的方式进行。

(2)操作技能

在对老年人进行妄想评估时,应详细了解老年人的家庭背景、罹患疾病、人际关系等方面的内容,了解老年人产生妄想的类型和特点,根据交谈结果作出初步评估结论,并施以有针对性的干预措施。

(3)评估结果与分析

对怀疑有妄想症的老年人,一般应在精神病专科医师的指导下进行系统诊治。

(4)注意事项

1)妄想内容的核心完全涉及自我,如"我伟大""他人要加害于我""我是有罪的""那件事情会毁掉我的"等。而内容的核心不涉及自我,即使是一些没有依据且荒谬离奇的想法,在精神病学的评价标准上,也可以不被视为妄想。

2)患者的病理性观念未达到坚定不移的程度就不能确定为妄想,临床上称为妄想的观念,例如牵连观念、被害观念、嫉妒观念、疑病观念等。

学习单元4　意识水平评估

一、基本知识

1. 意识水平概述

(1)意识水平

意识水平主要指大脑的觉醒程度,是中枢神经对内外环境刺激应答的反应能力,即机体对自身、周围环境的感知、理解能力,是可通过语言、躯体等行为表达的能力。

（2）意识障碍

意识障碍通常指意识水平的低下、减退或丧失。根据意识障碍严重程度的不同，意识障碍主要分为嗜睡、昏睡和昏迷（严重程度依次递增）。

2. 意识障碍评估要点

（1）嗜睡的评估要点

1）处于睡眠状态，时间过度延长。

2）当呼唤或者推动肢体时老年人可被唤醒，唤醒后定向力基本完整，能够配合进行正确的交谈或执行指令。

3）停止刺激后又继续进入睡眠状态。

4）嗜睡为意识障碍的早期表现，常见于颅内压增高患者。

（2）昏睡的评估要点

1）处于较深的睡眠状态。

2）一般的外界刺激不能使老年人觉醒，给予较强烈的疼痛或语言刺激时可有短时的意识清醒，醒后可简单、模糊地回答问题。

3）当刺激减弱后又很快进入睡眠状态。

（3）昏迷的评估要点

1）意识水平严重低下，是一种病理性睡眠状态。

2）对刺激无意识反应，无法被唤醒。

3）可分为浅昏迷、中昏迷、深昏迷。

①浅昏迷：意识大部分丧失，对声、光刺激无反应，对疼痛刺激有肢体回避或压眶上缘可有痛苦表情等防御反应；可存在角膜反射、瞳孔对光反射、眼球运动和吞咽反射；生命体征一般平稳。

②中昏迷：对周围事物及各种刺激均无反应，对剧烈疼痛或语言刺激可有防御反应；角膜反射减弱，瞳孔对光反射迟钝，无眼球活动；四肢完全处于瘫痪状态；呼吸循环功能尚可。

③深昏迷：意识完全丧失，全身肌肉松弛，对各种刺激完全无反应；一切反射均消失，包括角膜反射、瞳孔对光反射、腱反射等；眼球固定，瞳孔散大；生命体征不稳定，处于濒死状态。

3. 评估方法

（1）意识水平简易筛查方法（见表3-15）

表 3-15 意识水平简易筛查方法

状态	评估内容	评分
正常	神志清醒,对周围环境能作出正确反应	2
嗜睡	表现为睡眠状态过度延长。当呼唤或推动其肢体时可唤醒,并能进行正确的交谈或执行指令,停止刺激后又继续入睡;意识模糊,注意力涣散,对外界刺激不能清晰地认识,空间和时间定向力障碍,理解力迟钝,记忆力模糊和不连贯	1
昏睡	一般的外界刺激不能使其觉醒,给予较强烈的刺激时可有短时的意识清醒,醒后可简短回答提问,当刺激减弱后又很快进入睡眠状态;或者昏迷,意识丧失,随意运动丧失,对一般刺激全无反应	0

(2)格拉斯哥昏迷量表(Glasgow coma scale,GCS)

该量表可对老年人进行意识水平和意识障碍的评估,从而作出正确判断,见表 3-16。

表 3-16 格拉斯哥昏迷量表(GCS)

检查项目	反应	评分	得分
睁眼反应	任何刺激不睁眼	1	
	疼痛刺激时睁眼	2	
	语言刺激时睁眼	3	
	自己睁眼	4	
语言反应	无语言	1	
	难以理解	2	
	能理解,不连贯	3	
	对话含糊	4	
	正常	5	
命令动作	对任何疼痛无运动反应	1	
	痛刺激时有伸展反应	2	
	痛刺激时有屈曲反应	3	
	痛刺激时有逃避反应(肢体回缩)	4	
	痛刺激时有推开动作	5	
	正常(执行指令)	6	

计分标准:总分范围为 3~15 分。

14~15 分:神志清醒,对周围环境警觉;11~13 分:嗜睡;8~10 分:昏睡;7 分以下:昏迷,其中 3 分以下为"深昏迷"。

二、操作技能

1. 工作准备

评估环境应安静、整洁，光线明亮，空气清新，温度适宜，可在评估室、老年人家庭或病床旁等进行评估。

2. 沟通

（1）告知老年人将进行意识水平评估。

（2）与老年人交谈时，最好有其家属或者照护者参加，当老年人存在言语问题或叙述情况不可靠时，可直接询问家属或照护者。

3. 评估

如初步判断老年人是否有意识障碍，可用前述意识水平简易筛查方法；如评估老年人意识障碍的程度，可用格拉斯哥昏迷量表（GCS）。在评定过程中，除应仔细观察老年人的身心状态外，还应详细询问家属或照护者其近期的意识水平状况，以便更加全面地评估老年人的意识水平和意识障碍情况。

三、评估结果与分析

依据表3-15和表3-16的相关评估标准，给出老年人的意识水平的评估结果，并对其进行分析。

四、评估注意事项

（1）评估师应仔细观察老年人的身心状态，并详细询问家属或照护者，结合评估实施日前一周内老年人的实际状态作出判断。

（2）若评估师因经验不足，无法准确判断老年人的意识水平状况时，可使用格拉斯哥昏迷量表（GCS）进行分项评估，从而作出正确判断。

（3）在进行老年人综合评估时，若评定为"昏迷"，则直接将老年人评定为"重度失能"，可以不再继续进行其他项目的评估。

五、意识内容变化的表现

意识障碍除了觉醒度下降外，还包括意识内容变化。觉醒度下降即表现为嗜睡、昏睡、昏迷，意识内容变化则表现为意识模糊、谵妄等。

1. 意识模糊

患者的时间、空间及人物定向存在明显障碍,思维不连贯,常答非所问,错觉可为突出表现,幻觉少见,情感淡漠。

2. 谵妄

对客观环境的认识能力及反应能力均有下降,注意力涣散,定向障碍,语言增多,思维不连贯,多伴有觉醒-睡眠周期紊乱。

课 程 小 结

(1)培训重点:老年人认知功能的评估,即进行定向力、记忆力、理解能力、表达能力等的评估。

(2)应熟练掌握对老年人攻击行为、抑郁症状和意识水平等的评估方法。

(3)本评估项目采用《老年人能力评估规范》(GB/T 42195—2022)中对精神状况的评估方法,见表3-17。

表3-17 老年人精神状况评估结果

序号	指标	评分分值/分	得分	备注
1	时间定向	0~4		
2	空间定向	0~4		
3	人物定向	0~4		
4	记忆	0~4		
5	理解能力	0~4		
6	表达能力	0~4		
7	攻击行为	0~1		
8	抑郁症状	0~1		
9	意识水平	0~2		
	总分	0~28		

【案例】王爷爷今年89岁,8年前家人发现他出现记忆力减退现象,以近期记忆减退为主,丢三落四,当时家人带王爷爷去医院做了头颅CT,发现他有脑萎缩症状,但未引起家人足够的重视。此后,王爷爷的病情缓慢发展并逐渐加重,连简单的电梯都不会使用了。5年前,王爷爷的老伴儿发现他有时答非所问,易激惹,家人不顺着他说话,就会发生冲突,经常找东西、藏钱,怀

疑自己的东西被偷，穿衣、洗漱等日常活动都需要家人协助才能完成。1个月前，王爷爷夜里睡眠变差，经常起床检查，说家里不安全，听见有人哭、有人叫的声音。有时无故说有人要害自己，半夜起来四处走动，有时一夜不眠。最近王爷爷的记忆力下降得更加明显，家人刚和他说过的话，几分钟后就忘记了，对自己的子女都不认识了，经常无故打人，吃饭、穿衣都需要家人照顾，偶尔还会出现尿裤子的情况。

应用《老年人能力评估规范》（GB/T 42195—2022）对王爷爷进行精神状况的评估，评估结果如下：时间定向1分，地点定向1分，人物定向1分，记忆2分、理解能力1分，表达能力1分，攻击行为0分，抑郁症状1分，意识水平2分，总分为10分。

精神状况评估的满分为28分，王爷爷的实际评估得分为10分，初步判断其有认知功能障碍，并伴有一定的攻击行为。其后应用MMSE进行评估，得分为8分，进一步判断王爷爷患了痴呆症并伴有一定的行为功能异常。最后王爷爷到专科医院就诊，经全面的时空定向力、学习和记忆能力、注意力、语言能力、计划组织能力、问题解决能力、情绪、行为和人格等综合神经心理测验的检查，确诊他患有阿尔茨海默病，属中度痴呆。

培训课程 4

感知觉和社会参与评估

学习目标

1. 熟悉感知觉和社会参与的概念。
2. 掌握老年人视力和听力的评估方法。
3. 掌握老年人执行日常事务、使用交通工具外出、社会交往能力等社会参与功能的评估方法。
4. 了解老年人生活能力、工作能力等的评估方法。
5. 熟悉社会参与能力所涵盖的内容。
6. 了解社会支持的评估方法。

老年人感知觉指老年人在视觉、听觉、嗅觉、触觉、味觉、温痛觉和本体感觉等方面的能力,其中最主要的感知觉为视觉和听觉。通过对老年人感知觉的评估,可以对其视力、听力等有一个客观的了解,为临床诊疗、照护提供参考依据,还可以增进与老年人的感情交流,取得其信任,有利于照护工作的顺利进行。

社会参与是个体与周围人群和环境进行联系与交流的能力,包括执行日常事务、使用交通工具外出等生活能力以及工作能力、社会交往能力等。社会参与已被广泛应用于卫生和社会照护学领域,越来越多的研究表明它能够对老年人的健康和获得幸福感有所帮助。很多学者将社会参与作为衡量老年人健康度、幸福度和社会表现积极度的指标。随着世界人口老龄化的加剧,世界卫生组织把老年人的社会参与视为健康老龄化的关键指标之一。在联合国《2002年马德里老龄问题国际行动计划》中,把"独立、参与、照顾、自我实现、尊严"确立为21世纪老龄问题行动计划的基本原则,老年社会参与被正式纳入全球"积极老龄化"发展战略,成为21世纪人口老龄化政策框架中的一个关键要素。

老年人感知觉和社会参与的评估有多种方法和技巧,本课程重点介绍《老年人能力评估规范》(GB/T 42195—2022)中的评估方法(见表3-18)。通过对老年人社会参与能力的评估,来衡量其参与社会公共事务的能力,并作为其医疗照护的参考指标。

表3-18 感知觉和社会参与指标和评分表

序号	指标	指标说明	评分及说明
1	视力	感受存在的光线并感受物体大小、形状的能力。在个体的最好矫正视力下进行评估	2分：视力正常
			1分：能看清楚大字体,但看不清书报上的标准字体；视力有限,看不清报纸大标题,但能辨认物体
			0分：只能看到光、颜色和形状；完全失明
2	听力	能辨别声音的方位、音调、音量和音质的有关能力(可借助平时使用的助听设备等)	2分：听力正常
			1分：在轻声说话或说话距离超过2 m时听不清；正常交流有些困难,需在安静的环境或大声说话才能听到
			0分：讲话者大声说话或说话很慢才能部分听见；完全失聪
3	执行日常事务	计划、安排并完成日常事务,包括但不限于洗衣服、小金额购物、服药管理	4分：能完全独立地计划、安排和完成日常事务,无须协助
			3分：在计划、安排和完成日常事务时需要他人监护或指导
			2分：在计划、安排和完成日常事务时需要少量协助
			1分：在计划、安排和完成日常事务时需要大量协助
			0分：完全依赖他人进行日常事务
4	使用交通工具外出	—	3分：能自己骑车或搭乘公共交通工具外出
			2分：能自己搭乘出租车,但不会搭乘其他公共交通工具外出
			1分：当有人协助或陪伴时,可搭乘公共交通工具外出
			0分：只能在他人协助下搭乘出租车或私家车外出；完全不能出门,或者外出完全需要协助

续表

序号	指标	指标说明	评分及说明
5	社会交往能力	—	4分：参与社会，在社会环境中有一定的适应能力，待人接物恰当
			3分：能适应单纯环境，主动接触他人，初见面时难让人发现智力问题，不能理解隐喻语
			2分：脱离社会，可被动接触，不会主动接待他人，谈话中有很多不适词句，容易上当受骗
			1分：勉强可与他人接触，谈吐内容不清楚，表情不恰当
			0分：不能与人交往

学习单元1 感知觉评估

一、视力评估

1. 基本概念

（1）视觉功能：主要包括视力、视野、色觉、暗适应与明适应、立体视觉、运动感觉、对比敏感度等。影响老年人生活质量最主要的视觉功能是视力。

（2）视力：指视觉器官对物体形状的精细辨别能力，即在光线充足的环境下能否辨别影像的能力。视力分为中心视力和周围视力，视网膜黄斑部注视点的视力称为中心视力；视网膜黄斑部注视点以外的视力称为周围视力，平时所说的视力通常指中心视力，视野检查测量的是周围视力。

（3）视力障碍：为眼科就诊患者的常见主诉，多表现为视力减退、视物变形、视疲劳、先天性视力不良等。

（4）视力残疾：指由于各种原因导致双眼视力障碍或视野缩小，通过各种药物、手术及其他疗法而不能恢复视功能（或暂时不能通过上述疗法恢复视功能），以致不能进行一般人所能从事的工作、学习或其他活动。

2. 评估要点

视力评估是老年人视觉功能评估中最为重要的评估内容，视力障碍会严重影响老年人的生活质量，也是老年人发生跌倒和其他意外损伤的重要原因。在老年人视力评估中，重点进行辨认物体、眼跟物体移动等能力的评估。

（1）辨认物体的能力：指在光线充足的环境下，老年人辨认评估师所持物品或所指物品的能力。

（2）眼跟物体移动的能力：指在光线充足的环境下，老年人的眼睛跟随评估师的手指移动的能力，评估师的标准手势如图3-2所示。

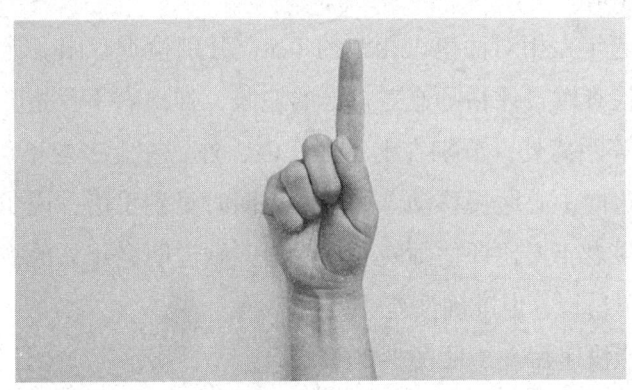

图3-2　标准手势

3. 评估方法

视觉功能评估主要包括视力、视野、色觉、暗适应、立体视觉、运动感觉、对比敏感度、黄斑光阈值测定等多方面的评估。在老年人评估中主要进行视力、视野的评估，而其他评估专业性较强，如发现相关问题，应指导其到眼科就诊。应在个体的最佳矫正视力下进行评估。

（1）视力评估

视力检查，可使用通用国际标准视力表进行远视力及近视力的检查。

（2）视力快速筛查（见表3-19）

使用看报纸的方法进行评估，评估师将报纸平行放在距眼30 cm左右的位置对老年人进行评估。若老年人平日戴老花镜或近视镜，应在佩戴眼镜的情况下进行评估。

表3-19　视力快速筛查方法

评估内容	评分
能看清书报上的标准字体	2
能看清大字体，但看不清书报上的标准字体	1
视力有限，看不清报纸大标题，但能辨认物体	

续表

评估内容	评分
辨认物体有困难，但眼睛能跟随物体移动，只能看到光、颜色和形状	0
没有视力，眼睛不能跟随物体移动，完全失明	

（3）视野评估

评估师与老年人相对而坐，相距约 1 m，分别检查双眼。让老年人遮住右眼对左眼进行检查时，评估师遮盖自己的左眼，伸出右手食指，在老年人与评估师的中间同等距离处，分别在上、下、内、外、左上、左下、右上、右下 8 个方向，由周边向中心缓慢移动。如果两人同时见到手指，说明老年人的视野是正常的；如果老年人比评估师晚发现手指，则说明老年人的视野小于正常范围。此方法简单易行，但准确性差。

（4）视功能快速筛查（见表3-20）

重点是对视力视野进行评估。如第 1 题回答"是"，考虑视力有问题；第 2 题回答"是"，考虑视力、视野有问题；第 3 题回答"是"，考虑有黄斑变性或视网膜病变。

表3-20 视功能快速筛查方法

序号	评估内容	评估方法	评分
1	阅读、行走和看电视时觉得吃力	0分=是 1分=否	
2	看东西时觉得有东西遮挡或视物有缺损	0分=是 1分=否	
3	看东西时视物变形、扭曲	0分=是 1分=否	

注：总分为3分。总分≤1分：视功能差；2分：视功能较差；3分：视功能良好。

4. 操作技能

（1）工作准备

1）评估环境应安静、整洁，光线明亮，空气清新，温度适宜。

2）完整的报纸1张，笔1支，记录用纸和笔等。

（2）沟通

1）告知老年人将进行视力评估。

2）向老年人或其照护者、家属、朋友等了解被评估老年人的视力情况。亲切询问诸如"您平常在家看电视吗，看报纸吗，戴上眼镜可以看清报纸上的字吗？"等，提前了解老年人的视力情况。

3）与老年人进行沟通，老年人的表达方式不局限于口头回复，语言功能较弱的老年人可采用手语、书写、肢体语言等方式进行交流。

（3）评估

1）评估师将报纸、笔平行放在距老年人眼睛 30 cm 左右的位置，让老年人说出报纸上标识区域中的字。

2）评估师做定义中规定的标准手势，平行放在距老年人眼睛 30 cm 左右的位置，先向左移动，后向右移动，观察老年人的眼睛能否准确地跟随手指移动。

3）如对老年人进行视力残疾的评估，应结合视力表的测定结果进行综合评估。

5. 评估结果与分析

（1）评估结果

1）2 分：能看清书报上的标准字体。

2）1 分：能看清大字体，但看不清书报上的标准字体；视力有限，看不清报纸大标题，但能辨认物体。评估师手持笔，平行放在距老年人眼睛 30 cm 左右的位置时，老年人能表达出"笔"这个关键字。

3）0 分：辨认物体有困难，但眼睛能跟随物体移动，只能看到光、颜色和形状；没有视力，眼睛不能跟随物体移动；完全失明。评估师手持笔，平行放在距老年人眼睛 30 cm 左右的位置时，老年人无法说出"笔"这个关键字，属完全失明。

（2）评估结果分析

老年人的视力应不影响其日常生活活动能力。如评估发现老年人的视力存在问题，即有视力障碍或视力残疾时，一般应介绍老年人到眼科进行专业诊治。

6. 注意事项

（1）评估视力时，两眼应分别检查，测量一侧眼时，应遮盖另一侧眼，但不要压迫眼球。

（2）光线充足指的是对视力正常的人来说足够或舒适的光线水平，对于有视力障碍或残疾的老年人，评估时应根据实际情况适当增加光线的强度。

（3）若平常佩戴视力矫正工具（如老花镜、近视镜、隐形眼镜等），应在佩戴的情况下进行评估。

（4）对于患有视野狭窄、视野缺损等眼部疾病（如青光眼）的老年人，也可进行视力评估。

（5）评估过程中应仔细询问老年人本人或家属，其眼部是否有疾病史，并如实记录在特殊事项中。

（6）若遇到老年人不识字或者是半文盲的情况，如果能读出部分文字或报纸中所示字体大小的任何文字及日期、页码等数字，评估结果均视为"有效"。

（7）若遇到老年人认知功能较弱（如痴呆症者），无法与其进行沟通使其执行评估项目时，评估师做定义中规定的手势，平行放在距老年人眼睛 30 cm 左右的位置，先向左移动，后向右移动。若老年人的眼睛能准确跟随评估师手指移动，则判定为 1 分；若眼睛不能跟随手指移动，说明没有视力，则判定为 0 分。

7. 易混易错点（见表 3-21）

表 3-21　视力评估易混易错点

老年人实际情况	易错选项	正确选项及注意点
老年人有严重的视野狭窄现象，1 m 开外的物体完全辨认不清，所以平常外出需要人陪同。评估时，在老年人视野狭窄范围之外，距眼睛 30 cm 的地方让他看报纸或笔时，老年人无法正确辨认物体。但是，在其视野狭窄范围内，距眼睛 30 cm 以内的地方让他看报纸或笔时，老年人能够正确辨认物体	1 分：视力有限，看不清报纸大标题，但能辨认物体	0 分：当物体平行放在距老年人眼睛 30 cm 左右的位置时，老年人无法正确辨认物体

8. 知识拓展

（1）影响老年人生活质量最主要的视觉功能是视力，其次是视野和明暗适应等。

1）视野：指单眼注视前方一点不动时，眼睛能看到的范围。

2）暗适应和明适应：当人从亮处进入暗室时，最初任何东西都看不清楚，经过一定时间才能逐渐恢复暗处的视力，称为暗适应。从暗处到强光下时，最初感到一片耀眼的光亮，不能视物，只能稍等片刻才能恢复视觉，称为明适应。

（2）视力残疾的评估方法

视力残疾包括盲和低视力两类，见表 3-22。

表 3-22　视力残疾分级表

类别	级别	最佳矫正视力
盲	一级盲	低于 0.02；或视野半径小于 5 度
盲	二级盲	等于或优于 0.02，而低于 0.05；或视野半径小于 10 度
低视力	一级低视力	等于或优于 0.05，而低于 0.1
低视力	二级低视力	等于或优于 0.1，而低于 0.3

注：盲或低视力均指双眼而言，若双眼视力不同，则以视力较好的一眼为准；如仅有一眼为盲或低视力，而另一眼的视力达到或优于 0.3，则不属于视力残疾范围；最佳矫正视力是指以适当镜片矫正后所能达到的最好视力，或以针孔镜所测得的视力；视野半径小于 10 度者，不论其视力如何均属于盲。

二、听力评估

1. 基本概念

（1）听觉

听觉是声波作用于听觉器官，使其感受细胞兴奋并引起听神经的冲动发放传入信息，经各级听觉中枢分析后引起的感觉。听觉是仅次于视觉的重要感觉通道，在人的生活中起着重要作用。人耳能感受的声波频率范围是 16～20 000 Hz，对 1 000～3 000 Hz 最为敏感。

（2）听力

听力是人或动物启动听觉器官，接收语音信息的一种能力。其能力运用的有效性一般取决于倾听是否专心。

（3）听力障碍

听力障碍是由于各种原因导致双耳听觉困难，听不到或听不清环境声及言语声。听力障碍会直接影响老年人的生活、工作和学习。根据其程度，分以下四种情况。

轻度听力障碍（听阈 26～40 dB HL）：听谈话声有困难。

中度听力障碍（听阈 41～60 dB HL）：听大声说话有困难。

重度听力障碍（听阈 61～80 dB HL）：对着耳朵大声喊只能听到几个词。

极重度听力障碍（听阈 80 dB HL 以上）：对着耳朵大声喊也听不到任何词。

（4）听力残疾

听力残疾指由于各种原因导致双耳不同程度的永久性听力丧失或听觉障碍，听不到或听不真周围的环境声及言语声，以致影响日常生活和社会参与。听力残疾划分为四级。

2. 评估要点

听力评估是老年人感知觉评估中极为重要的内容。老年人随着年龄的增加，听力会有所下降，有的甚至会完全失聪。老年人听力评估的要点如下。

（1）可用一些简易、快速的筛查方法进行评估，如用低声耳语法、听力问卷法等进行评估。

（2）可用一些评估量表（如汉化版HHIE-S量表）或听力自我测试表进行评估，以便了解老年人是否存在听力问题。

（3）也可用音叉试验等进行评估，用以鉴别是传导性耳聋还是感音神经性聋。

（4）如果老年人平时佩戴助听器，应在使用助听器的情况下进行测定。

3. 评估方法

听力的评估有很多方法，比较简单的方法有听力快速筛查法、汉化版HHIE-S量表评估、自我听力评估、语言检查法等。

（1）听力快速筛查法（见表3-23）：有很多简便易行的方法可对老年人的听力进行快速筛查。

表3-23 听力快速筛查法

评估内容	评分
可正常交谈，能听到电视、电话、门铃的声音	2
在轻声说话或说话距离超过2 m时听不清	1
正常交流有些困难，需在安静的环境中讲话或大声说话时才能听到	1
正常交流很困难，讲话者大声说话或语速很慢，才能部分听见	0
完全听不见	0

（2）汉化版HHIE-S量表评估（见表3-24）：目的在于了解老年人是否存在听力问题，以便作出准确判断。

表 3-24　汉化版 HHIE-S 量表

序号	评估内容	选项		
		是	有时	不是
1	当您遇见陌生人时,听力问题会使您觉得难堪吗?	4	2	0
2	和家人谈话时,听力问题使您觉得难受吗?	4	2	0
3	如果有人悄声和您说话,您听得困难吗?	4	2	0
4	听力问题给您带来一定障碍吗?	4	2	0
5	当您访问亲朋好友、邻居时,听力问题会给您带来不便吗?	4	2	0
6	因听力问题,您经常不愿意参加公众聚会活动吗?	4	2	0
7	听力问题使您和家人有争吵吗?	4	2	0
8	当您看电视和听收音机时,听力问题使您有聆听困难吗?	4	2	0
9	听力问题是否影响、限制和阻挠您的社会活动和生活?	4	2	0
10	在餐馆与他人吃饭时,听力问题让您感到困惑吗?	4	2	0

注：总分 40 分，0~8 分：无听力障碍；10~24 分：轻、中度听力障碍；25 分以上：重度听力障碍。

（3）自我听力评估：利用听力自我测试表进行评估，共有 16 个问题，如果存在 7 个及以上的症状，需做进一步的检查与评估。

（4）语言检查法：包括耳语试验和话语试验。此法可迅速判断听力是否正常。

4. 操作技能

（1）工作准备

1）环境准备：室内环境安静、整洁，光线明亮，空气清新，温度适宜，隔音效果良好。

2）工具准备：若使用音频测试设备，则需提前调试。

（2）沟通

1）告知老年人将要进行听力评估。

2）向老年人或其照护者、家属、朋友等了解老年人的听力状况。向老年人提出诸如"您平常在家看电视吗，声音开得大不大，您在家能听到门铃响吗，您能听到电话响吗?"等问题，了解老年人平时的听力情况，以便于对其听力作出客观的评价。

（3）评估

1）通过交谈可以了解老年人听力的基本情况。

2）应用上述听力快速筛查方法对老年人的听力进行评估。

5. 评估结果与分析

（1）评估结果依据表 3-23 中的标准对老年人的听力进行评估。对于听力残疾者，根据听力残疾分级表进行评估，见表 3-25。

表 3-25　听力残疾分级表

级别	划分依据
一级	听觉系统的结构和功能极重度损伤，较好耳平均听力的损失≥91 dB HL，在无助听设备帮助时，不能依靠听觉进行言语交流，在理解、交流等活动上极度受限，在参与社会生活方面存在极严重障碍
二级	听觉系统的结构和功能重度损伤，较好耳平均听力的损失为 81～90 dB HL，在无助听设备帮助时，在理解、交流等活动上重度受限，在参与社会生活方面存在严重障碍
三级	听觉系统的结构和功能中重度损伤，较好耳平均听力的损失为 61～80 dB HL，在无助听设备帮助时，在理解、交流等活动上中度受限，在参与社会生活方面存在中度障碍
四级	听觉系统的结构和功能中度损伤，较好耳平均听力的损失为 41～60 dB HL，在无助听设备帮助时，在理解、交流等活动上轻度受限，在参与社会生活方面存在轻度障碍

注：聋和重听均指双耳，若双耳听力损失程度不同，则以听力损失程度较轻的一耳为准；若一耳聋或重听，而另一耳的听力损失小于或等于 40 dB HL，则不属于听力残疾的范围。

（2）评估结果分析

老年人的听力应不影响其日常生活活动能力。如评估发现老年人的听力存在问题，即有听力障碍或听力残疾时，一般应介绍老年人到耳鼻喉科进行专业诊治。

6. 注意事项

（1）尽量选择在安静、无噪声的环境下进行评估。

（2）若老年人平常佩戴听力矫正工具（如助听器等），应在佩戴且保证其正常工作的情况下进行评估。

（3）在与老年人的沟通全过程中，要仔细观察老年人对声音信息的接收能力。有些老年人对于熟悉的声音会有比较明显的反应，所以必要时，也可让老年人与家属或陪同人员进行会话沟通，评估师在旁仔细观察，检验答案的准确性。

（4）若使用规定的测试音频时，要事先完成对携带工具（如手机、平板电脑等）的音量调试工作。

（5）与老年人沟通时，应尽量减缓语速，保证发音清晰，可适当添加手势等肢体语言。

（6）遇到听力受限的老年人，尽量创造出无噪声、无杂音的环境对其进行评估。

7. 易混易错点（见表3-26）

表3-26 听力评估易混易错点

老年人实际情况	易错选项	正确选项及注意点
老年人有语言障碍，无法进行正常的会话沟通。但是当在其耳边大声说话时，虽然其无法给出正确的表达，但身体会作出相应的正确反应	0分：完全听不见；正常交流很困难，讲话者大声说话或语速很慢，才能部分听见	1分：正常交流有些困难，需在安静的环境中讲话或大声说话时才能听到

学习单元2　社会参与能力评估

老年人的社会参与在国际上仍缺乏一个被普遍接受的定义，学者大多从四个角度阐释其内涵：①老年人对各种社会活动、社会团体的介入程度；②由正式的和非正式的社会角色所组成的多维体；③个人和他人一起参加的活动；④在社会层面对个人资源的分享。积极参与关于健康、政策、规划、护理、治疗和社会福祉的决策是老年人社会参与的核心。

一、执行日常事务能力的评估

1. 基本概念

（1）日常事务

执行日常事务是指计划、安排并完成日常事务，包括但不限于洗衣服、小金额购物、服药管理。

所执行的日常事务包括三类：上肢相关的任务，如洗衣服；计算相关的任务，如去超市购物找零钱；计划性事务，如服用药物等。

（2）生活能力

生活能力是指在生活中自己有能力处理日常生活琐事的行为能力，如饮食、洗漱、穿戴、二便、做饭、洗衣、购物、当家管理事务等。其中，饮食、洗漱、穿戴、二便属于基本的日常生活活动能力，做饭、洗衣、购物、当家管理事务属于工具性的日常生活活动能力。

1）饮食行为能力，以日常生活活动的"进食"定义为准。

2）洗漱行为能力，以日常生活活动的"洗澡""修饰"定义为准。

3）穿戴行为能力，以日常生活活动的"穿衣"定义为准。

4）二便行为能力，以日常生活活动的"大便控制"和"小便控制"定义为准。

5）做饭指的是烹饪、使用微波炉等电器加热饭菜、泡方便面等料理方便食品，不包括食材的购买准备、饭后的整理收拾。

6）洗衣行为能力，包括用手或用洗衣机洗衣服的能力。

7）购物指的是挑选、购买食物、日用品等日常消耗品，准确支付相应金额的行为能力，包括网购、电视购物、电话购物等。

8）当家管理事务指的是金钱管理的能力。主要表现为能够准确掌握、管理、计算自己或家庭的收入支出金额等行为能力，以日常生活活动的"理财"定义为准。

2. 评估方法

使用《老年人能力评估规范》（GB/T 42195—2022）中对执行日常事务能力的评估方法，见表3-27。

表3-27 执行日常事务能力评估表

序号	评估内容	评分	得分
1	能完全独立地计划、安排和完成日常事务，无需协助	4	
2	在计划、安排和完成日常事务时，需要他人监护或指导	3	
3	在计划、安排和完成日常事务时，需要少量协助	2	
4	在计划、安排和完成日常事务时，需要大量协助	1	
5	完全依赖他人进行日常事务	0	

3. 操作技能

（1）工作准备

1）人员准备：评估师应掌握老年人执行日常事务能力评估的具体内容和方法。应在征得老年人或其家属同意的基础上进行评估，同时应观察老年人的身体情况，如有身体不适及情绪反应时应及时终止评估。

2）环境准备：在安静、整洁，光线明亮，空气清新，温度适宜的房间进行评估，保证老年人注意力集中。

（2）沟通

1）告知老年人将进行执行日常事务能力的评估。

2）向老年人本人或其照护者、家属、朋友等了解其执行日常事务能力的情况。

（3）评估

1）可通过观察法直接评估老年人的执行日常事务能力，也可通过访谈老年人或其家属进行间接评估，还可利用相关社会参与能力量表进行评估。

2）通过情景模拟的方式评估老年人执行日常事务的能力。

3）对老年人购物、理财、做饭、洗衣能力的评估，可采用工具性日常生活活动能力评估的方法，见表3-28。

表3-28 老年人购物、理财、做饭、洗衣能力评估表

项目	评估内容	评分	得分
购物	独立完成所有购物需求	1	
	独立购买日常生活用品	1	
	每一次上街购物都需要人陪伴	0	
	完全不上街购物	0	
理财	可独立处理财务	1	
	可以处理日常的购物，但需要别人协助进行与银行的往来或大宗买卖	1	
	不能处理财务	0	
做饭	能独立计划、烹煮和摆设一顿适当的饭菜	1	
	如果准备好一切的佐料，会做一顿适当的饭菜	1	
	会将已做好的饭菜加热	1	
	需要别人把饭菜做好、摆好	0	
洗衣	自己清洗所有衣物	1	
	只清洗小件衣物	1	
	完全依赖他人洗衣服	0	
合计			

注：评估项中如得分为1分，说明有相应的生活能力。

4. 评估结果与分析

依据表3-27所示的评估标准对老年人的执行日常事务能力进行评估。

5. 易混易错点（见表3-29）

表3-29　执行日常事务能力评估易混易错点

老年人实际情况	易错选项	正确选项及注意点
老年人通过网购、电视购物、电话购物等第三方平台购买商品，并要求送货上门	"购物"需要部分帮助	可独立完成
老年人虽然能准确管理钱财，但总是发生上当受骗的现象，购入不必要的商品	"金钱管理"可独立完成	"金钱管理"能力较弱

二、使用交通工具外出能力的评估

1. 基本概念

（1）交通工具

交通工具是现代人生活中不可缺少的一部分，随着时代的变化和科学技术的进步，人们周围的交通工具越来越多，给每一个人的生活都带来了极大的便利。交通工具狭义上指一切人造的用于人类代步或运输的装置，如自行车、汽车、摩托车、火车、船只及飞行器等。随着科技的发展，交通工具也在不断变化。

（2）外出

外出指离开原本的所在地，到目的地去。对于老年人来说，可根据外出的距离选择交通工具。近距离外出采用步行、骑自行车等方式；中短距离外出可乘坐公交车、出租车或自驾车；长距离外出可以乘坐火车、轮船、飞机等。

2. 评估方法

采用《老年人能力评估规范》（GB/T 42195—2022）中对使用交通工具外出能力的评估方法，见表3-30。

表3-30　使用交通工具外出能力评估表

序号	评估内容	评分	得分
1	能自己骑车或搭乘公共交通工具外出	3	
2	能自己搭乘出租车，但不会搭乘其他公共交通工具外出	2	
3	当有人协助或陪伴，可搭乘公共交通工具外出	1	
4	只能在他人协助下搭乘出租车或私家车外出；完全不能出门，或者外出完全需要协助	0	

注：对老年人使用交通工具外出的能力进行评估时，出行距离为3 km左右。

3. 操作技能

（1）工作准备

1）人员准备：评估师应掌握老年人使用交通工具外出能力评估的具体内容和方法。应在征得老年人或其家属同意的基础上进行评估，同时应观察老年人的身体情况，如有身体不适及情绪反应时应及时终止评估。

2）环境准备：在安静、整洁，光线明亮，空气清新，温度适宜的房间进行评估，保证老年人注意力集中。

（2）沟通

1）告知老年人将进行使用交通工具外出能力的评估。

2）向老年人或其照护者、家属、朋友等了解其使用交通工具外出的情况。

（3）评估

可直接问询老年人使用交通工具外出的情况，也可通过访谈其家属进行间接评估，还可利用相关量表进行评估。

4. 评估结果与分析

（1）依据表3-30所示的评估标准对老年人使用交通工具外出的能力进行评估。

（2）依据以下评估标准对老年人外出活动能力进行评估。

1）4分：能够自己开车、骑车。

2）3分：能够自己搭乘公共交通工具。

3）2分：能够自己搭乘出租车，但不会搭乘公共交通工具。

4）1分：当有人陪同时，可搭乘出租车或公共交通工具。

5）0分：完全不能出门。

5. 易混易错点（见表3-31）

表3-31 使用交通工具外出能力评估易混易错点

老年人实际情况	易错选项	正确选项及注意点
腿部骨折术后的老年人，无法独自使用公共交通工具外出到医院复诊，但可以自行搭乘出租车出行	1分：当有人协助或陪伴，可搭乘公共交通工具外出	2分：能够自己搭乘出租车，但不会搭乘公共交通工具

三、社会交往能力评估

1. **基本概念**

社会交往能力是指妥善处理组织内外关系的能力,即人们在社会生活中与他人沟通思想、联络感情、增进友谊,从而建立起广泛社会联系的一种能力。它是老年人社会交往的效果与质量最直接的体现,能反映老年人对社会的适应能力。其主要包括社会适应能力、人事记忆力、人际感受能力、人际理解力、人际想象力、风度和表达力6个方面的能力。

(1) 社会适应能力

社会适应能力指遇到新环境时,懂得改变原有的行为方式,主动做出与新环境相适应或者改变环境使之适合自身需要的能力。

(2) 人事记忆力

人事记忆力指能够记忆与交往对象和交往活动相关的一切信息的能力,如交往对象的交往情景、形象特征、交往内容等。

(3) 人际感受能力

人际感受能力指对他人的感情、动机、需要、思想等内心活动和心理状态的感知能力,以及对自己言行影响他人程度的感受能力。

(4) 人际理解力

人际理解力指能够理解他人的思想、感情与行为的能力,通过他人的语言、语态、行动等理解他人的观点,把握他人的需求,并采取适当的语言帮助自己与他人表达情感。

(5) 人际想象力

人际想象力指从对方的地位、处境、立场等方面对问题进行思考,评价对方行为的能力,也就是设身处地为他人着想的能力。

(6) 风度和表达力

风度和表达力指人际交往中举止、谈吐得当,真挚、友善,富于感染力的情感表达能力。

2. **评估方法**

(1)《老年人能力评估规范》(GB/T 42195—2022)中对社会交往能力的评估方法,见表3-32。

表3-32 社会交往能力的评估表

序号	评估内容	评分	得分
1	参与社会,对社会环境有一定的适应能力,待人接物恰当	4	
2	能适应单纯环境,主动接触他人,初见面时难让人发现智力问题,但不能理解隐喻语	3	
3	脱离社会,可被动接触,不会主动接待他人,谈话中有很多不适词句,容易上当受骗	2	
4	勉强可与他人接触,谈吐内容不清楚,表情不恰当	1	
5	不能与人交往	0	

(2)社会交往六大能力评估法,见表3-33。

表3-33 社会交往六大能力评估表

项目	4分	3分	2分	1分	0分
社会适应能力	√	√	√	√	×
人事记忆力	√	√	√	×	×
人际感受能力	√	×	×	×	×
人际理解力	√	×	×	×	×
人际想象力	√	√	×	×	×
风度和表达力	√	√	×	×	×
综合说明	满足"√"对应的5项及以上能力	满足"√"对应的2项及以上能力	满足"√"对应的2项中的部分能力	满足"√"对应的部分能力	六大部分能力都不满足

注:"√"表示具备这种能力;"×"表示不具备这种能力。

3. 操作技能

(1)工作准备

1)评估环境应安静、整洁,光线明亮,空气清新,温度适宜。

2)评估前尽可能列出交谈提纲或交谈的具体内容。

(2)沟通

1)评估前应告知老年人将对其进行社会交往能力的评估。

2)可询问老年人或其家属、照护者相关评估内容,如可询问照护者或者家属"您平时和老年人沟通起来吃力吗?",或者询问老年人"您主动和其他人一起聊天吗,你觉得和他们交流起来困难吗?"。

(3)评估

1)可通过与老年人及其照护者或家属的沟通互动和详细观察进行合理判断。

2)也可通过前述两种方法对老年人进行社会交往能力的评估。

4. 评估结果与分析

4分:参与社会,对社会环境有一定的适应能力,待人接物恰当。老年人的表现满足社会交往能力中所描述的"六大能力"中5项以上(含5项)要求。

3分:能适应单纯环境,主动接触他人,初见面时难让人发现智力问题,但不能理解隐喻语。基本满足社会交往能力中社会适应能力、人事记忆力、风度和表达力所描述的至少2项要求,但不满足其中人际感受能力、人际理解力、人际想象力所描述的要求。

2分:脱离社会,可被动接触,不会主动接待他人,谈话中有很多不适词句,容易上当受骗。满足社会适应能力、人事记忆力中所描述的部分要求(可被动参与活动、能辨认出对方的形象特征),但不满足人际感受能力、人际理解力、人际想象力、风度和表达力所描述的要求。

1分:勉强可与他人接触,谈吐内容不清楚,表情不恰当。满足社会适应能力所描述的部分要求(可被动参与活动),其他要求均不满足。

0分:不能与人交往,其六大能力的要求均不满足。

5. 注意事项

(1)若因老年人本身的性格、习惯、喜好等原因,不愿意或者不擅长与家族成员以外的人来往时,应结合评估当日老年人的表现,作出合理判断。

(2)可结合精神状态评估结果(特别是其中抑郁症状的评估结果)、社会交往能力评估结果进行综合判断。

(3)评估及回答方式不限于口头交流,书写、手语、盲文、肢体语言等均可。

(4)详细询问家属或照护者评估实施日前一周内老年人的身心状态。若与评估当日老年人表现的状况有出入时,以发生频率较高的现象为准作出判断。评估师必须如实、详细地将老年人评估当日的情况、家属或陪同人员所反映的情况、不同之处及作出评估结果的理由记载在"特殊事项"中。

(5)老年人活动中的不适宜行为及改善方法见表3-34。

表3-34　老年人活动中的不适宜行为及改善方法

不适宜行为	危险迹象	改善方法
运动量和运动类型不当	受伤	活动前咨询医生或体育教练，使用活动手册
没有热身活动	疼痛	活动前后进行简单运动
活动中喘不上气	眩晕	通风良好、氧气充足，手臂上举同时呼吸
活动中感到疼痛	酸痛	活动强度降低或停止活动
喝水不够	萎靡不振	增加活动间歇，供应饮用水
空腹、饱腹运动	眩晕、腹痛	活动时避开用餐时间，提供食品
活动时间偏晚	失眠	早上或上下午运动
活动中跳动过于剧烈、伸展幅度过大	拉伤	减小活动幅度

课 程 小 结

1. 培训重点：老年人视力、听力等感觉功能的评估和执行日常事务、使用交通工具外出、社会交往能力等社会参与能力的评估。

2. 了解老年人生活能力、工作能力等的评估方法。

3. 主要采用《老年人能力评估规范》（GB/T 42195—2022）中对感知觉与社会参与的评分方法，见表3-35。

表3-35　老年人感知觉与社会参与的评估结果

序号	指标	评分分值/分	得分	备注
1	视力	0~2		
2	听力	0~2		
3	执行日常事务	0~4		
4	使用交通工具外出	0~3		
5	社会交往能力	0~4		
	总分	0~15		

【案例】　杨某某，男性，76岁，已婚，育有一子，入住康复科。入院诊断：脑出血、偏瘫、皮肤感觉减退、行走困难。患者神志清楚，视物不清，看不清报纸大标题；耳背，需大声说话才能听到；精神好，能与人正常交流，但

沉默寡言，不会主动与人交流。饮食睡眠正常，二便正常。体重无变化，生活不能自理，日常服药需要他人协助。右侧肢体活动不利，站立不能，外出必须由家人协助。无头痛，无视物旋转，无恶心、呕吐，无肢体抽搐。本人知道在医院治疗，认真配合医务人员进行康复训练，2周后症状缓解，右手可以抓握，可在辅助下站立。

评估工作：对杨某某进行老年人社会参与能力的评估，结果见表3-36。

表3-36 评定项目评分分值及得分汇总表

序号	项目	评分分值	得分	备注
1	视力	0~2	1	
2	听力	0~2	1	
3	执行日常事务	0~4	1	
4	使用交通工具外出	0~3	0	
5	社会交往能力	0~4	2	
	总分	0~15	5	

评估结果：总分为上述5个项目得分之和；该老年人的社会参与能力评估为5分，感知觉与社会参与能力受损。总分越小，功能受损程度越重。

分析：杨某某视物不清，看不清报纸大标题，所以视力为1分；耳背，需大声说话才能听到，所以听力为1分。患者神志清楚，生活不能自理，日常服药需要他人协助，所以在计划、安排和完成日常事务时需要大量协助，执行日常事务能力评定为1分。患者偏瘫，右侧肢体活动不利，站立不能，外出必须家人协助，使用交通工具外出能力评定为0分。老年人能与人正常交流，但无人时沉默寡言，所以社会交往能力评定为2分。综上所述，杨某某的社会参与功能评分为5分，感知觉与社会参与能力受损。因此，在平时康复锻炼中，需要与其大声沟通，增强其康复信心，提升社会参与能力。

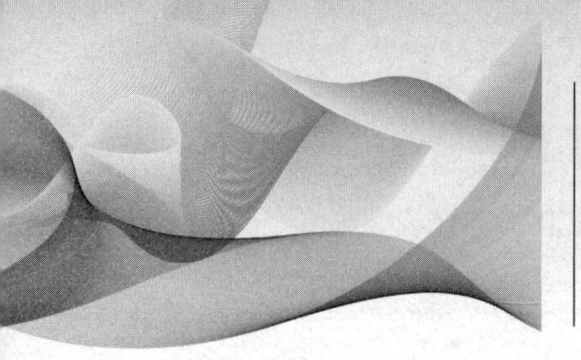

职业模块 4 等级评定

培训课程 1

能力等级评定

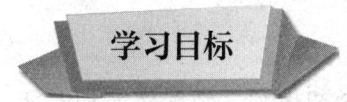

学习目标

1. 掌握等级评定的基本步骤及其主要内容。
2. 熟悉等级评定基本步骤之间的关系及分级方法。
3. 了解等级评定的意义,能够根据被评估人现有的资料,运用等级评定的步骤与原则,全面准确地确定老年人的能力评估结果。

学习单元1 等级评定的管理体系及基本原则

一、建立等级评定工作的管理体系

1. 建立评估工作机制

建立科学规范的评估实施工作机制,通过制度或者条例的方式使评估全过程的各个环节要素都做到有法可依、有章可循,提高评估结果的科学性和准确性,使等级评定工作具有专业性,管理体系更加规范化和精细化。

2. 工作目标

通过精细化的管理,及时梳理规章制度、优化工作流程、规范服务标准、提高服务水平、加强技能培训,推动老年人能力评估工作的可持续发展。

3. 具体措施

(1)完善评估工作的组织结构

通过政府部门对评估行业的管理,规范评估业务工作,建立健全分工合理的组织架构，为评估师开展评估工作营造客观、公正的执业环境。通过完善组织结构、责权分明，使评估管理工作更加规范化。

（2）落实评估工作的规章制度

在进行评估管理工作时，要将各项规章制度形成文件，通过文件对评估师进行管理和监督，确保严格按照文件执行，通过制定完善的评估管理规章制度，促进评估工作质量的持续提升。

评估师应当充分理解规章制度的具体条款并进行宣传，做好对制度执行的反馈工作；在执行过程中，对规章制度的不足之处应进行及时修改、补充和完善，使规章制度更具指导性、约束性和可操作性。

（3）运行监督与评价机制

评估监督体系的主要任务是对评估工作进行监督和指导，确保评估师依法开展评估活动。通过建立评估监督体系，能够对评估工作进行全过程和全方位的监督和指导，掌控并及时了解评估质量，同时对反馈信息进行分析，促进评估质量的提高。通过评估监督体系，主管部门也能够及时了解评估机构的工作开展情况，及时收集到老年人的各类资料及评估师对评估管理的反馈，为评价体系提供较为客观的数据支持。

（4）加强评估师队伍建设

评估机构应当对评估师进行长期的业务知识培训，提高机构内从业人员的专业水平。同时评估师应当主动提高自身能力，通过对老年医学、护理学、心理学等各种知识的学习，更好地开展评估工作。随着信息技术的不断进步，评估师应当不断提高计算机应用能力，应用数字化技术更快更好地为老年人提供评估服务。

二、开展等级评定工作的基本原则

老年人能力等级评估的工作原则是指评估机构和评估师在从业过程中应遵循的基本原则，主要包括独立性原则、客观公正性原则和审慎性原则。

1. 独立性原则

独立性原则指评估机构和评估师应始终坚持第三方立场，在开展评估工作时保持应有的独立性，做到客观、公正，不受有关利益方的干扰或老年人及家属意图的影响。具体来说，就是根据国家的法律法规和政策，对老年人的整体情况作出完全独立的评定。

2. 客观公正性原则

客观公正性原则即要求评估结果以充分的事实为依据，要求评估师在评估过程中以客观、公正的态度收集评估信息资料和有关数据，能够准确、高效地判断出老年人真实的能力状况并选择相应选项，将结果判定建立在现实的基础上，尊重客观事实，不带有主观随意性，得出真实的评估结论。

3. 审慎性原则

审慎性原则指在评估过程中，应制定科学的评估方案，注意交谈的技巧，通过观察、询问，有目的、有计划、系统地收集评估资料，使评估结果更准确、合理。要按照评估标准的相关规定，把定性分析与定量分析相结合，使评估工作做到科学合理、真实可信。

三、常用的评估方法和技巧

1. 准备阶段

（1）评估环境须安静、舒适和具有私密性，尽量选择相对独立的评估室或老年人相对熟悉的地点进行，以缓解老年人对陌生事物的紧张情绪，保护老年人的隐私。评估师应注意老年人的坐姿、体位是否适合，能否坚持较长时间的交流，必要时协助其调整舒适体位。观察老年人有无喝水、排便等需要，如有可先行解决，以保证评估工作顺利有效地进行。

（2）提前收集老年人的基本信息，并对老年人的身体功能和健康状况有所了解，如关节活动范围、平衡性、肌力等，以确定是否需要专门的设备（如轮椅、步行椅等）；还应确定其感知和认知功能，预测评估过程中可能遇到的问题并制定应对措施。

2. 沟通交流

（1）每次评估应有 2 名评估师同时在场，至少 1 人具有医护专业背景。评估时采用询问法和观察法，观察老年人的实际操作能力，而不是完全依赖老年人的回答。一旦老年人身体发生不适或者精神出现问题，可及时终止评估。

（2）评估师首先进行自我介绍，说明评估目的及大概所需时间，并向老年人作出内容保密的承诺，这些举措在评估工作中十分重要。评估师应主动而礼貌地称呼老年人，营造温馨、融洽的评估气氛和良好、自信的职业形象，通过建立良好的沟通关系，使老年人愿意敞开心扉，清晰准确地表达自己的健康状况。

(3)沟通是一种情感交流，评估师应适当与老年人互动，拉近彼此的距离。沟通时语速应适时减慢，问题直接简单，语言清晰、语气关心体贴，掌握好与老年人沟通时的分寸。

3. 评估技巧

（1）循序渐进

由简单的问题开始，逐步深入，有目的、有层次、有顺序地询问，如"您今年多大年龄？""您能自己洗澡吗？""您能自己下楼梯吗？"。待老年人对环境适应和与评估师建立信任后，再深入询问，根据具体情况进行判断分析。

（2）有效问答

在评估过程中，问答形式占据了较大的比重。评估师要根据老年人能力等级评估的目标和内容，在评估过程中营造良好的评估环境和氛围，精心设置问题情景，提问应有计划性、针对性、启发性，能激起老年人主动参与的欲望，有助于提高评估的效率和准确性。

1）开放式问答：这是心理咨询中常用的一种技术，指提出比较概括、广泛、范围较大的问题，对回答的内容限制不严格，给对方以充分自由发挥的余地。往往采用"什么""怎么""为什么"等语句发问，需要老年人对有关问题给予较为详细的描述，如"您上下楼梯时怎么走？""您退休前是做什么工作的？"。这种问答方式的优点是易于回答，容易获得有价值的信息以及观察老年人对评估事件的情绪反应。但同时需要注意，使用开放式问答之前应建立好信任关系，有些问题应注意语气语调的运用，以免显得过于咄咄逼人。

2）封闭式问答：在提问的同时还提供若干答案，由老年人根据自己的实际情况选择问题答案，回答问题的选择性较少，甚至有时只需要回答"是"或"不是"。封闭式问答的标准化程度高，回答问题比较方便，省时省力，可用于老年人存在焦虑、语言障碍、不愿说话或身体不适等情况，特别适用于询问病史和获得针对性信息等情况，如"现在是上午还是下午？""您抽烟吗？"。这种问答方式的优点是评估师能够迅速获得所需的、有价值的信息，目的明确；缺点是不利于获得老年人的主观感受及其他信息，使资料不够全面。

3）控制主题：围绕评估量表的内容，逐步深入地进行有目的、有层次的问答。当遇到老年人偏离主题或试图避免谈及某项问题等情况时，如果直接中断交谈或改变话题，会令对方感觉不舒服甚至产生抵触情绪而使评估无法进行，这时可穿插一些与评估内容相关的问题，在不破坏交谈气氛的情况下使话题重回主题。如询问子女情况时，有些老年人可能会因为子女不孝顺而表现出愤怒的情绪，这时候评估师要尽量稳定老年人的情绪，快速转移话题，谈论一些愉快的事情，让评估工作能够继续进行。

4）避免诱导性和暗示性提问：如"您失眠吗？"，这一类提问的错误在于"先入为主"，老年人容易受到暗示，在不解其意的情况下随声附和，影响评估内容的真实性。正确的提问方式应当是"您睡眠情况怎么样？"，通过老年人回答的睡眠时间、起夜次数、入睡时长等判断其睡眠质量。

5）避免使用医学术语：评估语言要通俗易懂，避免使用有特定含义的医学术语，如"谵妄""发绀""间歇性跛行"等，以免老年人产生误解，影响评估内容的真实性。

（3）非语言沟通技巧

1）应与老年人保持适当的距离和目光接触，适时地点头微笑，配合必要的手势、触摸和沉默等，体现交谈双方平等的关系，建立专业关系。

2）应适时停顿和重复，使老年人能够准确理解问题。当老年人回答不确切时，要耐心启发，如"请再想一想""能不能再详细一些？"等，给老年人充分的时间回答问题，鼓励继续交谈。

（4）赞赏和夸奖

对于老年人来说，评估师是陌生人，在开始面对评估师的询问时，会产生抗拒感。评估师在询问过程中，可以多夸奖和赞赏老年人，与其建立信任和好感，如"您能够按时服药，真棒"等，以提高老年人提供真实信息的积极性。但对于有精神障碍的老年人，不可随意使用赞扬性语言。

四、等级评定结果对老年健康管理的意义

1. 有助于对老年人慢性病及共病的管理

老年人能力评估，也包括对老年人疾病情况的评估，有利于管理机构掌握老年人慢性病特点和共病之间的相互影响，优先或重点控制主要慢性病。在老年人健康管理中引入等级评定，能够系统地实施各项保健工作，使高龄老年人的健康管理达到更好的效果。

2. 有助于高龄老年人的合理用药

通过对高龄老年人多重用药的评估与管理，可以减少老年人不必要的用

药和过量用药，从而减少多重用药导致的不良反应。应避免或尽量减少"处方瀑布"现象的发生，促进高龄老年人合理用药，节约医疗资源，降低药品费用。

学习单元2　老年人能力评定指标分级标准及等级评定

一、老年人能力等级评定工作的作用和价值

随着我国人口老龄化程度的加深，老年人口的数量不断扩大，对养老服务的需求也在不断增加。对老年人能力等级进行合理划分有利于制订更加科学严谨的照护服务计划，从而规范服务内容，促进服务质量的不断提高。其作用和价值体现在以下几个方面。

1. 能力等级划分可促进养老服务业规范化发展

提供养老服务的机构可以根据老年人能力等级评估的结果，更加准确地了解每位老年人的服务需求，按照需求优先的原则来确定养老服务内容的排序。在征得老年人及家属同意的前提下，确定个性化的照护服务方案，提高养老服务的适配性和效率，也能有效防范服务风险。

2. 能力等级划分是老年人获得国家长期护理服务补贴政策的依据

目前，我国部分城市已采取了养老补贴政策，通过政策层面的支持与补助保证老年人获取长期护理服务的渠道畅通，但只有科学划分老年人的能力等级，在补贴金额、服务项目上作出区分，方可确保资源的公平性和合理性。

3. 能力等级划分是社区、养老机构提供长期护理服务的基础

近年来，通过国家对老年健康服务体系建设的规划和推进，基层医疗机构和养老机构在老年人生活照料、慢病管理等日常医疗卫生服务中发挥的作用和成效显著，但在服务内容、个性化、人性化服务方面仍缺乏规范。对老年人的能力进行合理划分，能够促进养老服务供需对接，提高政策措施的精准度。根据不同能力等级老年人的数量、比例、需求及趋势变化，可以提前做好养老服务发展的规划布局，将有限的社会资源作用发挥到最大。只有依照能力等级确

定服务需求，才能制订比较完善的护理计划，提供恰当的服务，同时进行有针对性的监督指导，使服务质量不断提高。

4. 能力等级划分是老年人了解自身能力情况的有效途径

对老年人和家庭来说，老年人根据需要参与评估，有助于了解自身的能力状况，更加合理地安排晚年生活，更有针对性地选择适宜的专业服务或者申请相关保障政策。老年人和家庭也可以根据老年人的能力状况，及时采取一些预防衰老的措施，改善身体机能，有利于家属和照护者给予老年人更有针对性的照顾。

二、老年人能力等级评定的操作流程

（1）首次评估应由老年人本人或其代理人申请，受理申请后，由评估机构采取集中或入户等形式实施评估。

（2）询问老年人基本信息，了解其基本状况，填写"老年人能力评估基本信息表"，包括评估信息表、评估对象基本信息表、信息提供者及联系人信息表、疾病诊断和用药情况表、健康相关问题表等5个表格。增强询问或测试的针对性，评估师在进行评估前应对老年人有基本的了解，如关节活动范围、平衡性、肌力等，以及是否需要专门的设备（如轮椅、步行椅等），同时确定其感知和认知功能情况。

（3）评估师通过询问老年人本人及其照护者，逐项填写"老年人能力评估表"中每个项目的得分，计算各一级指标的总得分。

（4）将自理能力得分、基础运动能力得分、精神状态得分、感知觉与社会参与得分等4个一级指标的分值相加，得出初步等级得分，并根据老年人能力等级划分标准确定初步等级。

（5）确认是否存在特殊事项或等级变更条款内容。如有存在疑问的地方，再次与老年人或照护者沟通确认，力争使评估结果符合老年人的真实能力水平。

（6）确定最终等级。采用综合评价法，综合老年人能力初步等级和能力等级变更依据的结果，判定老年人的能力最终等级。

（7）所有评估项目完成后，填写老年人能力评估报告。报告中应有评估师（2名）、老年人或照护者共同签名确认，保护老年人的隐私权。

（8）形成老年人能力评估报告后，评估结果应告知申请人。老年人能力评估应为动态评估，在首次评估后，若无特殊变化，至少每12个月评估一次，程序与首次评估相同；出现特殊情况导致能力发生变化时，宜申请即时评估。

三、老年人能力等级评定指标内容

参照《老年人能力评估规范》(GB/T 42195—2022)中的指标要求,一级指标共4个,包括自理能力、基础运动能力、精神状态、感知觉与社会参与,在单项分级得分的基础上进行综合评定,将老年人的能力等级划分为0级(能力完好)、1级(轻度失能)、2级(中度失能)、3级(重度失能)、4级(完全失能)5个等级,等级划分标准参见表4-1。

表4-1 老年人能力等级划分

能力等级	等级名称	等级划分
0	能力完好	总分90
1	能力轻度受损(轻度失能)	总分66~89
2	能力中度受损(中度失能)	总分46~65
3	能力重度受损(重度失能)	总分30~45
4	能力完全丧失(完全失能)	总分0~29

说明1:处于昏迷状态者,直接评定为能力完全丧失(完全失能)。若意识状态改变,应重新进行评估。

说明2:有以下情况之一者,在原有能力级别上应提高一个级别。①确诊为痴呆(F00~F03);②精神科专科医生诊断的其他精神和行为障碍疾病(F04~F99);③近30天内发生过2次及以上照护风险事件(如跌倒、噎食、自杀、自伤、走失等)。

注:说明2中F00~F99是ICD-10(《国际疾病分类》第10次修订本)中精神和行为障碍诊断的编码号。

通过等级标准,将老年人的能力划分为5个等级。

0级,能力完好:应更多地关注老年人社会交往、日常生活照料、健康管理等方面的需求。

1级,能力轻度受损(轻度失能):对伴随潜在风险的部分功能完好的老年人,应更注重功能维护和预防失能。可在保证基本生活需求的基础上采取适当方式满足其社会参与的需求,如对于行走能力较差的老年人,可借助轮椅等设备使其能够外出接触社会。

2级,能力中度受损(中度失能):这类老年人的服务需求比3级重度失能老年人的服务需求略低。

3级,能力重度受损(重度失能):这类老年人的特征是各方面能力受损较为严重，生活质量往往受到影响，服务供给集中在康复训练指导、压疮护理、心理咨询等医疗护理服务方面，对基本生活照护和专业化养老护理服务较为依赖。

4级，能力完全丧失（完全失能）：完全不能自理，生活全部依靠他人的协助，对长期照护服务的需要更为强烈。

四、各项一级指标的评定

根据《老年人能力评估规范》（GB/T 42195—2022）各项一级指标的得分情况，参照老年人能力等级划分依据（见表4-1），判定老年人能力初步等级。通过老年人能力分级结果，可以判断老年人独立生活的能力状态，评估其生活能否自理、是否需要人照护以及在哪些方面进行照护等情况。

五、能力等级变更条款

能力等级变更条款往往应用于能力评估量表中未体现的事项，是对老年人能力评估量表的完善和补充。例如，老年人A能独立行走，但曾有癫痫病史，家属描述其偶尔有暴力倾向；老年人B不能独立行走，需要支撑身体才能完成床椅移动等动作，但是精神好时可以自己使用自助具、拐杖完成转移动作。从得分相加的角度来看，A的得分要高于B，但实际上，有精神疾病的老年人A比老年人B需要更多的照料和看护服务。所以，单项或某一类项目的评估得分高低，与能力最终等级没有直接的逻辑关系，需要参考老年人的多种状况综合判定。

评估师在评估工作中遇见以下情况时，应如实、准确地填写评估报告中的"C.4 能力等级变更依据"，必要时须附相关证明材料。

（1）处于昏迷状态者，直接评定为能力完全丧失（完全失能）。若意识转为清醒，需重新进行评定。

（2）在某些情况（见表4-1中的"说明2"）下，在原有能力级别上提高一个等级。

（3）如果初步能力等级评定为"4级 能力完全丧失（完全失能）"，则不考虑上述情况对评估等级的影响，最终等级结果不再提高。

六、老年人能力等级的最终确定

根据能力评估的相关标准和准则，通常先进行各项二级指标的判定，并得出初步评估等级结果，再参考能力等级变更依据，对形成的初步评估等级结果进行综合分析，确定老年人能力的最终等级结论。

学习单元3 老年人能力等级的动态调整

一、老年人能力等级评定操作中的注意事项

（1）老年人能力评估是基础性评估，只提供能力分级。若老年人能力评估基本信息表的疾病诊断和用药情况表中确认存在痴呆（F00~F03）或其他精神和行为障碍（F04~F99）时，应请相关专业人员进行进一步的专科评估。

（2）每次评估应有2名评估师同时在场，至少1人具有医护专业背景。采用询问法和观察法，观察老年人的实际功能状况，而不是仅仅依赖老年人的主观回答。

（3）能力评估受年龄、视力、身体疾病、运动功能、情绪、合作程度等多方面因素的影响，评估师要结合老年人的机体健康、心理健康及社会状态整体判断，予以慎重考量。

（4）评估应选在合适的时间、老年人相对熟悉的地点、安静的环境中进行。

（5）确保老年人的隐私权。

（6）对于一次评估有困难者，应分次进行。

二、开展老年人能力评估时的沟通技巧

1. 评估工作需要更多的耐心细致

有些老年人因为经历的事情很多，或者身边缺乏家人朋友的陪伴，在沟通时，往往会不停地唠叨，如一件小事情会反复地说，有时候因为说话声音小，或者是说方言，导致不容易理解。评估时要耐心地倾听和引导，而不能表现出不耐烦。例如，自理能力评估中有大小便控制的评估，有的老年人会觉得这个问题很敏感，难以回答，或者予以否认。这种情况可以通过观察或者换一种方

式委婉地表达,如观察老年人的衣裤是否干净,询问其内衣裤是否有湿漉漉的情况或者大小便污渍,通过其他照护者了解情况。再如,一位老年人说他生活完全能自理,自己在家什么都能干,不需要子女帮助,但通过观察发现这位老年人有能力自行穿脱上衣,但会将衣服反穿,纽扣不能系好,并且未意识到自己的穿戴有不妥之处。建议该老年人的穿衣评定为3分:"在他人指导或提示下完成"。

2. 公平公正,不以个人主观意识影响评估结果

公平公正是一名评估师的职业操守,能力等级的评定是通过分值计算的,如果评估师不能调整好个人情绪,就可能影响到老年人最终的等级评定结果。并且在评估过程中要尽量让老年人自己回答问题,避免家属或照护者进行过多的干扰,影响最终的等级评定。

3. 善于利用肢体语言

在人与人的交谈中,信息的表达内容有70%可以通过肢体(包括表情)来传达。如果老年人听力比较差,或者文化程度低,对评估师说的话难以理解时,要避免使用难懂的语句,遇到专业名词也尽量使用通俗易懂的语言或动作、手势、表情等来表达。如果老年人注意力不集中,可以注视他的眼睛,或者握着他的手交谈,这样才能更好地让老年人配合评估师的工作。

4. 态度真诚赢得好感

老年人有自己独特的心理特征,如自尊心强、希望获得关心和接纳等。沟通时,在语气表达上要和缓、语调真挚,尽可能将其当作是自己的家人长辈来看待。当老年人感到自己受到充分重视、尊重和关心时,评估工作就会顺畅很多,在这样的沟通中也往往能够得到更加详细和准确的信息。

5. 做好事前准备

在评估前应先收集好老年人的详细资料,如既往病史、检查报告等,对老年人的能力有个初步的判断,了解老年人基本功能情况、有无使用辅助器具等。在评估过程中多观察、多倾听,例如视力受损的老年人通常看物体时会眯起双眼,听力受损的老年人会习惯性地侧头偏向声音的来源。评估师在进行听力测验的时候需要变换不同的位置,观察老年人的反应,从而作出准确的判断。

三、老年人能力等级评定中的意外情况及应对措施

（1）老年人出现跌倒、坠床、突发疾病等不可控情况时，评估师需立即停止评估，呼叫其家属、照护者或医护人员，必要时拨打120急救电话寻求帮助。

（2）老年人拒绝评估或配合度较差，出现情绪激动，如哭泣、大喊大叫、攻击行为等让评估流程无法继续进行时，评估师需立即停止评估，并请老年人的家属或照护者对其进行安抚，待情绪稳定后，再进行评估操作。

（3）老年人的家属或照护者在评估过程中出现情绪激动或身体不适，对评估结果产生干扰时，应请老年人的家属或照护者离场；如其拒绝配合或配合度较差，需停止评估。

（4）评估师在评估过程中出现情绪激动或身体不适，对评估结果产生干扰时，需立即中止评估，更换其他评估师或自行调整至影响评估的因素解除后方可继续评估。

（5）评估设备出现故障时，评估师可调整为使用手动评估工具继续完成评估工作。须由其他工作人员保留设备故障的证据，如拍摄照片或录视频，在评估结束后对故障设备进行报修并提供证据。

（6）评估现场出现不可抗的突发状况，如自然灾害等对老年人及其家属、照护者造成身心损害时，需停止评估，现场人员进行撤离。

四、评估争议的解决方法

被评估老年人及其法定监护人（以下简称"复核申请人"）对评估结果有争议的，可以在收到评估报告之日起10个工作日内，向原评估机构提出书面复核评估申请。申请书应当重点阐明异议请求和异议证据，同时也要附有相应的证明材料。原评估机构应当在收到复核评估申请的7日内组织人员为老年人开展复核评估，并向复核申请人出具书面复核评估结论。原评估机构调整评估结果的，还应向复核申请人出具调整后的评估报告并注明调整原因。

如果复核申请人仍对评估结果有争议，可以在收到评估报告之日起15日内，向养老服务行政主管部门申请鉴定。原评估机构应及时向相关主管部门提供评估报告、评估技术文件及其他有关资料。养老服务行政主管部门受理鉴定申请后，应当对评估报告的合法性、规范性、合理性进行鉴定，并在收到申请后的15日内出具鉴定意见。

经主管部门鉴定，评估报告合法、规范、合理的，主管部门应当出具维持原评估结果的鉴定意见。经主管部门鉴定，评估报告不规范、不合理或不合法的，申请人应在收到主管部门意见的 3 日内要求原评估机构重新评估或者由主管部门指定的评估机构重新评估。受托机构应在 7 日内出具重新评估报告。申请人对重新评估报告无争议的，重新评估结果作为为评估对象开展后续服务的依据；申请人对重新评估结果仍有争议的，可再向主管部门申请鉴定，主管部门应在收到申请后 10 个工作日内给出争议解决意见。

五、复核评估的工作要求及内容

为确保评估结果真实可靠、符合实际，如果评估对象及其法定监护人对评估机构出具的评估报告存在异议，可以提出复核评估申请。

1. 复核评估所需提供的资料

（1）复核评估申请表及申请人的身份证明。

（2）存在争议的"老年人能力等级评估报告"。

（3）复核申请人能够说明评估结果有误的相关证明材料。

2. 复核评估的主要内容

（1）评估材料的真实性：包括评估材料是否齐全；评估量表内容有无重复或遗漏；报告是否涵盖一级指标评定结果；最终能力等级结果是否参考特殊事项记录单等。

（2）评估采取的工作保障措施：包括评估机构的组织机构是否健全；评估师是否有合法开展评估的资质；人员培训是否到位；评估工作是否依据本行业相关规则标准开展等。

（3）评估工作的质量：包括对被评估老年人的基本情况是否了解；评估工作开展的前期基础；评估量表的填写情况；各项指标的评定结果是否符合实际情况；评估完成情况；是否存在突发情况；评估师及评估小组组长意见等。

（4）与复核申请人取得联系，为老年人再次开展能力等级评估工作。

（5）对复核评估结果进行综合评价。

3. 复核评估的工作要求

复核评估主要遵循定性和定量相结合的工作原则。

（1）审阅材料

查阅首次评估上报的文件、评估档案、复核申请人提供的复核评估申请表单，定性了解首次评估工作的基本情况。

（2）分层逐项调查

根据评估流程逐项深入了解老年人的基本信息、评估量表的使用情况、初步等级评估结果、等级变更条款，对首次评估上报的数据进行核实。重点分析老年人的自理能力、基础运动能力、精神状态、感知觉与社会参与四项指标的初评结论。

（3）走访调研

复核机构对复核申请人的复核请求和复核证明材料进行验证，并与原评估结果进行对比，如发现原评估结果存在不真实的情况，有权对原评估结果提出异议。

（4）汇总分析

复核机构对有关数据进行汇总、统计、分析，在广泛征求复核申请人、原评估机构及有关部门、有关专家意见的基础上，修改完善，提出复核评估报告。

【案例】 请根据下面的信息，为这位老年人选择正确的评估结果并填写老年人能力评估报告。

评估对象：男，75岁，丧偶，患有糖尿病，近30天内发生过2次走失。自理能力得分26分，基础运动能力得分8分，精神状态得分25分，感知觉与社会参与得分10分。

分析与结论如下。

1. 计算初步等级得分并判断初步等级

（1）根据评估对象信息，计算初步等级得分如下。

C.1.1 自理能力得分：26分。

C.1.2 基础运动能力得分：8分。

C.1.3 精神状态得分：25分。

C.1.4 感知觉与社会参与得分：10分。

综上，C.2初步等级得分：69分。

（2）判断老年人能力初步等级：根据老年人能力等级划分标准，判断该老年人的初步等级为"1级　能力轻度受损（轻度失能）"。

2. 复核分析是否存在能力等级变更的情况

该老年人近30天内发生过2次走失，符合能力等级变更依据，应在原有基础上提高一个等级。

3. 复核判定老年人能力最终等级

该老年人的初步等级为1级，经能力等级变更后，判定该评估对象的最终等级为"2级 能力中度受损（中度失能）"。

4. 复核评估报告的填写

老年人能力评估报告

C.1 一级指标 分级	C.1.1 自理能力得分：26分	C.1.2 基础运动能力得分：8分
	C.1.3 精神状态得分：25分	C.1.4 感知觉与社会参与得分：10分

C.2 初步等级 得分	69分

C.3 老年人能 力初步 等级	☐ 能力完好 ☑ 能力轻度受损（轻度失能） ☐ 能力中度受损（中度失能） ☐ 能力重度受损（重度失能） ☐ 能力完全丧失（完全失能）

C.4 能力等级 变更依据	依据"健康相关问题"表中"昏迷"、"疾病诊断和用药情况表"中"疾病诊断"、"评估对象基本信息表"中"近30天内照护风险事件"选项的结果确定是否存在以下导致能力等级变更的项目： ☐ 处于昏迷状态者，直接评定为能力完全丧失（完全失能） ☐ 确诊为痴呆（F00～F03）、精神科专科医生诊断的其他精神和行为障碍疾病（F04～F99），在原有能力级别上提高一个等级 ☑ 近30天内发生过2次及以上照护风险事件（如跌倒、噎食、自杀、自伤、走失等），在原有能力级别上提高一个等级

C.5 老年人能 力最终 等级	综合"C.3 老年人能力初步等级"和"C.4 能力等级变更依据"的结果，判定老年人能力最终等级： ☐ 能力完好 ☐ 能力轻度受损（轻度失能） ☑ 能力中度受损（中度失能） ☐ 能力重度受损（重度失能） ☐ 能力完全丧失（完全失能）

评估地点 ××市××区××××××
评估人员签名 ×××、××× 日期 2024年09月23日
信息提供者签名 ×× 日期 2024年09月23日

培训课程 2　评估报告撰写

学习目标

1. 掌握老年人能力等级评估报告的组成。
2. 熟悉老年人能力等级评估报告的书写方法。
3. 了解老年人能力评估报告的价值、意义与指导作用。

学习单元1　评估报告的书写原则及规范

一、评估报告的意义和书写基本要求

1. 评估报告的理论指导意义

实施老年人能力等级评估是贯彻国家、省、市各级文件精神，依法依规推动老年健康服务高质量发展的根本要求。在老年健康服务业发展的过程中，老年人能力等级评估作为第一步，为准确量化老年人真正需求与合理配置养老服务资源提供了依据，是实现合理化、规范化提供养老服务的基础。评估的实施有利于甄别养老服务补贴发放资格，确保养老资源分配的公平、公正；有利于掌握养老服务需求，改善医疗服务质量，建立长效的养老服务监督机制；有利于提升养老服务质量，促进养老机构的建设和养老专业人才的培养。

（1）对政府和医养结合机构的意义

1）为政府补贴提供依据。通过老年人能力等级评估可全方面了解老年人的

身体功能状况、经济状况、居住状况等，掌握各类养老服务需求，科学确定养老服务类型、照料护理等级、享受政府养老服务补贴资格等，为政府和社会开展医养结合相应等级服务、发放养老补贴提供依据。

2）制订合理的照护计划。养老服务机构可以通过老年人能力等级评估结果，针对不同的老年人制定个性化的照护方案，以老年人为中心，提供更科学、更合理的照护服务。

3）合理配置医疗资源。通过老年人能力等级评估，可以使住院完成康复治疗的老年人及时出院或转院，也可以根据老年人的状况转至养老服务机构，减少对医疗资源或养老资源的无效占用。

4）养老机构风险规避。老年人能力等级评估作为养老机构标准化建设的重要组成部分，可为指导建立长效的养老服务监督机制提供支撑，在保障老年人权益的同时让护理人员在照护时有章可循，为处理养老机构与老年人及其家属间因服务项目引起的纠纷等问题提供依据。

（2）对护理人员和老年人家属的意义

1）通过老年人能力等级的划分，家属可以根据老年人的实际情况，选择适合的养老方式和地点。

2）根据不同老年人的需求，为生活场所的优化、适老化改造等提供依据。

3）根据能力等级评估结果，制订适合每位老年人的个性化、差异化的照护计划，提供精准服务。

4）医养结合机构及时为老年人开展出入院评估、即时评估、定期评估，及时制订或修订照护计划、护理等级，有利于护理人员和老年人家属及时、准确地了解老年人的状态，提升照护服务质量。

（3）对老年人自身的意义

1）标准、规范的养老服务让老年人更有尊严，提高生活品质。

2）通过能力等级评估，让老年人更加了解自己的情况，降低老年人发生意外的风险，从而促进康复、提高生活能力、全面提高生活质量，将负面影响降到最低限度。

3）有利于及时转诊、转院、出院，减少医疗费用支出。

4）在评估过程中可更细致地了解到老年人深层次的躯体、心理状况和需求，由专业人员根据相关标准进行综合分析，减少老年人不必要的恐慌和焦虑。

2. 评估报告的编写原则

老年人能力等级评估报告（以下简称"评估报告"）是评估机构完成评估工作后提交给委托方或上级主管部门的工作报告，是评估机构承担相关工作任务和法律责任的证明文件。

（1）评估报告要严格遵守国家相关保密条例的规定。评估机构对外提供评估报告时，可以依法提供评估报告和其他评估文件，但不得泄露老年人的个人隐私信息。

（2）评估报告必须依照客观、公正、实事求是的原则撰写，如实反映评估工作的情况。评估佐证资料要真实可靠，不得提供虚假证明。

（3）评估报告的出具必须由评估机构独立完成，不得委托第三方或受到其他人员干预。

3. 评估报告的书写要求

编写评估报告要注意内容客观、真实，评估内容具体详细，语言表述严密。书写评估报告的基本要求如下。

（1）逐项填写老年人能力评估基本信息表、老年人能力评估表、老年人能力评估报告，所有表格设定的栏目均需按照实际情况认真完整填写，不需要填写的应划线表示；无特殊事件记录时，在对应记录单中标注"无"。

（2）评估报告的内容要准确、简练，文字表达清楚，不能含糊或模棱两可，以免引起异议。内容不能漏项、缺项，不能以主观臆断、推测代替真实客观的评估。

（3）评估报告须有评估地点、全部评估人员签名、信息提供者签名以及提供报告的日期。签字须签全名，日期采用"＿＿＿年＿＿＿月＿＿＿日"格式，以阿拉伯数字填写。

（4）报告书写过程中应做到文字工整、字迹清晰，不随意涂改或粘贴。如果出现填写错误，应用双线画在错误处，重新填写正确的内容，并在填写处签全名和注明时间，以明确责任。不得用刀刮、胶粘、涂黑、漂白等方法掩盖或去除原来的字迹。

二、评估报告的基本格式

评估报告通常直接填写。设计的表格应将评估结果分类提示出来，评估师以记录的方式在预留的方框内填写对应的等级数字，必要时加以简单的文字描述，见表4-2。

表 4-2 老年人能力评估报告

C.1 一级指标分级	C.1.1 自理能力得分：	C.1.2 基础运动能力得分：
	C.1.3 精神状态得分：	C.1.4 感知觉与社会参与得分：
C.2 初步等级得分		
C.3 老年人能力初步等级	☐ 能力完好 ☐ 能力轻度受损（轻度失能） ☐ 能力中度受损（中度失能） ☐ 能力重度受损（重度失能） ☐ 能力完全丧失（完全失能）	
C.4 能力等级变更依据	依据"健康相关问题表"中"昏迷"、"疾病诊断和用药情况表"中"疾病诊断"、"评估对象基本信息表"中"近30天内照护风险事件"确定是否存在以下导致能力等级变更的项目： ☐ 处于昏迷状态者，直接评定为能力完全丧失（完全失能） ☐ 确诊为痴呆（F00～F03）、精神科专科医生诊断的其他精神和行为障碍疾病（F04～F99），在原有能力级别上提高一个等级 ☐ 近30天内发生过2次及以上照护风险事件（如跌倒、噎食、自杀、自伤、走失等），在原有能力级别上提高一个等级	
C.5 老年人能力最终等级	综合"C.3 老年人能力初步等级"和"C.4 能力等级变更依据"的结果，判定老年人能力最终等级： ☐ 能力完好 ☐ 能力轻度受损（轻度失能） ☐ 能力中度受损（中度失能） ☐ 能力重度受损（重度失能） ☐ 能力完全丧失（完全失能）	

评估地点_____
评估人员签名_____、_____　　日期____年____月____日
信息提供者签名_____　　日期____年____月____日

三、评估报告的主要内容

评估报告是评估师遵照相关评估法规、准则和制度文件，在实施了必要的评估程序后，以书面形式反映其专业意见的文书材料。评估报告所展示的结

果应与评估过程中所阐述的内容一致。评估机构、评估师、评估组长及信息提供者应保证其撰写或提供的内容真实完整，未作虚假陈述，也未遗漏重大事项。

评估报告按照以下的顺序进行书写。

1. 一级指标分级

填写过程中要遵循国家及行业规定的评估标准，通过上一章介绍的各项二级指标评定方法，对应等级划分标准，分别计算自理能力得分、基础运动能力得分、精神状态得分、感知觉与社会参与得分四个一级指标的总分数，填写到对应预留的"初步等级得分"中。

2. 老年人能力初步等级

这部分主要用来说明老年人能力等级的初步判定结果，是最终等级确认的重要基础，反映了评估采用的技术思路及实施的评估工作。评估师将一级指标分级四项结果相加得到初步等级总分数，根据分数判定老年人的能力初步等级，在对应的方框中画"√"。

3. 能力等级变更依据

根据等级变更依据中列出的内容进行对照调整，符合其中一项条件时在对应的方框中画"√"；如无，可不填写。

4. 老年人能力最终等级

依据《老年人能力评估规范》，老年人能力评估部分包括以下步骤：确定一级指标分级→初步分级得分→判定初步等级结果→分析是否存在能力等级变更情况→确定最终等级。

评估师应该首先确定一级指标的分级，然后对自己所有评估的二级指标进行梳理，对每一个二级指标进行初步预判定，尽可能准确地完成一级指标的分级。因为二级指标的评估存在很多主观因素，建议两名评估师在判定一级指标前相互沟通，避免评估结果发生歧义。一级指标评定后，需要参考等级变更依据的内容，判断能力初步分级结果是否需要调整，如果评估师认为等级不准确，则重新调整，回到二级指标判定。最终等级确定后，如无重大变故，不得随意更换。

个别老年人为了将最终等级定低或者定高，故意答错或回避评估问题。这就需要评估师在评估过程中细心观察、反复求证，或在特殊事项记录单中阐述内容，待评估结束与评估小组组长共同商议后再填写最终等级结果，评估师有责任把握好等级评定的准确性。

5. 签名确认

完成上述内容后，在出具的评估报告上应有至少两名评估师（或一名评估师、一名评估小组组长）和信息提供者（被评估老年人或其照护者）的共同签字，并填写评估日期。未经评估师或信息提供者签字的评估报告视为无效报告。

四、评估报告的质量控制

1. 评估基础信息的收集整理

信息收集整理是开展评估工作的基础。评估基础信息包括以下5个部分。

（1）评估信息表

评估信息表包括评估编号、评估基准日期、评估原因，便于评估机构建立业务档案，及时掌握老年人的健康状况和变化。

（2）评估对象基本信息表

评估对象基本信息表包括被评估老年人的姓名、性别、出生日期、身高、体重、民族、宗教信仰、居民身份证号码、文化程度、居住情况、婚姻情况、医疗费用支付方式、经济来源、近30天内照护风险事件。了解掌握被评估老年人的基本信息，有助于评估师加深对所需信息的理解，并能节约评估分析时间。

（3）信息提供者及联系人信息表

信息提供者可以是被评估老年人本人或其家属、照护者，并应记录相应联系人的姓名和联系电话。

（4）疾病诊断和用药情况

疾病诊断和用药情况所需填写的内容包括老年人多病共存的情况，以及目前长期服药的详细情况。

（5）健康相关问题

健康相关问题给出了与老年人健康相关的11种问题的内容，如存在其他问题，可进行补充说明。

2. 老年人能力评估师的技术操作要求

（1）了解老年医学的基础知识

老年医学基础知识包括但不限于老年功能评估、多学科小组组成、老年综合征的特点等。

（2）准确理解评估指标的内涵

评估指标中跌倒、尿失禁、谵妄等的功能改变往往反映在日常生活活动之中，是老年人健康受损最直接、最重要的线索。通过评估指标判定老年人能力，也是评估老年人是否需要连续性服务的指标。

（3）掌握评估指标的核心要点

学会并掌握老年人能力评估的各种基本方法及其运用的原则条件，通过学习和分析具体的评估案例，评估师能够运用相应的评估方法对不同情况的老年人进行综合能力评估，掌握核心要点。

（4）制定评估干预措施

根据老年人能力等级，可提供有针对性的健康指导建议，并定期制定个性化照护方案，帮助老年人建立合理而健康的生活方式。通过以上全面系统的健康干预服务，可帮助老年人降低危险因素，从而有效地预防疾病并改善健康状况。

3. 评估报告的复核制度

为保证评估报告的质量，规范评估服务程序，规范式评估报告必须由专人对报告的信息、评估内容、评估判定结果先进行复核，经评估小组组长审核后，方可出具正式评估报告书。上级主管机关也会定期组织案例抽查进行质量评定，定期组织模拟评估，严格审核评估师的资质并督促机构开展业务培训。

4. 评估报告质量的内部审核

评估机构设有内部审核组，负责内部审核检查各项工作，包括对评估师的审核、评估报告的审核、评估流程的审核以及对评估师在评估过程中的职业技能与职业责任的审核。重点审核评估师业务操作的合理性和合法性以及运用有关评估技能的执行情况，检查文书资料的准确性和完整性。应对评估中出现的问题进行分析，并提出可持续改进的方案。

5. 评估师的监督机制

在同一个评估过程中，机构要安排至少两名评估师同时在场，实行一岗双人双责制。两人在实际操作过程中处于同等地位，共同处理评估的一切事务，互相帮助，互相监督，互相制约。对于评估中出现的问题，两人协商处理，并共同承担责任和风险。

6. 不断提升业务能力水平

评估机构要定期组织从业人员进行业务技能培训和职业道德学习，聘请资深评估专家授课，解答在评估工作中遇到的疑点和难点问题，贴近实际工作讲解评估过程中应该把握和注意的问题。

7. 老年人健康档案的建立与应用

要通过老年人能力评估工作的开展，建立老年人健康档案。对于高龄、衰弱的老年人，通过全面的综合评估可以尽量降低其发生不良事件的风险，维持内在功能，延长生活自理的时间；对于健康状况相对较好的活力型老年人，可通过自评与他评相结合的方式，提高老年人的参与度与准确性，大大提高临床工作效率。有很多简化的评估手段和工具可用于社区快速筛查评估；而对于终末期的老年患者，功能已经不可恢复，此时评估的重点应该转向安宁疗护方面的需求。

学习单元 2　评估资料整理归档规范

一、评估资料的归档规范

1. 评估档案的构成

凡在评估工作中形成、使用或具有参考价值的文件材料，都应齐全完整地收集起来，进行分类、整理、归档保存。一份完整的老年人能力评估档案一般由 4 部分内容组成：老年人能力评估基本信息表、老年人能力评估表、老年人能力评估报告、其他支撑材料。

2. 材料的种类

（1）文字材料：文件、评估计划、方案、规章制度、评估记录、评估统计表格、档案等。

（2）影像材料：照片、视频等。

（3）证明材料：既往病历、影像学检查记录等。

（4）其他材料：能够真实反映老年人功能状态的其他辅助材料，如入院检查记录、日常健康记录、健康体检记录等。

（5）电子材料：利用信息化老年人能力评估系统获得的数据或信息。

3. 材料的整理

（1）原始材料的整理

1）原始文字材料整理。对文件、评估计划、方案、评估记录、评估统计表格和档案等材料，要按照不同的评估人单独分类整理，而规章制度类文件则按照正式公布的时间进行分类。所有材料要求分类准备，编目清楚，整齐美观，调用方便、快捷。

2）影像材料、证明材料和其他材料的整理。影像材料装袋（盒）后分类保存，并标明内容、数量与时长（单位为min）。各类证明材料由收集人员准备好材料复印件。其他佐证材料须拍摄照片或留存复印件。所有影像、证明和其他材料均要列出清单。

（2）新建材料的整理

1）电子文档格式。评估计划、评估方案等文字材料采用统一格式：标题用小2号方正小标宋简体字，可分一行或多行居中排版（如有副标题，用3号楷体字）；回行时，要注意词义完整、排列对称、间距适当。正文用小4号楷体字，标题下空一行，每自然段首行缩进2个字符，回行顶格，间距为25磅，表格内文字的字号、行间距可适当调整。页边距上下2.5 cm，左2.5 cm，右2.2 cm。结构层次序数，第一层为"一"，第二层为"（一）"，第三层为"1."，第四层为"（1）"，第五层为"①"。所有标题独立成行，不加标点。

落款：凡不加盖公章的材料，应在正文右下方落款处署所有参与人员全名，并在下一行相应处标识成文日期（使用中文年月日）。

材料用纸：如需打印纸质版材料，采用国际标准A4纸型（所有复印件也统一使用A4纸型），左侧装订，页码位于页面底端，居中。

2）评估表格格式。所有评估师使用国家及行业规定的统一评估量表。表格名称用4号加黑方正小标宋简体字，表格中的文字采用4号宋体，数字及字母采用4号阿拉伯数字，对齐方式为垂直、水平居中。表中无内容的一律空白，表内数字或文字有连续重复时，不能用"同上""同左"等字样。行高20磅左右，可根据实际内容有所调整。除单页外，必须添加页码，页码为阿拉伯数字，位于页面底端，居中。所有表格类材料要根据相关表格的规范盖章或签字，并署填表日期。

3）度量单位及文本数字。材料中所出现的度量单位要按国际标准度量单位，量词统一，如老年人能力评估基本信息表中评估编号的第1位代表评估机构类型，用英文大写字母表示，养老机构为J，社区为S，第三方评估组织为T，其他为Q；评估编号的第2~5位代表评估时间，由四位大写英文字母和数字混合表示，将年月日（yyyy/mm/dd）以yy-yy-mm-dd的分割方法将八位字符进行两两分割。0~9的情况下用数字0~9表示，10以上数字用英文大写字母表示，A 代表 10，B 代表 11，C 代表 12，依次顺序编码至 Z（例如 20151212 的编码是 KFCC）。评估编号的第 6 位代表评估师编号，用一位大写英文字母和数字混合表示，具体方法同上，0~9 用数字 0~9 表示，10 以上数字用英文大写字母表示，A 代表 10，B 代表 11，C 代表 12，依次顺序编码至 Z。评估编号的第 7~8 位代表顺序编号，用两位大写英文字母和数字混合表示。每位字符均从 0 开始顺序编码至 9，10 以上用英文字母表示，如前依次顺序编码至 Z。字符组织的数字由小到大表示评估顺序由先至后。

4）装订位置。文件装订均为左订两枚订书钉，在距纵向打印纸张上、下边缘 8 cm 处各订一钉，书钉距纸张左边缘 3~8 mm。

4. 材料的归档格式

（1）类目设置与格式

1）目录设置。评估文件目录按照评估内容共分六级：A. 老年人能力评估基本信息表；B. 老年人能力评估表；C. 特殊事件记录单；D. 老年人能力评估结果判定卡；E. 老年人能力评估报告；F. 其他佐证材料。

2）目录格式

一级目录：编号为"A""B""C"……。

二级目录：编号为"A.1""A.2""A.3"……。

三级目录：编号为"1.1""1.2""1.3"……。

四级目录：编号为"1.1.1""1.1.2""1.1.3"……。

根据每个评估文件的基本要求进行具体编目。

（2）评估材料的归档

1）组卷整理

①组卷：每位老年人的评估材料按照所有评估文件的目录顺序编号建档，装入文件盒（袋）。不要将不同老年人的评估材料放入同一案卷。文件盒侧面应有标签，标签要统一，标明内装材料所属的主要内容，例如"B.1 日常生活活动评估表"。当同一个目录下的材料较多时，需要分盒陈列，在同一个目录内进行编号，例如"C. 特殊事项记录单（1）（2）（3）"等。

②排序：评估材料的排序按评估顺序从大到小排列。需要后续补充完善的，暂不装订成册，用文件夹夹好，以防丢失。

③目录：每个文件盒内必须有材料目录，列出本盒内所包含材料的名称。材料目录打印两份，一份单页放在文件盒内，另一份做成材料总目录装订成册。

2）档案装具。评估资料建档所需的档案盒由评估机构统一购置，评估材料编目整理，各档案盒颜色保持统一，避免杂乱。文件柜、文件袋大小要统一，整齐美观。

5. 档案资料的保管与移交

（1）评估机构应设专人保管评估档案资料，评估师与档案保管员交接时，应当面审核办理交接手续。

（2）评估材料要层层把关，各种材料及评估表格必须由当事人签字。各类评估表格分别由所有评估师、信息提供人、评估小组组长等审定。所有上报材料的审定人、报送人、接收人均应在评估材料清单的相应位置上签字，并加盖本机构公章。

（3）若发现评估档案存在问题，如评估师、信息提供者等相关人员没有签字，主要评估表格填写不完整，页码混乱等，要及时将档案退回给相关人员，补齐后重新整理、归档。

（4）评估师向所属机构或上级部门报送材料时需按照评估材料目录整理上交。报送时附评估材料清单（一式两份），并将电子材料与纸质材料同时提交（自留电子文档）。

（5）评估资料移交后，所有资料均要完整保存，任何人不得随意丢弃、销毁。

二、归档文件的整理原则

1. 针对性原则

归档文件整理要遵循文件的形成规律，减少个人对文件材料的外在干预。文件之间形成来源、时间、内容等方面的内在关联性，为档案记录的完整性和有序性提供了保障，也便于日后的检索和利用。

2. 真实性原则

各类评估材料要实事求是，不弄虚作假，做到真实可信、有据可查；要精练，突出特点和主要问题；所有评估表格都要提供原件，对遗失的材料要提交情况说明并备案；所有表单都要填写完整，尚未评估完成的文件，要加强管理，全部完成后统一存档保管。

3. 规范性原则

评估材料的收集、整理、填写、归档要按照行业统一规范要求进行，评估过程符合《老年人能力评估规范》（GB/T 42195—2022）的要求；材料目录设置、文档格式、立卷归档及材料的保管、移交要符合机构的相关规范要求。

4. 统一性原则

纸质文件和电子文件的整理应实现协调统一，在文字表述和数据上要成为一个有机整体，避免文字、数字之间的矛盾与错位。应结合评估工作的实际情况，确定是以纸质文件还是以电子文件整理为主，再依次确定整理的策略和方法，保证二者整理的协调一致。

5. 创造性原则

评估师应根据自身的职能范围和工作实际，充分发挥主动性、创造性，在评估过程中细心观察、认真总结，在符合老年人实际情况的基础上，以不同颜色的笔体字迹，对评估中老年人表述不清晰或无法提供答案的材料进行补充、完善，并与信息提供人确认无误，以提高评估结果的准确性。

三、归档文件的管理要求

1. 组织管理

评估机构设有专门的档案管理人员。档案管理人员的职责是全面负责本机构内所有评估师业务档案的收集、整理、立卷、调阅、保管等档案管理工作。评估师应在完成全部评估后 10 日内，及时将评估资料整理归档，配合档案管理人员完成评估档案的移交、归档等工作，评估小组组长对所承办的评估项目的业务档案全面负责。任何人不得将应归档资料拒绝归档或据为己有。

如评估资料中存在不全面或初步思考的记录，存在因填写错误或其他错误而作废的文本，以及重复的文件记录等因各种原因造成评估工作未完成就终止而形成的底稿，由评估小组组长决定保存或销毁。

2. 评估档案的保密与查询

（1）评估机构要建立相关的档案管理、保密安全制度，明确评估档案的归档内容、归档形式、保管期限、管理责任以及其他档案管理工作中的重要事项。

（2）评估档案一般不借阅，如确因工作需要借用，则应说明借用原因及归还时间，现场签字、签署具体日期，并确保借用期间档案材料的安全、完整。

（3）已归档的评估资料，借阅与查询必须严格审批、办理登记手续。非本机构工作人员查档时，须经有关领导同意后方可查阅。归还档案时，档案管理人员必须当面清点；如遇借阅人员将档案丢失，应写出书面材料，及时采取补救措施，并保留追究相关责任人责任的权利。

（4）未经批准，不得擅自摄制、翻印、复印和随意转版、篡改、公布档案内容。

（5）评估业务档案自评估报告完成之日起至少保存十年。国家法律、法规另有规定的，依照其规定执行。评估机构不得在规定的保存期内对已完成归档的评估档案进行删改或者销毁。保存期满后，对确无保存价值的档案，由档案管理人员会同有关部门提出书面销毁意见，编制档案销毁清册，经本机构主要负责人书面同意后销毁并进行监销。

3. 文件归档的注意事项

（1）必须牢固树立档案质量意识。档案质量的提高，与工作人员的质量意识有着密切关系。其中，管理人员的档案质量意识最为关键。管理人员必须提高认识，转变观念，认清档案管理的重要性，认清档案数字化是大势所趋，要高度重视本单位档案网络信息化、数字化建设。因此要求从事档案工作的人员，特别是各级领导，要牢固树立档案质量意识，用较高的工作质量来促进档案质量。

（2）要不断提高档案人员素质，加强管理，完善规章制度，建立内部人员的制约机制。良好的政治思想素质和业务素质是做好各项工作的基础，从事档案工作的人员要有良好的政治思想素质。具体来说，就是要有强烈的事业心和高度的责任感，要有良好的服务意识，具有默默无闻、无私奉献的档案人精神。档案工作又是一项业务性比较强的工作，档案人员业务素质的高低，对档案质量起着至关重要的作用。档案工作人员要从做好档案工作、提高档案质量的角度来加强自身的业务学习。领导要给从事档案工作的人员创造业务学习和培训的机会，使他们的业务知识能更好地适应新时期档案工作的要求。

（3）要把全面实现档案的价值作为检验档案工作质量的唯一标准。每个从事档案管理工作的人员，都要通过加强档案的质量管理，更好地为生产、建设、教育、科研服务，促进各项工作质量和效率的提高，从而实现档案的真正价值。

（4）加强档案装订质量。在归档评估文件时，要拆除文档资料中所有的金属物，以防装订时发生意外。资料纸超出规格的，可在不影响资料完整的前提下进行剪裁，不能剪裁的可以进行折叠，折叠的纸张要确保装订后不影响阅览全部内容。破损、卷角、褶皱、装订线过窄和纸张小于规格的，要用白纸予以裱衬。

（5）以预防为主，防检结合，重在提高。优良的档案质量是"生产"出来的，档案全面质量管理要求把档案管理的重点，从"事后把关"转移到"事先预防"上，从管结果转变为管因素，做到防患于未然。

四、电子档案信息化管理的重要性

电子档案信息化管理是借助计算机系统、信息数据库、互联网应用技术等将原有的档案资料信息化的一种现代化信息管理模式。电子档案信息具有方便、快捷、高效等优势，不会受到时间和空间的限制，真正实现了跨地域、跨时空的实时浏览，能够进一步提高档案管理工作的效率，保证档案管理的质量。

首先，通过信息化管理可以大范围提高评估师的工作效率，满足各部门对相关评估信息查询的需要，令查询信息档案的效率大幅提升。其次，利用信息化管理可以将重要的档案资料以原貌保存，大大提高了档案信息的实用性、可行性和可信性。工作中需要查阅相关信息时，不需要接触原件，这样对原始资料也起到了一定的保护作用。最后，对电子档案进行信息化管理，可以充分运用大数据、云计算整合全域数据，从各个层面深入分析信息数据中的各个维度对老年健康管理的应用效果，对政策决策及机构自身管理起到了积极有效的作用。

本模块参考文献

[1] 迪特里克. 老年社会工作：生理、心理及社会方面的评估与干预[M]. 隋玉杰，译. 北京：中国人民大学出版社，2008.

[2] 张雅丽. 新编健康评估[M]. 上海：复旦大学出版社，2011.

[3] 蒋玉宇. 长期护理保险失能等级评估的理论与实践[M]. 南京：东南大学出版社，2020.

[4] 袁慧玲. 养老护理员[M]. 北京：海洋出版社，2015.

[5] 吴仕英，肖洪松. 老年综合健康评估[M]. 成都：四川大学出版社，2015.

[6] 王陇德. 健康管理师：基础知识[M]. 北京：人民卫生出版社，2019.

[7] 人力资源社会保障部教材办公室. 养老护理员：初级[M]. 北京：中国劳动社会保障出版社，2020.

[8] 桂庆军. 健康评估[M]. 北京：人民卫生出版社，2018.

[9] 姚月荣，王秀琴，王芃. 老年健康评估[M]. 武汉：华中科技大学出版社，

2021.

［10］张立力,孙玉梅.健康评估实践与学习指导［M］.北京:人民卫生出版社,2017.

［11］阚丽君,张玉芳.健康评估［M］.北京:中国中医药出版社,2021.

［12］田兰宁.老年人能力评估基础操作指南［M］.北京:中国社会出版社,2016.

［13］刘成玉,王元松.健康评估实训与学习指导［M］.北京:人民卫生出版社,2019.

［14］成蓓,曾尔亢.老年病学［M］.北京:科学出版社,2018.

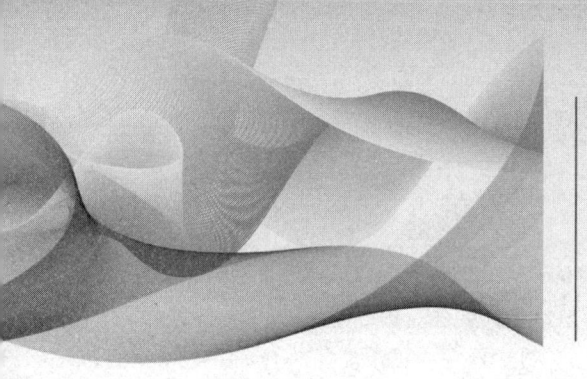

职业模块 5
环境评估

培训课程 1

环境基础知识

学习目标

1. 熟悉家庭的功能与类型,以及老年友好型社区适老化配套设施的概念。
2. 了解家庭对老年人健康的影响。
3. 了解老年人家庭角色要点和老年人对家庭照护服务与社区医疗卫生服务的需求。

学习单元1 家庭环境基础知识

一、家庭基础知识

1. 家庭的定义

家庭是个体的主要生活环境之一,不仅为个体提供基本的物质保障,也提供了重要的心理支持。2016年习近平总书记在会见第一届全国文明家庭代表时就指出:"无论时代如何变化,无论经济社会如何发展,对一个社会来说,家庭的生活依托都不可替代,家庭的社会功能都不可替代,家庭的文明作用都不可替代。"

家庭中的社会关系与活动的规范体系,规定了家庭的组成方式和家庭成员的地位、权利、义务和角色行为。家庭由于其成员在遗传、发展、情感联系等方面的共有性,常常表现出类似的特征而区别于其他的社会团体。除了以异性恋血亲制度为特点的传统家庭外,还出现了如收养家庭、寄养家庭、单亲家庭、同性家庭等多元化的家庭形态。

2. 家庭的功能及其意义

家庭是社会的细胞。家庭具有双重身份，一方面，家庭是社会综合系统的基本组成单位或子系统；另一方面，家庭是社会的一个基本经济收支单位，家庭通过成员的劳动获取收入，并为成员的生活进行支出。家庭的基本功能可分为个体和社会两方面，概括起来主要包括以下六项功能。

（1）生养功能

从生到老到死，是人生的自然过程。父母抚育子女，尽了应尽的责任和义务；当父母丧失劳动能力或生活自理能力或没有经济收入的时候，子女也有赡养父母的责任与义务。

（2）经济功能

要生活就离不开物质与精神文化资源，对这些生活资源，作为个人或家庭，只有通过直接生产或交换取得。

（3）情感功能

情感是人们对客观事物是否满足自己的需求和欲望而产生的态度体验。家庭情感包括夫妻情感、父母与子女情感、祖辈与孙辈情感、兄弟姐妹情感等。

（4）教育功能

每个人出生后最初的教育都来自家庭，父母是子女最早的"老师"。

（5）健康照顾功能

家庭是个人健康和疾病发生、发展和康复的重要场所。现代家庭对个体健康的影响，主要表现在生病期间给予家庭成员精神和物质上的支持和营养，以及生理等多方位的照顾。

（6）社会化功能

家庭是社会最基本的组织单位、经济单位和生活单位。因此，家庭的功能受到社会发展阶段的制约，不可能脱离一定社会性质的限制。

3. 家庭功能在老年人生活和健康状况方面的积极作用

家庭作为社会最基本、最重要的生活单位，是保障老年人身心健康的重要场所。老年人多已退出职场，家庭成为老年人的主要生活场所，家庭成员的经济支持、生活照料、精神慰藉等对老年人的身心健康起着重要作用。

（1）生理卫生保健功能

家庭为保护老年人的健康而提供各种照顾，包括医疗保健、健康促进、慢病防控等。

（2）心理情感交往功能

情感交流是人的心理需求之一。老年人感情的慰藉和精神的寄托都离不开家庭，问题解决、交流沟通、角色转换、情感反应、情感介入、行为控制等都是家庭精神生活的组成部分。

（3）物质与经济支持功能

物质包括家庭提供和分配物质资源，以满足老年人对衣、食、住、行、育、乐等各方面的需求。经济支持指赡养功能，即子女对年老父母的供养和照顾。

（4）生活环境辅助功能

生活环境辅助功能包括社会环境、居住环境、安全状况、物理环境（如噪声、污染等）以及居住情形（如独居或与儿女一起居住）等。

4. 家庭的类型

我国常见的家庭类型主要包括以下六种。

（1）核心家庭：由已婚夫妇和未婚子女或收养子女两代组成的家庭。

（2）主干家庭：又称直系家庭，指由父母、已婚夫妇及其子女三代人所组成的家庭。

（3）联合家庭：包括父母、已婚子女、未婚子女、孙子女、曾孙子女等几代居住在一起的家庭。

（4）单亲家庭：由离异、丧偶或未婚的单身父亲或母亲及其子女或领养子女组成的家庭。

（5）重组家庭：夫妇双方至少有一人已经历过一次婚姻，并可有一个或多个前次婚姻的子女及夫妇重组的共同家庭。

（6）丁克家庭：夫妻双方在无生理因素的影响下，自愿选择不生育的家庭。尽管中国人口的生育意愿呈下降趋势，但是丁克家庭在社会中仅占少数。

5. 老年人家庭的类型和结构

我国老年人的家庭结构趋于小型化，老年人独居、仅与配偶同住、与其他人同住的比例提高，与子女同住的比例降低。

（1）老年人家庭的类型

以老年人为主体，家庭的分类方法有多种，根据家庭的代系关系和亲子关系划分，主要有五种类型。

1）联合家庭：以老年父母为主，全家几代合住的多代大家庭。这种家庭是由两对或两对以上同代夫妇及其未婚或已婚子女组成的家庭，包括由父母和两对以上已婚子女及孙子女居住在一起的家庭，或两对以上的已婚兄弟姐妹组成的家庭。这类家庭同时存在一个权力和活动中心及几个次中心，或几个权力和活动中心并存。其结构相对松散且不稳定，难以作出一致的决定。

2）主干家庭：以父母（或父母一方）同一对已婚儿女组成的家庭。这种家庭是由一对已婚子女同其父母、未婚子女或未婚兄弟姐妹构成的家庭。特点是代际层次增多，家庭关系比较复杂，往往有一个权力和活动中心，还有一个次中心存在。但其家庭可利用的资源较多。

3）核心家庭：亦称"夫妻家庭"，仅由老年父母或老年父母及未婚子女组成的家庭。这种家庭是由父母及其未婚子女组成的家庭，也包括无子女夫妇家庭，以及养父母与养子女组成的家庭。现代社会中，核心家庭已经成为主要类型。核心家庭的共同特征是规模小、人数少、结构简单、关系单纯，家庭只有一个权力和活动中心。

4）空巢家庭：一对老年夫妻居住生活的家庭。

5）单亲家庭：一个老年人与子女组成的家庭。

（2）老年人家庭的结构

1）核心家庭的结构。根据家庭中的成员关系可以将核心家庭进一步分为以下三类。

①夫妇核心家庭：由老年夫妇组成的家庭。

②标准核心家庭：由老年夫妇及其未婚子女共同组成的家庭。

③缺损核心家庭：由老年夫妇一方和未婚子女组成的家庭，或者由两个或多个未婚老年兄弟姐妹组成的家庭。

2）主干（直系）家庭的结构。根据家庭成员的关系可将直系家庭进一步分为二代直系家庭、三代直系家庭、四代直系家庭和隔代直系家庭。

①二代直系家庭：由老年亲代和一个已婚子女代组成的家庭。

②三代直系家庭：由老年亲代、一个已婚子女代和孙子女代组成的家庭。

③四代直系家庭：由老年亲代、已婚子女代、已婚孙子女代和曾孙子女代组成的家庭。

④隔代直系家庭：三代或四代以上直系家庭中缺少其中一代所组成的家庭。

3）空巢家庭的结构。空巢家庭是家庭中因子女外出工作或学习而老年人独居的一种现象。空巢家庭的老年人中，有的有老伴，有的单身独居。

研究显示，生活于核心家庭的老年人生活满意度较低，所患慢性疾病也较多，对个人目前的健康状况评价也较差。生活在主干家庭中的老年人身心健康状况尚可，他们对个人目前健康状况的评价也较好。空巢家庭的老年人中，有老伴者的身心健康状况尚好，但独居者的心理健康状况堪忧，他们的生活满意度低，抑郁症状多，对个人目前的健康状况评价差。

> 第七次全国人口普查数据显示，2020年中国平均家庭户规模为2.62人，比2010年的3.10人减少0.48人，我国家庭结构不断缩小的趋势已日趋明显。随着传统的几代人大家庭逐步转变为更多小家庭，代际家庭支持功能逐渐弱化，这也意味着无论养老还是育儿都需要更多来自家庭外部的社会支持。

6. 老年人的家庭关系

家庭关系亦称家庭人际关系，是家庭成员之间固有的特定关系，表现为不同家庭成员之间的不同联系方式和互助方式，是家庭成员之间联结的纽带。它的特点是以婚姻和血缘为主体，并由有婚姻和血缘关系且生活在一起的人所构成，表现为组成家庭的各成员之间特殊的相互行为。

家庭关系对于老年人的身心状况有重要影响，积极和谐的家庭关系能够给老年人带来愉悦的舒适感，而消极的家庭关系则会导致其出现抑郁、孤独、悲观等负性情绪，严重影响老年人的身心健康和生活质量。

（1）老年人家庭成员之间的关系

在孝道文化影响下，子女照顾老年父母是一种传统的道德规范，也是一种法定的义务和责任。直到20世纪末，与子女同住仍然是中国老年人最普遍的居住方式。随着我国社会经济和城镇化的快速发展，受社会生产方式转变与家庭小型化等的影响，老年人的家庭地位、与子女之间的关系也发生了相应变化。

1）夫妻关系：夫妻是家庭的主体与基础，老年夫妻恩爱不仅是保证老年人身心健康、余热生辉的重要因素，而且是解决其他多种家庭人际关系问题的关键。

2）亲子关系：父母与子女之间有天然的血缘关系，是两代人亲密关系的基础。父母与子女在长期的共同生活中，会产生亲密的感情，且彼此之间没有根本的利害冲突，容易建立互相爱护、互相关心的融洽关系。

3）婆媳关系：婆媳关系处理得好，有利于消除两代人之间的隔阂，促进家庭中其他人际关系的协调，也会影响子女与孙辈对待老年人的态度。但婆媳关系是我国家庭中最难处理好的一种人际关系。

4）祖孙关系：老年人对第三代特别疼爱，看到他们活泼可爱、健康成长，都从心底里感到高兴。不少老年人还很喜欢和孙辈一起玩乐，感觉自己也变得年轻了。

直系血亲和三代以内旁系血亲关系如图5-1所示。

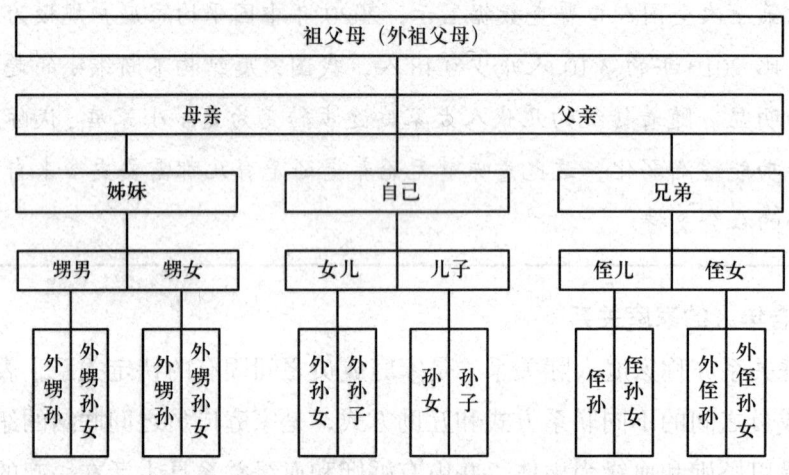

图5-1 直系血亲和三代以内旁系血亲关系图

（2）老年人家庭代际关系的影响因素

代际关系通常指代与代之间通过资源的分配与共享，情感的交流、沟通，道德义务的意识与承担等诸多中间媒介发生这样或那样的联系，呈现出不同态势的胶结状态。家庭代际关系指家庭内成员间的人际关系，是家庭伦理观念的表现形态，包括夫妻关系、亲子关系，以及与之密切相关的婆媳关系或隔代的祖孙关系。其中平行的是老年夫妻关系，有血缘关系的有父子、父女、母子、母女、祖孙。这些关系不仅相互影响、相互制约，而且其中任何一种关系都会直接或间接地影响家庭的和睦与融洽，进而影响老年人的生活质量。家庭代际关系主要包含以下三部分内容。

1）经济支持。中国传统家庭的主轴是亲子关系，不仅重视上代对下代的哺育，也重视下代对上代的"反哺"抚养。随着社会保障制度的不断完善，社会转移支付的不断增加，子女向老年人的经济流动量有弱化的倾向。但是，子女对父母的经济支持仍然能够改善老年人的经济状况和生活条件，从而对老年人的生活质量产生正面作用。

2）生活照料和日常服务。部分老年人经济上能够自立，但仍需要子女提供生活上的照料，包括不定期的食物、衣物等支持。子代在老年人日常赡养上依然承担着最为重要的角色，是老年人最重要的支持者，为老年人的养老和日常生活提供了基本保障。但在现代中国家庭中，年轻的夫妇双方都投入劳动力市场、追求事业上的成功，家庭中的事务越来越多地由双方老年人承担。尤其是当子女有了孩子之后，老年人会牺牲更多的休闲娱乐时间来照料子女的生活。

3）亲子沟通。亲情对于由社会角色变为家庭角色的老年人来说愈加重要。因为角色的转变、生理机能的限制，使得老年人接触社会和外界的机会较从前少得多，从而易形成孤独感和被排斥感。来自家庭的亲情和情感的沟通，能最大程度地消除老年人的孤独感，使他们觉得自己依然有用和受重视。

（3）农村老年人家庭代际关系的影响因素

农村老年人与城市老年人相比，没有固定的经济来源，一般的农村老年人在年老、丧失劳动能力之后只能靠家庭赡养，大多数是由儿女赡养，因此代际关系的好坏极大地影响着老年人晚年生活的质量。农村中老年人的子女可以轮流照顾老年人。在这种"流动养老"的模式中，体现"公平"是非常重要的。一方面，兄弟姐妹之间的关系要融洽；另一方面，老年人与子女之间的关系也要融洽。农村家庭的规模逐步缩小，导致农村以"父子关系"为主线的传统家庭模式向以"夫妻关系"为主线的现代家庭模式转变。此外，越来越多的农村老年人面临空巢的问题，有的还要担负起养育孙辈的重任，精神慰藉需求成为奢求。

二、老年人的家庭角色和作用

社会经济快节奏对社会成员年轻化的要求与年老体衰之间的矛盾，导致老年人在社会中逐渐丧失了主要的职业地位。随着工作的丧失和职业地位的下降，老年人的收入逐渐减少，社会经济地位、家庭地位均会下降。这时，老年人需要重新对自己进行角色定位。

1. 老年人的家庭和社会角色

老年人在家庭和社会中的地位和权力关系总体来看是下降的，这必然导致老年人陷入角色认知、角色扮演的困境。同时，这种困境又进一步加剧了老年人和社会、家庭的矛盾。老年人的角色定位，主要指老年人在生理衰弱的条件限制下，不能像年轻人一样从事社会事业和担任相关的职务，难以继续成为社会生产活动中的活跃者。老年人在进行角色定位时，要量力而行。身体好的，可以继续从事社会公共事务，乃至承担有经济收入的工作。而身体欠佳者，则应享受休闲时光所带来的乐趣。对于大部分老年人，最重要的是需要扮演好自己的家庭角色。老年人可能是父母、长辈，膝下有儿孙，其在家庭中扮演的角色大致可分为以下5种类型。

（1）正统型：又称正统祖父母型。这是严格遵循传统的角色类型。

（2）快乐型：又称快乐祖父母型。属于这一类型的老年人往往会表现出某些"返老还童"的特征。

（3）代理型：又称代理父母型。这一类型的老年人，在家庭生活中比较重视家庭成员间的权威次序，凡事都要过问，任何事务都要进行干预。

（4）智能型：又称智慧型。这一类型的老年人，较强调家庭权威的传统次序，要求子女及孙辈充分征求和听取长辈的意见。

（5）生疏型：又称漠不关心型。属于此类型的老年人，一般不参加家庭活动，与子女及孙辈的关系较为冷漠，对家庭事务也不发表意见。

以上几种类型，在不同家庭环境中的表现是不同的，在不同的老年人身上表现的程度和方式也不相同。

2. 老年人的角色转变

由于社会环境的改变和社会关系的重新调整，老年人的角色也会发生相应的改变。老年人对角色改变的认识和希望、角色的期望是否和角色改变相符合，这个问题严重影响老年人的心理活动。如果相符合，老年人就会心情愉快、精神振奋。老年人的角色转变，主要特点如下。

（1）从职业角色转入闲暇角色

老年人在退休后，在角色上的显著变化就是从职业角色进入了闲暇角色。其中，城市中绝大部分老年人在退休后便与原工作单位脱离关系；农村老年人由于其经济条件和劳动习惯的限制，处于职业角色和闲暇角色双层角色中，但最终仍要进入完全的闲暇角色。

（2）从主体角色演变为依赖角色

老年人在退休前是家庭的主体角色，退休后逐渐从主体角色演变为依赖角色。年龄越大，对儿女的依赖程度越高。

（3）从配偶角色变为单身角色

老年夫妻同时去世的情况极少。人到老年期，失去配偶的可能性日益增大。

一旦丧失配偶，剩下的老年人即进入单身角色。

3. 老年人角色转换带来的心理影响

老年人由于社会角色的改变，心理上会产生一种失落感。角色转换对老年人带来的影响主要表现在以下几个方面。

（1）老年人退休了，角色的改变不仅意味着失去了某些原有工作上的权利，更为重要的是失去了原来所担当角色的感情，因而可能会感到失落、茫然不知所措。

（2）老年人由于丧偶、离退休、人际交往范围缩小等，可能会感到空虚寂寞，甚至不知道怎么打发时间，整天浑浑噩噩、无所事事，心理上往往产生孤独感，进而感到烦躁无聊。

（3）家庭是人类生活的最基本单位，老年人离退休后，从社会转向家庭，家庭便成为老年期最重要的精神、物质和生活的依托，但是不少人在退休后感到自己在家庭中的地位降低了。

（4）由于老年人退休后经济收入减少，甚至生活费要由子女供给，老年人可能会变得比较多疑，进而产生寄人篱下、被人抛弃的自卑感。

除了失落感、孤独感和自卑感外，老年人由于担心患病，以及要面对未来的死亡，可能产生忧虑感或恐惧感。角色转换对老年人影响重大，如果老年人不能很好地适应新角色，就会产生很多负性情绪，而这些情绪若不及时排解则会引发抑郁症等严重精神问题。

三、家庭对老年人生活和健康状况的影响

家庭结构、家庭关系、家庭成员的支持和家庭健康氛围对老年人生活和健康状况的影响较为明显。家庭是老年人生活最重要的环境之一，家庭在经济支持、情感支持、日常照料等方面保持稳定对老年人安度晚年具有积极意义。

1. 家庭结构对老年人生活和健康状况的影响

人的健康与家庭息息相关。家庭对老年人健康的影响是综合性的、多方面的。家庭结构完整，家庭关系稳定和谐，家庭功能运转正常，"健康"家庭可以促进老年人健康；反之，有"缺陷"的家庭则会影响老年人的正常生活，损害老年人的健康。

过去有一种看法，似乎三代同堂的家庭更有利于老年人的晚年生活。但实际情况已有了很大的变化，当前我国家庭结构的主要形态是核心家庭和主干家

庭，家庭户规模主要是 3~5 人。其原因主要是：①城市里大多数老年人享有养老金，经济上不依靠子女；②现代家庭是一个消费单位，从合理安排家庭生活和简化家庭人际关系上来说，家庭结构应该是小型化更好；③现代化社会生产中，劳动者的流动性很大，小型家庭便于人员流动。

家庭的小型化与老年人的晚年生活可以相互兼容，其原因有以下三点。①受中国传统文化的影响。尊老养老是中国的一种传统美德，中国的核心家庭、空巢家庭等的代际之间仍然有比较密切的来往，多数已婚子女仍然在经济上支持父母。②在家庭生命周期的某些阶段因对父母的依赖而产生家庭模式的变化，就我国而言，新生家庭在其生命周期的结婚无孩阶段和生育阶段对父母的依赖特别强烈。③"精神赡养"越来越重要，现代社会享受退休金的老年人日益增多，子女对老年人经济上的赡养负担越来越小，而精神慰藉就显得更为重要，需要子女经常探望父母，进行精神上的沟通与生活上的照料。

2. 家庭关系对老年人生活和健康状况的影响

家庭关系与家庭结构有着密切的联系。家庭结构简单，家庭关系就比较单纯；家庭结构复杂，家庭关系就错综复杂。就老年人家庭来看，其基本关系包括夫妻关系、子女关系和祖孙关系。

（1）夫妻关系

老年夫妻与中年时期相比，在生理、心理以及家庭生活、社会生活等各方面都发生了很大的变化，应当适应老年期的特点，自觉处理好相互关系。特别是空巢时期，只剩下老年夫妇两人，此时婚姻关系随年龄增长而得到改善，老年夫妇之间互相帮助、体贴、谅解、支持，相依为命。即使子女很孝敬，也无法替代婚姻伴侣的作用。

（2）子女关系

子女对父母经济上的供给或资助、生活上的照护、精神上的慰藉，是赡养的三项基本内容。现代社会享受退休金的老年人日益增多，子女对父母经济上的供给越来越少，对老年人日常生活的照护、精神上的慰藉显得更为重要。作为子女要尊敬老年人，照护和赡养老年人，正确认识老年人在社会上与家庭中的地位和作用；作为老年人要理解年轻人的特点，要爱护、体谅子女，在可能的条件下，在经济上和生活上给予帮助和指导。

（3）祖孙关系

在我国，受传统文化影响，祖辈对孙辈更加关爱。这种祖孙关系增加了家庭温馨、愉快、幸福的气氛，使老年人晚年生活更充实、更快乐。但比起父母来，爷爷奶奶往往对孙辈更为娇纵、宠爱，在物质上关心较多，较易忽视思想、行为方面的教育，在教育方法上往往与子女持不同的态度与观点，这些易引发两代人之间的矛盾。

3. 家庭生活事件对老年人生活和健康状况的影响

老年人的心理健康主要受生理、心理、社会三方面因素影响，家庭生活事件是影响老年人心理健康的重要因素。积极生活事件通常指个体认为对自身有积极意义的事件，可以产生愉快的情绪体验；消极生活事件即负性生活事件，如婚姻状况改变（如丧偶）、家庭状况改变（如子女离家）、经济状况不佳（如经济出现困难）、身体状况改变（如身体疾病增多）、亲友冲突等，都会对老年人产生较大影响。

4. 家庭成员的支持对老年人生活和健康状况的影响

根据《中华人民共和国老年人权益保障法》的相关规定，家庭支持主要指子女为父母所提供的经济支持、居住支持、生活照料、精神慰藉等帮助。此外，除了子女提供的代际支持，老年人配偶的陪伴和照料也是家庭养老支持的来源之一。家庭的支持是老年人精神健康保障工作中最核心、最重要的部分，是精神养老的重要载体，也是老年人获得主观幸福感的重要因素。家庭对老年人生活和健康的作用如下。

（1）经济支持

在家庭支持中，子女是老年人的重要支持来源，在经济供养供给者中占据着主导地位。子女通过供给金钱或者实物来履行对父母的赡养义务。通过经济的支持，有利于改善老年人的生活状态，提升其健康水平。老年人获得的经济支持越多，生活满意度可能就越高。

（2）日常照料

老年人随着年龄的增长和身体机能的衰退，对日常生活照料的需求不断增长。一般而言，老年人的情感是比较脆弱的，更加需要家人的关爱和呵护，生活中点滴的帮扶都会对老年人的身心健康产生积极的影响。

（3）精神慰藉

家庭成员的行为与老年人生活息息相关，他们的一举一动都会对老年人的精神健康产生一定的影响。老年人没有太多的生活压力，在情感上更多地想要得到家人的关注和重视，与子女多见面、多聊天会获得安全感和归属感。

5. 老年人的居住安排及心理健康状况

在对老年人进行居住安排时,要充分考虑他们在健康状况、经济状况、配偶状况等方面的差异性,结合各个年龄段老年人的居住意愿与现实状况进行综合考虑。

(1)与子女同住对老年人具有积极作用

老年人与成年子女同住能够得到后者的支持,对老年人的身心健康起到积极作用,甚至降低其死亡风险。晚年期与子女共同居住的老年人在增加了相处时间的同时也增加了产生生活矛盾的可能性。如果不能很好地协调两代人在生活节奏、生活理念、生活习惯等方面存在的差异,晚年期共同居住对家庭关系甚至可能产生负面影响,老年人的生活满意度有可能下降。

(2)空巢已成为普遍情况

对于身体健康、经济状况较好的低龄老年人,可以提倡自养。在现代社会中,配偶已经成为决定老年人幸福感的关键。而空巢家庭中的老年人对子女的需求更多的是情感上的支持。

(3)独居老年人尤其需要被关注

独居老年人在获得社会支持方面存在明显缺陷,是老年人群中尤其需要被关注的弱势群体。

无论是否与亲属同住,丧偶或配偶不在身边的老年人、独居老年人相比其他老年人孤独感水平更高。城市空巢家庭中,独居老年人和只和配偶居住的老年人心理健康状况呈现明显差异。独居老年人由于缺乏配偶支持,心理健康呈现明显缺陷,更容易产生孤独感。

(4)居住方式由社会经济发展水平决定

随着社会的发展,家庭正在向核心家庭和小型化方向发展,独立居住已逐渐成为老年人主要的生活方式,并且这种居住安排并不意味着老年人心理健康方面的劣势。晚年时由于不与子女共同居住,老年人不容易与子女因代际观念差异和日常生活琐事产生矛盾,两代人之间因而更容易产生距离美。在分开居住的情况下,子女由于没有参与父母的日常生活照料,更有可能通过经济支持的方式予以弥补。

学习单元2 社区环境基础知识

一、老年友好型社区概述

2007年,世界卫生组织提出"老年友好型城市",并于2007年11月颁布《全球老年友好型城市指南》,指南提出八个"面向",作为都市推动适老化宜居环境体系的"老年友好型城市"指标。适老化宜居环境体系的八个"面向"分别从无障碍与安全之公共空间、住宅、交通、通信与信息、社区及健康服务、社会参与、敬老与社会融入、工作与志愿服务等方面入手,满足老年人多样化的物质需求和精神需求。创建"老年友好型城市",是世界卫生组织倡导并发动的一项旨在惠及亿万老年群体的社会活动。我国从2009年开始,在上海、南京、苏州、湖州、青岛、营口、泰安等十几个城市进行了"老年友好型社区"的试点工作。

1. 老年友好型社区的定义

(1)定义:老年友好型社区是指针对老年人需求创建的社区。

(2)目的:以老年居民的需求为导向,提供全方位适老化的社区居家养老支持,增强老年人独立生活的能力,缓解家庭养老压力,提升老年人及家庭的生活幸福感。

(3)目标:积极应对人口老龄化,加快建设居家社区机构相协调、医养康养相结合的养老服务体系。探索建立老年友好型社区创建工作模式和长效机制,提升社区服务能力和水平,更好地满足老年人在居住环境、日常出行、健康服务、养老服务、社会参与、精神文化生活等方面的需要,切实增强老年人的获得感、幸福感、安全感。到2025年,在全国建成5 000个示范性城乡老年友好型社区;到2035年,全国城乡实现老年友好型社区全覆盖。

2. 老年友好型社区的工作任务

2020年,国家卫生健康委、全国老龄办发布《关于开展示范性全国老年友好型社区创建工作的通知》(国卫老龄发〔2020〕23号),通知明确指出了老年友好型社区的工作任务,主要有以下几个方面。

(1)改善老年人的居住环境

支持对老年人住房的空间布局、地面、扶手、厨房设备、如厕洗浴设备、紧急呼叫设备等进行适老化改造、维修和配备，降低老年人的生活风险。建立社区防火和紧急救援网络，完善老年人住宅防火和紧急救援救助功能。定期开展独居、空巢、留守、失能（含失智）、重残、计划生育等特殊家庭老年人家庭用水、用电、用气等设施的安全检查，对老化或损坏的设施及时进行改造维修，排除安全隐患。加强社区生态环境建设，大力绿化和美化社区，营造卫生清洁、空气清新的社区环境。

（2）方便老年人的日常出行

加强老年人住宅公共设施的无障碍改造，重点对坡道、楼梯、电梯、扶手等进行改造，保障老年人的出行安全。加强社区道路设施、休憩设施、信息化设施、服务设施等与老年人日常生活密切相关的设施和场所的无障碍建设。新建城乡社区提倡人车分流模式，加强步行系统安全设计和空间节点标志性设计。

（3）提升为老年人服务的质量

利用社区卫生服务中心（站）、乡镇卫生院等定期为老年人提供生活方式和健康状况评估、体格检查、辅助检查、健康指导等健康管理服务，为患病老年人提供基本医疗、康复护理、长期照护、安宁疗护等服务。开展老年人群营养状况监测和评价，制定满足不同老年人群营养需求的改善措施。深入推进医养结合，支持社区卫生服务机构、乡镇卫生院内部建设医养结合中心，为老年人提供多种形式的健康养老服务。利用社区日间照料中心及社会化资源为老年人提供生活照料、助餐助浴助洁、紧急救援、康复辅具租赁、精神慰藉、康复指导等多样化养老服务。广泛开展以老年人识骗、防骗为主要内容的宣传教育活动。建立定期巡访独居、空巢、留守、失能（含失智）、重残、计划生育特殊家庭等老年人的工作机制。

（4）扩大老年人的社会参与

引导和组织老年人参与社区建设和管理活动，参与社区公益慈善、教科文卫等事业，支持社区老年人广泛开展自助、互助和志愿活动，充分发挥老年人的积极作用。因地制宜改造或修建综合性活动场所，配建有利于各年龄群体共同活动的健身和文化设施，为老年人和老年社会组织参与社区活动提供必要的场地、设施和经费保障，满足老年人的社会参与需求。

（5）丰富老年人的精神文化生活

鼓励社区自设老年教育学习点或与老年大学、教育机构、社会组织等合作在社区设立老年教育学习点，方便老年人就近学习。有效整合乡村教育文化资源，发展农村社区的老年教育，以村民喜爱的形式开展适应老年人需求的教育活动。丰富老年教育的内容和手段，积极开展老年人思想道德、科学普及、休闲娱乐、健康知识、艺术审美、智能生活、法律法规、家庭理财、代际沟通、生命尊严等方面的教育。鼓励老年人自主学习，支持建立不同类型的学习团队。组织多种形式的社区敬老、爱老、助老主题教育活动，加大对"敬老文明号"和"敬老爱老助老模范人物"的宣传。开展有利于促进代际互动、邻里互助的社区活动，增强不同代际间的文化融合和社会认同。

（6）提高为老服务的科技化水平

提高社区为老服务的信息化水平，利用社区综合服务平台，有效对接服务供给与需求信息，加强健康养老终端设备的适老化设计与开发，为老年人提供方便的智慧健康养老服务。依托智慧网络平台和相关智能设备，为老年人的居家照护、医疗诊断、健康管理等提供远程服务及辅助技术服务。开展"智慧助老"行动，依托社区加大对老年人智能技术使用的宣教和培训，并为老年人在其高频活动场所保留必要的传统服务方式。

二、社区配套设施的适老化设计

社区适老化配套设施指围绕包括老年人在内的各年龄人群居住和生活空间各种环境的总和。狭义的老年宜居环境指居住的实体环境；广义的老年宜居环境则是指社会、经济、文化等方面的综合环境，其建设目标是优化老年人的健康条件、参与社会活动的机会和安全保障，提升老年人的生活质量。

1. 社区配套设施适老化设计的八个原则

（1）整体性原则：进行社区环境的适老化设计或改造时，需要系统规划、全面考虑。

（2）便捷性原则：各类活动场地和配套服务设施应布置在邻近且易于到达的位置。

（3）安全性原则：充分考虑老年人的安全需求，进行针对性设计。

（4）适用性原则：满足老年人最基本的安全需求，还要适合老年人使用。

（5）舒适性原则：在环境设施适老化设计当中，尤其要重视温度、光线、通风等的舒适度。

（6）参与性原则：注意满足老年人老有所为的愿望，提升老年人的参与感。

（7）丰富性原则：设置丰富的活动场地，让老年人能进行适合的活动。

（8）通用性原则：立足于全生命周期的视角，充分考虑通用性，做到不仅适合于老年群体，也应适合于其他年龄群体，促进代际之间的沟通与交流。

2. 社区居住环境适老化设计的核心内容（见表 5-1）

社区居住环境的适老化设计包括：建筑物的舒适性，建筑物的安全性，居住空间的适老性，身体机能退化的适老性，社交休闲设备的充实度，近邻地域设施的方便性。

表 5-1 社区居住环境适老化设计的核心内容

设计核心	内容概要
1. 建筑物的舒适性	各空间日照、通风、照明程度、温度（冷暖气）、设备设施、卫生条件、寝室内部空间及设备的便利性和舒适性等
2. 建筑物的安全性	各种通报避难设备的设置状况，紧急按钮等通报装置的设置状况
3. 居住空间的适老性	地板防滑等安全情况
4. 身体机能退化的适老性	建筑物内外地面的高低差，扶手、轮椅移动的便利性；公共设施相关空间对身体机能老化或患病老年人的适宜性
5. 社交休闲设备的充实度	各种集会室、娱乐设备、休闲运动设施等社交及休闲活动相关空间、设备的设置状况
6. 近邻地域设施的方便性	商店、医疗设施、公共设施应设置在步行的范围内，到车站的交通方式应具有方便性

三、无障碍设施

1. 无障碍设施的概念

无障碍设施的概念始于 1974 年，无障碍设计强调在科学技术高度发展的现代社会，一切有关人类衣食住行的公共空间环境以及各类建筑设施、设备的规划设计，都必须充分考虑具有不同程度生理伤残缺陷者和正常活动能力衰退者（如残疾人、老年人）的使用需求，营造一个充满爱与关怀并能切实保障人类安全、方便、舒适的现代生活环境。

在我国，无障碍环境的标准主要以中华人民共和国住房和城乡建设部发布的《老年人照料设施建筑设计标准》（JGJ 450—2018）和《建筑与市政工程无障碍通用规范》（GB 55019—2021）为主，其他有关规定还包括《住宅厨房及相关设备基本参数》（GB/T 11228—2008）与《住宅卫生间功能及尺寸系列》

（GB/T 11977—2008）。这里以《老年人照料设施建筑设计标准》（JGJ 450—2018）和《建筑与市政工程无障碍通用规范》（GB 55019—2021）作为社区配套设施适老化设计的主要技术指标。

老年人照料设施内供老年人使用的场地及用房均应进行无障碍设计，并应符合国家现行有关标准的规定。无障碍设计具体部位应符合表5-2的规定。

表5-2 老年人照料设施场地及建筑无障碍设计的具体部位

场地	道路及停车场	主要出入口、人行道、停车场
	广场及绿地	活动场地、服务设施、活动设施、休憩设施
建筑	交通空间	主要出入口、门厅、走廊、楼梯、坡道、电梯
	生活用房	居室、休息室、单元起居厅、餐厅、卫生间、盥洗室、浴室
	文娱与健身用房	开展各类文娱、健身活动的用房
	康复与医疗用房	康复室、医务室及其他医疗服务用房
	管理服务用房	入住登记室、接待室等窗口部门用房

2. 无障碍设施的建设和运行维护基本原则

新建、改建和扩建的市政和建筑工程的无障碍设施的建设和运行维护必须执行《建筑与市政工程无障碍通用规范》（GB 55019—2021）。无障碍设施的建设和运行维护应遵循下列基本原则：

（1）满足残疾人、老年人等有需求的人使用，消除他们在社会生活上的障碍；

（2）保证安全性和便利性，兼顾经济、绿色和美观；

（3）保证系统性及无障碍设施之间有效衔接；

（4）从设计、选型、验收、调试和运行维护等环节保障无障碍通行设施、无障碍服务设施和无障碍信息交流设施的安全、功能和性能；

（5）无障碍信息交流设施的建设与信息技术发展水平相适应；

（6）各级文物保护单位根据需要在不破坏文物的前提下进行无障碍设施建设。

3. 设计规范

《建筑与市政工程无障碍通用规范》（GB 55019—2021）规定，无障碍通行流线上的标识物、垃圾桶、座椅、灯柱、隔离墩、地灯和地面布线（线槽）等设施均不应妨碍行动障碍者的独立通行。固定在无障碍通道、轮椅坡道、楼梯的墙或柱面上的物体，凸出部分大于 100 mm 且底面距地面高度小于 2 m 时，其底面距地面高度不应大于 600 mm，且应保证有效通行净宽。

（1）无障碍通道

1）无障碍通道上有地面高差时，应设置轮椅坡道或缘石坡道。

2）无障碍通道的通行净宽不应小于 1.2 m，人员密集的公共场所的通行净宽不应小于 1.8 m。

3）无障碍通道上的门洞口应满足轮椅通行，各类检票口、结算口等应设轮椅通道，通行净宽不应小于 900 mm。

4）无障碍通道上有井盖、箅子时，井盖、箅子孔洞的宽度或直径不应大于 13 mm，条状孔洞应垂直于通行方向。

5）自动扶梯、楼梯的下部和其他室内外低矮空间可以进入时，应在净高不大于 2 m 处采取安全阻挡措施。

（2）轮椅坡道

1）坡度和坡段提升高度：横向坡度不应大于 1∶50，纵向坡度不应大于 1∶12，当条件受限且坡段起止点的高差不大于 150 mm 时，纵向坡度不应大于 1∶10；每段坡道的提升高度不应大于 750 mm。

2）轮椅坡道的通行净宽不应小于 1.2 m。

3）轮椅坡道的起点终点和休息平台的通行净宽不应小于坡道的通行净宽，水平长度不应小于 1.5 m，门扇开启和物体不应占用此范围空间。

4）轮椅坡道的高度大于 300 mm 且纵向坡度大于 1∶20 时，应在两侧设置扶手，坡道与休息平台的扶手应保持连贯。

5）设置扶手的轮椅坡道的临空侧应采取安全阻挡措施。

（3）无障碍出入口

1）无障碍出入口应为下列 3 种出入口之一：地面坡度不大于 1∶20 的平坡出入口；同时设置台阶和轮椅坡道的出入口；同时设置台阶和升降平台的出入口。

2）除平坡出入口外，无障碍出入口的门前应设置平台；在门完全开启的状态下，平台的净深度不应小于 1.5 m；无障碍出入口的上方应设置雨棚。

3）设置出入口闸机时，至少有一台开启后的通行净宽不应小于 900 mm，或者在紧邻闸机处设置供乘轮椅者通行的出入口，通行净宽不应小于 900 mm。

（4）门

1）满足无障碍要求的门应可以被清晰辨认，并应保证方便开关和安全通过。

2）在无障碍通道上不应使用旋转门。

3）满足无障碍要求的门不应设挡块和门槛，门口有高差时，高度不应大于15 mm，并应以斜面过渡，斜面的纵向坡度不应大于1：10。

4）满足无障碍要求的手动门应符合下列规定：

①新建和扩建建筑的门开启后的通行净宽不应小于900 mm，既有建筑改造或改建的门开启后的通行净宽不应小于800 mm；

②平开门的门扇外侧和里侧均应设置扶手，扶手应保证单手握拳操作，操作部分距地面高度应为0.85~1 m；

③除防火门外，门开启所需的力度不应大于25 N。

5）满足无障碍要求的自动门应符合下列规定：

①开启后的通行净宽不应小于1 m；

②当设置手动启闭装置时，可操作部件的中心距地面高度应为0.85~1 m。

6）全玻璃门应符合下列规定：

①应选用安全玻璃或采取防护措施，并应采取醒目的防撞提示措施；

②开启扇左右两侧为玻璃隔断时，门应与玻璃隔断在视觉上显著区分开，玻璃隔断应采取醒目的防撞提示措施；

③防撞提示应横跨玻璃门或隔断，距地面高度应为0.85~1.5 m。

7）连续设置多道门时，两道门之间的距离除去门扇摆动的空间后的净间距不应小于1.5 m。

8）满足无障碍要求的安装有闭门器的门，从闭门器最大受控角度到完全关闭前10°的闭门时间不应小于3 s。

9）满足无障碍要求的双向开启的门应在可视高度部分安装观察窗，通视部分的下沿距地面高度不应大于850 mm。

（5）无障碍电梯和升降平台

1）无障碍电梯的候梯厅应符合下列规定：

①电梯门前应设直径不小于1.5 m的轮椅回转空间，公共建筑的候梯厅深度不应小于1.8 m；

②呼叫按钮的中心距地面高度应为0.85~1.1 m，且距内转角处侧墙距离不应小于400 mm，按钮应设置盲文标志；

③呼叫按钮前应设置提示盲道；

④应设置电梯运行显示装置和抵达音响。

2）无障碍电梯的轿厢的规格应依据建筑类型和使用要求选用。满足乘轮椅者使用的最小轿厢规格，深度不应小于 1.4 m，宽度不应小于 1.1 m。同时满足乘轮椅者使用和容纳担架的轿厢，如采用宽轿厢，深度不应小于 1.5 m，宽度不应小于 1.6 m；如采用深轿厢，深度不应小于 2.1 m，宽度不应小于 1.1 m。轿厢内部设施应满足无障碍要求。

3）无障碍电梯的电梯门应符合下列规定：

①应为水平滑动式门；

②新建和扩建建筑的电梯门开启后的通行净宽不应小于 900 mm，既有建筑改造或改建的电梯门开启后的通行净宽不应小于 800 mm；

③完全开启时间应保持不小于 3 s。

4）公共建筑内设有电梯时，至少应设置 1 部无障碍电梯。

5）升降平台应符合下列规定：

①深度不应小于 1.2 m，宽度不应小于 900 mm，应设扶手、安全挡板和呼叫控制按钮；

②应采用防止误入的安全防护措施；

③传送装置应设置可靠的安全防护装置。

（6）楼梯和台阶

1）视觉障碍者主要使用的楼梯和台阶应符合下列规定：

①距踏步起点和终点 250~300 mm 处应设置提示盲道，提示盲道的长度应与梯段的宽度相对应；

②上行和下行的第一阶踏步应在颜色或材质上与平台有明显区别；

③不应采用无踢面和直角形凸缘的踏步；

④踏步防滑条、警示条等附着物均不应突出踏面。

2）行动障碍者和视觉障碍者主要使用的三级及三级以上的台阶和楼梯应在两侧设置扶手。

（7）扶手

1）满足无障碍要求的单层扶手的高度应为 850~900 mm；设置双层扶手时，上层扶手高度应为 850~900 mm，下层扶手高度应为 650~700 mm。

2）行动障碍者和视觉障碍者主要使用的楼梯、台阶和轮椅坡道的扶手应在全长范围内保持连贯。

3）行动障碍者和视觉障碍者主要使用的楼梯和台阶、轮椅坡道的扶手起点和终点处应水平延伸，延伸长度不应小于 300 mm；扶手末端应向墙面或向下延伸，延伸长度不应小于 100 mm。

4）扶手应固定且安装牢固，形状和截面尺寸应易于抓握，截面的内侧边缘与墙面的净距离不应小于 40 mm。

5）扶手应与背景有明显的颜色或亮度对比。

4. 社区物理环境主要规范

依据《老年人照料设施建筑设计标准》（JGJ 450—2018），社区适老性物理环境主要规范如下。

（1）声环境

老年人用房室内允许噪声级应符合表 5-3 的规定。

表 5-3　老年人用房室内允许噪声级

房间类别		允许噪声级（等效连续 A 声级，dB）	
		昼间	夜间
生活用房	居室	≤ 40	≤ 30
	休息室	≤ 40	
文娱与健身用房		≤ 45	
康复与医疗用房		≤ 40	

（2）光环境

生活用房、文娱与健身用房及辅助空间照度值应符合表 5-4 的规定。光源宜选用暖色节能光源，相关色温小于 3 300 K，显色指数宜大于 80，眩光指数宜小于 19。

表 5-4　生活用房、文娱与健身用房及辅助空间照度值

房间名称	居室	单元起居厅、餐厅	卫生间、浴室、盥洗室	文娱与健身用房	门厅	走廊	楼梯间
照度值/lx	150	200	200	300	200	150	100

（3）热环境。老年人居住建筑应通过合理的建筑布局、景观绿化、地面铺装、色彩选择等手段减少室外热岛效应。老年人居住的卧室、起居室（厅）宜有良好的朝向。除严寒地区外，卧室、起居室（厅）朝西外窗应采取外遮阳措施，朝东外窗也宜采取外遮阳措施。

老年人用房人员长期逗留区域舒适性空调室内设计参数应符合表5-5的规定。

表5-5　老年人用房人员长期逗留区域舒适性空调室内设计参数

类别	温度/℃	相对湿度/%	风速/m·s^{-1}
供热工况	22～24	—	≤0.2
供冷工况	26～28	≤70	≤0.25

5. 居住环境无障碍设计

居住环境的无障碍设计包括卧室、起居室（厅）、厨房、卫生间等的设计，应符合居家适老化设计的要点。老年人由于身体机能衰退，腿脚不便，易摔倒发生事故而危及生命，改善老年人的居住环境，为老年人居家养老提供安全保障，不仅具有现实的必要性，而且具有重要的理论意义和实践意义。居家无障碍环境应包括老年人住家周围的环境、邻居的状况及与他们的互动、周围大众运输系统的方便性、居家内部的设计及老年人个人的经济状况等。居家适老化无障碍设计需要注意的内容有以下方面。

（1）老年人每天的作息时间表需注明在户外和户内所占的时间比例，应设置在户内最常使用的地方。

（2）卫浴、厨房空间状况和摆设的高低，电话所放的位置，通道的畅顺性，活动的空间。

（3）老年人是否需要使用拐杖辅助步行或坐轮椅活动，门把手及窗户的高度，以及室内空气是否流通。

（4）室内地板的材料，是否有杂物影响步行。

（5）室内光线是否明亮，老年人视力如何。

（6）电器插头的高度，数目是否足够，地上是否有很多延长线。

（7）室内外楼梯是否安全，高低是否适中，或是否使用电梯。

（8）外在环境的安全性、方便性。

（9）老年人个人的精神、体能、疾病状况及经济能力情况对日常生活的影响。

65岁以上居家养老的老年人中，有13%的人面临至少一种居家日常生活问题，例如洗澡、如厕、进食等。特别是随着年龄增长，身体机能慢慢退化、动作缓慢，如果再合并其他疾病（如骨关节炎、关节变形、脑卒中、认知功能障碍等），其居家生活会更为困难。若再加上居家环境设计不良，特别是常需爬高或俯身弯腰取物，除了会影响其日常生活功能以外，还会增加因跌倒而引起其他更严重并发症的机会。改善老年人居住环境的方便性、安全性、舒适性，一方面可减少意外的发生，另一方面可改善老年人日常生活的自我照顾能力。

6. 无障碍信息交流与智慧服务建设

随着我国互联网、大数据、人工智能等信息技术的快速发展，智能化服务得到广泛应用，深刻改变了人们的生产生活方式，提高了社会治理和服务的效能。2018年4月发布的《国务院办公厅关于促进"互联网＋医疗健康"发展的意见》（国办发〔2018〕26号），引导各地各部门在推动"互联网＋医疗健康"发展上取得了明显成效。与此同时，我国老龄人口数量快速增长，不少老年人不会上网、不会使用智能手机，在出行、就医、消费等日常生活中遇到不便，无法充分享受智能化服务带来的便利。2020年11月发布的《国务院办公厅印发关于切实解决老年人运用智能技术困难实施方案的通知》（国办发〔2020〕45号），聚焦老年人日常生活涉及的出行、就医、消费、文娱、办事等7类高频事项和服务场景，提出了20条具体要求。其中在社区无障碍信息交流与智能服务建设方面有以下重点要求。

（1）推动手机等智能终端产品适老化改造，使其具备大屏幕、大字体、大音量、大电池容量、操作简单等更多方便老年人使用的特点。

（2）完善老年人日常健康管理服务。搭建社区、家庭健康服务平台，由家庭签约医生、家人和有关市场主体等共同帮助老年人获得健康监测、咨询指导、药品配送等服务，满足居家老年人的健康需求。推进"互联网＋医疗健康"，提供老年人常见病、慢性病复诊以及随访管理等服务。

（3）在突发事件处置中做好帮助老年人的应对工作。在应急预案中统筹考虑老年人需要，提供突发事件风险提醒、"一键呼叫"应急救援等线上线下相结合的应急救援和保障服务，切实解决在应急处置状态下老年人遇到的困难。

（4）加强应用培训，开展老年人智能技术教育，通过老年大学（学校）、养老服务机构、社区教育机构等，帮助老年人提高运用智能技术的能力和水平。

四、社区医疗保健服务适老性的规划设计

1. 社区养老模式下老年人对医疗卫生服务的需求

随着年龄的不断增长,老年人体质下降、器官功能衰退,自理能力不断降低,对防治疾病、护理及康复的需要日益迫切。在社区养老背景下,加强老年人的医疗卫生服务具有十分重要的现实意义。大多数老年人对慢性病治疗、急危重症救治、外伤应急等服务内容有较高需求,并希望增加专科门诊、家庭病床、定点医院、康复机构等服务设施。老年人对医疗卫生服务的需求项目如下。

(1)对上门医疗服务的需求

由于自身活动能力减退、子女照料缺失等多方面的原因,老年人的就医需求日益凸显。就医的便利性在很大程度上影响老年人就医的主动性,社区卫生服务机构提供的上门医疗服务给老年人的就医提供了便利。社区卫生服务开展的上门服务是指社区卫生服务机构根据患者需求,主动到患者家中提供医疗、护理、保健、健康教育的一种服务模式,是一项方便群众、贴近患者的特色服务。

(2)对医疗服务内容多样化的需求

老年人对社区提供的医疗卫生服务和日常生活照料方面的需求呈现出多样化的趋势,在医疗内容上的需求主要集中在住院后的康复服务、健康咨询服务、健康指导服务、家庭医生上门就诊、建立家庭病床、定期体检、远程医疗等方面。

(3)对治疗康复机构的需求

老年人对健康服务的需求呈现多样化,在医疗上的需求主要集中在急慢性病治疗、开设老年专科门诊,对日间护理站和康复机构有较大需求,希望社区帮助解决护理照料及慢性病康复护理指导的呼声较高。

2019年10月,卫生健康委、发展改革委等八部门联合印发《关于建立完善老年健康服务体系的指导意见》,这是我国第一个关于老年健康服务体系的指导性文件,对加强我国老年健康服务体系建设、提高老年人健康水平、推动实现健康老龄化具有重要意义。文件按照老年人的健康特点和健康服务需求,提出要构建包括健康教育、预防保健、疾病诊治、康复护理、长期照护、安宁疗护等内容的综合连续、覆盖城乡的老年健康服务体系。

2. 老年友善医疗机构的建设

为加快推进"老年友好型城市"和健康建设,《国家卫生健康委 国家中医药管理局关于开展建设老年友善医疗机构工作的通知》(国卫老龄函〔2020〕457号),通知明确要求优化老年人就医环境,开展老年友善医疗机构建设工作。有关通知事项重点如下。

(1) 老年友善服务的要求

1) 提供多渠道挂号服务。完善电话、网络、现场预约等多种挂号方式,畅通老年人预约挂号渠道。

2) 优化服务流程,建立老年人就医绿色通道。配备人员帮助老年人进行健康码查询等方式,协助没有手机或无法提供健康码的老年人通过手工填写流调表等方式完成流行病学史调查,为老年患者就医提供方便。

3) 二级以上综合性医院要在老年医学科或内科门诊开展老年综合评估服务,对老年患者高风险因素给予早期识别与干预,保障医疗安全。

4) 基层医疗机构要结合实际,可通过签约、巡诊等多种方式为确有需要的老年人开展上门诊疗、康复、照护等个性化服务,社区卫生服务中心、乡镇卫生院能够与上级医疗机构远程会诊,为老年人提供远程医疗服务。

5) 注重对老年综合征、衰弱、失能、失智的评估与干预,开展多学科合作诊疗,鼓励患者及其照护者参与照护计划的制订与实施。

6) 对住院老年患者进行高风险筛查,重点开展跌倒、肺栓塞、误吸、坠床等项目,建立风险防范措施与应急预案、高风险筛查后知情告知制度。

(2) 老年友善环境的要求

1) 门急诊、住院病区配备有辅助移乘设备(如轮椅、平车等),并方便取用;主出入口处有方便老年人上下车的临时停车区和安全标识;所有出入口、门、台阶、坡道、转弯处、轮椅坡道及信息标识系统等的设置均应符合国家标准《无障碍设计规范》(GB 50763)。

2) 机构内标识应醒目、简明、易懂,具有良好的导向性。

3) 机构内地面应防滑、无反光。设置无障碍卫生间,门宽应当适宜轮椅进出。

4) 适老性病房温馨整洁。病房中应当配有时钟和提示板,温、湿度适中,家具稳固。

五、老年人社区安全风险因素分析

高危险性意外伤害的定义为：个人因环境情况与其调适性及防护性资源交互影响，所导致发生意外伤害的高危险状态。意外伤害的本质含义是指排除疾病因素而导致身体致残甚至死亡的事故，这种事故一般都具有突发性。目前，意外伤害已经逐渐成为严重影响社区老年人生命安全的因素之一，每年造成的危害仅次于肿瘤、循环系统、呼吸系统三种疾病。由于这种伤害导致的死亡不属于正常范围，因此会对社会及家庭产生消极影响。导致老年人发生意外伤害的原因很多，经常出现的有自杀、跌伤、交通事故等。

1. 老年人自杀意外伤害

老年人出现自杀死亡的年龄一般始于60岁初期，80岁时达到最高峰，85岁之后逐渐呈现下降趋势，女性自杀率明显高于男性。自杀的主要原因是老年人由于年龄偏大，身体机能退化，极易引发各种心理和精神疾病，例如，常见的抑郁症、焦虑症、空巢综合征、离退休综合征等。而且部分老年人独自居住，在负面情绪状态下为自杀等意外伤害行为的出现提供了适宜的空间。

2. 老年人跌倒意外伤害

老年人跌倒伤害出现的概率伴随着老年人年龄的增长而持续增加，这种意外伤害出现的本质原因与老年人身体机能降低、活动量下降、行动不便、缺乏照顾等多种因素之间存在密切联系。相关数据显示，跌倒致死超过所有老年人意外伤害死亡总人数的60%；国外研究资料也证实，高于70岁的老年人由于跌倒致死的概率是最高的。跌倒后，老年人的骨骼组织、脑组织、内脏等都可能受到损伤，特别是脑外伤、股骨骨折、颈骨骨折等较为严重的伤害会直接对老年人的正常生活及工作产生不利影响。

老年人的跌倒既有内在因素，也有外在因素，其中物理环境中的住宅环境与室外环境安全风险因素是影响老年人跌倒的重要危险因素之一。

（1）住宅环境

住宅环境需要排查的安全隐患主要有：室内地面是否平整，地板的光滑度和软硬度是否合适，地板垫子是否滑动；入口及通道是否通畅，台阶、门槛、地毯边缘是否安全；厕所及洗浴处是否有阶梯或门槛，有无扶手等借力设施；卧室有无夜间照明设施，有无紧急呼叫设施；厨房、餐厅及起居室的灯光是否合适。

（2）室外环境

室外环境包括：基础设施、道路交通、场地设施、坡道台阶；公共空间建筑物出入口、公用走廊、楼梯、电梯、扶手、安全疏散通道。社区公共空间安全隐患主要见于：楼梯狭窄、陡峭或堆积物品；居住二楼以上无电梯，电梯踏步面层缺乏防滑、示警等措施；公用走廊未设置扶手，或扶手不连续。建筑物出入口的门、台阶与坡道存在的设备隐患；道路光线不足，灯光过于昏暗或者灯具损坏没有及时维修；坡道台阶和人行道缺乏修缮，或过于拥挤；道路交通未实施人车分流、路面未设置减速设施。

（3）交通事故中的意外伤害。从总体上来看，老年男性在交通事故中的意外伤害死亡率要明显高于女性，有资料显示为女性的 2.76 倍。部分交通事故是由于老年人自身疾病（如视力残疾）导致的，还有少数则与其行动不便等因素有关。

六、社区家庭照护和家政服务适老性的规划设计

"十四五"期间，伴随着养老服务规模的扩大与质量的提升，社会组织参与养老服务大有可为。2021年11月，《中共中央 国务院关于加强新时代老龄工作的意见》印发，该文件围绕健全养老服务体系、完善老年人健康支撑体系等六个方面，提出创新居家社区养老服务模式，即以居家养老为基础，提升社区养老服务能力，依托社区发展以居家为基础的多样化养老服务；推动建立专业养老机构服务向社区、家庭延伸。街道社区负责引进助餐、助洁等为老服务的专业机构，社区组织引进相关护理专业机构开展居家老年人照护工作。

1. 老年人社区家庭照护服务模式的应用

社区家庭照护服务，是以家庭为核心、以社区为依托，依靠专业化的服务，为经济困难和生活难以自理的居家老年人提供以生活照料等为主要内容的社会化服务。其目前主要有两种形式：一是由经过专业培训的服务人员上门为老年人提供照料服务；二是在社区创办老年人日间服务中心，为老年人提供日托服务。主要的服务内容如下。

（1）生活照料类：为老年人提供托老、购物、送餐、代购物品、家政服务等一般照料和陪护等特殊照顾的服务。

（2）医疗保健类：建立健康档案，为老年人提供陪护、陪伴看病、疾病防治、康复护理、心理卫生、健康教育等服务。

（3）文化教育类：为老年人提供老年学校、知识讲座、学习培训、书法绘画、图书阅览等服务。

（4）法律维权类：为老年人提供法律法规咨询，法律援助，维护老年人赡养、财产、婚姻等合法权利等服务。

（5）体育健身类：为老年人提供活动场所、体育健身设施等服务。

（6）志愿服务类：为老年人提供邻里互助、定期看望、电话问候、谈心交流等服务。

（7）应急救援服务类：社区家庭照护服务为有需要的独居、有突发疾病的老年人安装"一键通"电话，利用社区服务中心平台，及时发现并紧急处理老年人遭遇的各种疾病和意外生活事件。

2. 老年人社区家政服务模式的应用

目前有许多家政服务机构同时提供居家养老服务。家政服务机构一方面有着家政业务的资金支撑，另一方面又有老年客户资源，所以从事居家养老服务具有一定的优势。社区家政服务的内容主要有家庭服务、家庭护理、家宴服务、孝心服务、导游导购、宠物托管、公司保洁、维修服务、家庭保洁、园艺服务、配送服务、汽车保洁等。

家政服务机构提供居家养老服务，应具有与其业务范围相适应的管理人员和服务人员，依据相关法律法规，按照老年人需求，提供老年人生活照料和护理服务。服务人员应具有相应的职业技能等级证书，信守职业道德，遵纪守法，熟悉居家养老服务程序和规范要求。根据老年人生活自理程度的不同，即能自理和不能自理，来确定居家养老服务的内容。家政服务机构提供的居家养老服务，包括下列服务项目的全部或部分内容。

（1）生活护理

对于能自理的老年人客户，提供洗衣、做饭、打扫卫生、居室保洁、衣服熨烫、陪同看病、取药、代为购物等服务。对于不能自理的老年人客户，除提供上述服务外，还应提供个人卫生清洁、大小便清理、睡眠照护以及助餐、助药等服务。

（2）保健护理

为老年人客户提供按摩、测血压、测体温、提醒吃药、肢体康复等服务。

（3）心理疏导

为老年人客户提供读报、聊天、倾听、沟通交流等服务。

家政服务机构应策划并通过各种方式获得提供居家养老服务所需的资源。机构应确保居家养老服务员具有与其岗位相适应的知识和能力。机构应根据岗位需要和评价结果，及时组织对居家养老服务员的培训，并对培训的效果进行评价。机构应在居家养老服务员、客户、家政服务机构三方没有异议的情况下签订服务协议，明确各自的责任和义务。

培训课程 2 环境评估技能

学习目标

1. 熟悉环境评估量表的应用方法。
2. 掌握家庭环境评估技能。
3. 掌握社区环境评估技能。

学习单元1　家庭环境评估技能

家庭环境评估的目的是了解老年人家庭对其健康的影响,通过完整资料的收集,评估师能够发现影响老年人健康的危险因素,以便制定有益于老年人疾病恢复和健康促进的护理措施。

老年人的健康与其生存的环境存在着联系,如果环境因素的变化超过了老年人身体的调节范围和适应能力,就会引起疾病。通过对环境的评估,可以更好地解决影响老年人生活、行为的不利因素,调动、发挥补偿机体缺损功能的有利因素,促进老年人生活质量的提高。

家庭环境评估包括:信息采集、家庭结构评估、家庭支持状况评估、家庭功能评估、老年人在家庭中的角色功能评估。

一、信息采集

信息采集应客观、准确、真实,语言简练,文字表达清楚;信息采集应对被采集者的姓名、联系方式和地址保密,不得向未授权的使用者公开;在机构内部，上述信息仅限于有工作需要的人员接触；对其他有必要接触上述信息的外部人员，应与其签订严格的保密协定。

1. **信息采集的三个原则**

这些原则是保证信息采集质量最基本的要求。

（1）目的性原则：信息采集必须有明确的目的性（又称针对性）。

（2）完整性原则：采集的信息在内容上必须完整无缺，信息必须按照一定的标准要求采集，完整的信息是信息利用的基础。

（3）准确性原则：采集到的信息与老年人照护需求、照护计划的关联性高，采集到信息的表达无误，以保证信息采集的价值。

2. **信息采集的方法与注意事项**

（1）信息采集方法：主要包括询问采集法、观察法、问卷调查采集法等，其流程可分为准备、电话采集（预约访视时间）、访视采集、记录、评价五个步骤。

1）询问采集法。由评估机构拟定出具体信息采集条目，然后以询问的方式向被采集者了解相关信息，并整理有关信息资料。

①当面采集询问法。该方法比较机动灵活，不受时间、地点的限制，得到的资料也比较真实。

②电话采集调查法。在进行预评估时可用电话进行调查询问，现场评估时再通过观察和询问进行确认。

2）观察法。观察法是评估师通过直接感知的方式，按照一定的标准规范，以科学程序和规则获得由评估师评定的家庭环境、社会环境和家庭角色行为信息的一种资料采集方式。观察法能通过观察直接获得资料，不需其他中间环节，所获资料比较真实。观察法具有及时性的优点，能捕捉到正在发生的现象。

3）问卷调查采集法。问卷调查采集法是针对社区环境使用调查问卷进行信息采集的方法，其特点是采集面广、回收率较高。

（2）信息采集注意事项

1）全面准确地收集资料。不仅收集家庭中老年人的资料，还要收集家庭其他成员的资料。同时要充分利用其他资料，如社区居民健康档案、病历等。

2）正确分析资料并作出判断。要特别注意认识家庭的多样性，避免主观臆断，不能用自己的经验、感受判断一个家庭，而要客观、专业地进行评估。

3）在信息采集前应设计提纲，恰当进行提问，准确捕捉信息，及时收集有关资料，做好访谈记录，一般可在征求被采集者意见后进行录音或录像。

4）询问采集的主要形式是"倾听"。要随时将被采集者所说的话或信息迅速纳入自己的认知结构中加以理解和同化，必要时还要与对方进行对话，与对方进行平等交流，共同建构新的认识。

3. 家庭基本资料

（1）家庭成员的基本情况

家庭成员的基本情况包括：①个人和直系亲属的姓名、性别、年龄、家庭角色、职业经历、受教育水平、婚姻状况及主要健康问题等；②直系血亲（具有生与被生关系），范围包括配偶、父母（公婆、岳父母）、子女及其配偶、祖父母、外祖父母、孙子女（外孙子女）及其配偶、曾祖父母、曾外祖父母；③合法的养子女、被抚养人、赡养人、被赡养人。已去世的亲属要在基本情况中注明，包括姓名、性别、年龄、家庭角色等。

（2）家庭经济状况

家庭经济状况包括家庭主要经济来源、年均收入、年均开支、消费内容、年度积累、消费观念、经济目标等。年均收入包括城镇职工、临时工或合同工等的工资、奖金、福利、津贴等；农村农民的农作物折算收入及务工收入等。

（3）家庭健康状况

家庭健康状况包括：①家庭成员情况，即成员年龄、是否健康、患病年龄、病名；②家庭已故成员情况，即去世年龄、患病年龄、去世原因（病名）；③针对评估目的，可对家庭生活周期、家庭生活事件、主要生活方式、家庭健康信念、利用社会养老资源情况等作访视记录。

二、家庭结构评估

在对老年人家庭环境的评估中，关于家庭类型和结构的评估，评估师可通过其家族谱/家系图与家庭圈，方便快捷地掌握老年人家族基本资料以及家庭重大生活事件发生的时间、家庭成员的健康状况、遗传病、慢性病等。

1. 家族谱/家系图——家庭结构资料

家族谱：一般包括三代人，可描述家庭结构、医疗史、家族史及家庭重要事件，从而使评估师迅速掌握老年人家庭的基本情况。家族谱是了解家庭客观资料的最佳工具，是家庭档案的重要组成部分。

家系图：一般包含三代人。长辈在上，晚辈在下；同辈居中，长者在左，幼者在右；夫妻中，男在左，女在右。家系图的结构如图5-2所示。一般从家庭中首次就诊的病人这一代开始，向上下延伸。在代表每个人的符号旁边，可再标上成员的出生年月日、重大生活事件发生的时间，以及所患遗传病、慢性病等。

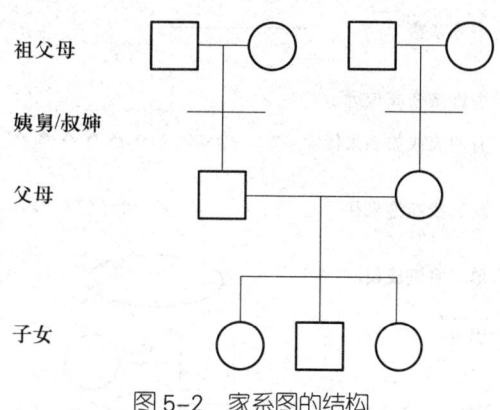

图5-2 家系图的结构

常用的家系图符号如图5-3所示。

（1）家系图的绘制原则：①长辈在上，晚辈在下；②同辈关系中，年长的在左，年幼的在右；③夫妻关系中，男在左，女在右。

（2）制作家系图的注意事项

1）绘制家庭的三代家系图时，应尽量多地收集家族成员的资料。

2）在面谈完结前，让家庭成员再看一次其家系图，以给予意见或添加资料。

3）家庭成员本身就是最熟悉该家庭系统的人。

4）家系图亦可视为"家谱"。

5）家庭成员可自由选择叙述或绘制其家庭成员的优先次序。

6）可随家庭成员的意愿和想法，为家系图添上颜色。

7）谨记提问应由最不具威胁性的问题入手。

8）假如家庭成员无法记起正确日期，可以尝试发问相关的问题，例如，你当时是否正在工作？

9）问一些有助于家庭成员思考自己与家庭关系的问题，例如，遇到问题时，你会找谁帮助解决？

10）应由直系家属开始，然后扩大到家庭（指由血缘或婚姻关系联成的亲族）的其他成员。当问及夫妇各自的家庭时，让他们轮流回答，使双方都可参与其中。同时，应避免讨论难题或资料过多。

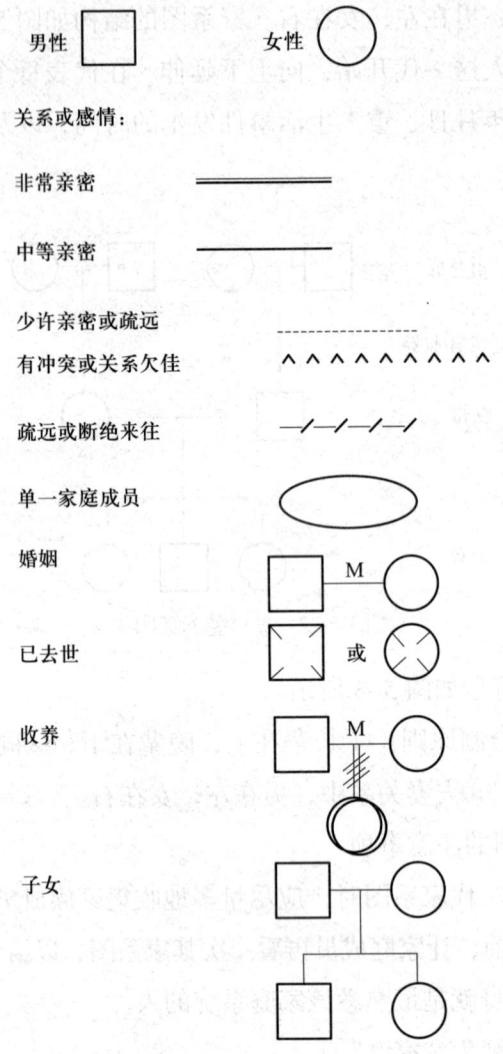

图 5-3 常用的家系图符号

11）以圆圈框起现今一起居住的家庭成员，以作识别。

2. 家庭圈

家庭圈反映的是老年人主观上对家庭的看法及其家庭关系网络。从目前中国的家庭结构来分析，"老年人＋青年＋小孩"成为最典型的中国家庭结构。

家庭圈的画法：先让老年人画一个大圈，再在大圈内画上若干个小圈，圈之间的距离代表关系的亲疏。每个家庭圈都可以直接反映出老年人的内心情感。

三、家庭支持状况评估

老年人的社会支持包括正式支持系统和非正式支持系统。家庭、邻居和朋友是老年人的非正式支持系统。根据《中华人民共和国老年人权益保障法》的相关规定，家庭支持主要指子女为父母所提供的经济支持、居住支持、生活照料、精神慰藉等帮助。此外，除了子女提供的代际支持，老年人配偶的陪伴和照料也是家庭养老支持的来源之一。国内外常用的家庭支持功能评估工具为领悟社会支持量表，见表5-6。

领悟社会支持量表中有12个句子，每一个句子后面各有7个答案：极不同意；很不同意；稍不同意；中立；稍同意；很同意；极同意。评估时根据老年人实际情况在每句后面选择1个答案。

表 5-6　领悟社会支持量表

序号	问题	极不同意	很不同意	稍不同意	中立	稍同意	很同意	极同意
1	在我遇到问题时有些人（领导、亲戚、同事）会出现在我的身旁							
2	我能够与某些人（领导、亲戚、同事）共享快乐与忧伤							
3	我的家庭能够切实具体地给我帮助							
4	在需要时我能够从家庭获得感情上的帮助和支持							
5	当我有困难时有些人（领导、亲戚、同事）是安慰我的真正源泉							
6	我的朋友们能真正地帮助我							
7	在发生困难时我可以依靠我的朋友们							
8	我能与自己的家庭谈论我的难题							
9	我的朋友们能与我分享快乐与忧伤							
10	在我的生活中某些人（领导、亲戚、同事）关心着我的感情							
11	我的家庭能心甘情愿地协助我作出各种决定							
12	我能与朋友们讨论自己的难题							

四、家庭功能评估

家庭功能的评估可分为柔性指标和硬性指标,其中柔性指标包括情感反应、卷入程度、行为控制和价值观;硬性指标包括问题解决、沟通和角色定位。这些指标亦是家庭功能评估量表的主要维度。家庭功能对老年人的身心健康有重要影响,对家庭功能的评估是老年人能力评估师的重要任务之一。对家庭功能的评估要从多维度考虑,其影响因素也是其重要的评估内容。国内外家庭功能评估常用的工具有家庭关怀度指数量表、家庭功能评定量表、家庭环境量表。

(1) 家庭关怀度指数量表

家庭关怀度指数量表的特点是简单、快捷,能在很短的时间(约5 min)内完成其评估。该量表评价家庭适应度(adaptation)、合作度(partnership)、成长度(growth)、情感度(affection)、亲密度(resolve)5个方面。第1部分为测量个体对家庭功能的整体满意度(见表5-7),第2部分为了解个人与家庭成员间的关系(见表5-8)。

表5-7 家庭关怀度指数量表第1部分

维度	问题	经常这样(2分)	有时这样(1分)	几乎很少(0分)
适应度	当我遭遇困难时,可以从家人处得到满意的帮助			
合作度	我很满意家人与我讨论各种事情以及分担问题的方式			
成长度	当我希望从事新的活动或发展时,家人都能接受且给予支持			
情感度	我很满意家人对我表达情感的方式以及对我的情绪(如愤怒、悲伤、爱)的反应			
亲密度	我很满意家人与我共度时光的方式			

总分7~10分:家庭功能良好;总分4~6分:中度障碍;总分0~3分:严重障碍

表 5-8 家庭关怀度指数量表第 2 部分

按密切程度将与您住在一起的人排序			与这些人的相处关系		
关系	年龄	性别	好	一般	不好

如果不和家人住在一起，您经常求助的人			与这些人的相处关系		
关系	年龄	性别	好	一般	不好

（2）家庭功能评定量表（family assessment device，FAD）

FAD 是依据家庭功能模式编制的一个测定家庭系统各方面功能的自测式筛选量表。该量表包括 7 个分量表，共 60 个条目。

1）问题解决：在维持有效家庭功能的前提下，解决威胁家庭完整性和健康问题的能力。

2）沟通：家庭成员间进行信息交流的能力。

3）角色：完成一系列家庭功能的行为模式以及完成家庭任务时的分工情况。

4）情感反应：家庭成员应对刺激时的情绪反应。

5）情感介入：不同家庭成员之间对对方情绪变化的关心和重视程度。

6）行为控制：家庭在不同情形下所表现出的不同行为控制模式。

7）总的功能：从整体上全面地对家庭功能进行评定。

该量表能够从多个方面对老年人的家庭功能进行评估，从而准确地区分健康家庭和不健康家庭。填写该量表一般需要 15～20 min，是目前自测家庭功能评估量表中较为有效的评估工具之一。

（3）家庭环境量表（family environment scale，FES）

FES 包括 10 个分量表，共 90 个条目。10 个分量表包括：①亲密度（评估家庭成员间的情感联系程度）；②）情感表达；③矛盾性；④独立性；⑤成功性（评估家庭成员对成就的追求程度）；⑥知识性（评估家庭成员提高文化知识的程度);⑦娱乐性(评估家庭成员参加文娱活动的积极性);⑧道德宗教观;⑨组织性(评估家庭成员的纪律性);⑩控制性。

10个分量表分别用于评价人际关系、个人成长、系统维护这三个家庭、社会和环境方面的内容,以帮助老年人及其家庭成员了解自己的家庭特点和危机状况下的家庭状态。每个条目用"是"或"否"回答,回答"是"计1分,回答"否"计2分,各个条目得分之和为最终得分。在矛盾性分量表中,分数越高说明该家庭成员间的矛盾冲突发生次数越多;而在亲密度、情感表达、独立性、知识性、组织性等9个分量表中,分数越高说明家庭功能在这些方面发挥得越好。自1999年以来,我国学者曾先后对中文版的FES进行了三次修订,修订后的FES效度和内部一致性较好,并建立了中国常模。目前,我国学者使用该量表评估精神分裂症病人的家庭功能及测量老年人家庭功能与抑郁、幸福感之间的关系等,以期让老年人的精神状态和主观感受得到家庭的重视。

五、老年人在家庭中的角色功能评估

当人步入老年后社会角色发生变化,从主要角色转变为次要角色,从有规律的在职生活转变为悠闲的家居生活。在这一时期,许多离退休老年人一时难以适应,感到不习惯或无所适从,从而产生孤独感、寂寞感,造成心理冲突或心理矛盾,导致老年性忧郁症和其他心因性疾病的发生。老年人在家庭中的角色功能评估,是了解老年人的重要手段。老年人角色评估可以通过交谈、观察两种方法来进行,涉及以下几个方面。

(1)承担角色情况

询问老年人所承担的角色。了解老年人的一般角色、家庭角色、社会角色。

(2)角色的感知情况

询问老年人是否了解自己的角色权利和义务。

(3)角色的适应度

请老年人描述对自己承担的角色是否满意以及与自己的角色期望是否相符;目前的角色改变对其生活方式、人际关系有无影响,有无角色适应不良等。同时还应询问别人对老年人的角色期望是否认同。

角色功能评估常用的工具为Barry角色评估量表,见表5-9。

表 5-9　Barry 角色评估量表

序号	问题（角色－关系）	回答
1	您的职业是什么？	
2	您做这项工作多少年了？	
3	您认为这些慢性病会影响您的工作能力吗？	
4	您与谁住在一起？	
5	谁在您的生活中最为重要？	
6	您会感到社交孤独吗？	
7	您有社交孤独或障碍吗？	
8	您有交流能力受限障碍吗？	

学习单元 2　社区环境评估技能

一、社区适老生活配套设施完成度调查

目前，我国正处于从家庭养老到社区养老的过渡时期。社区养老服务设施的搭建，既是重点也是难点。对此，国家颁布的《城市公共设施规划规范》等已经从准则层面对养老设施提出了具体建设指标要求。

社区配套设施的适老化建设包括社区配套基础设施、公共空间无障碍设施、居住环境无障碍设施、无障碍信息交流与智慧服务的建设。

社区配套基础设施适老化评估和社区公共空间无障碍设施的评估请参见《老年人照料设施建筑设计标准》（JGJ 450—2018）。

1. 居住环境无障碍设施评估

居住环境的评估必须结合老年人能力评估的结果，进而增加或是移除家里的特定设施以确保居住环境的安全。例如，灯光亮度应该调整到明亮的状态以免老年人发生跌倒，浴室的马桶扶手、地板的防滑垫以及安全座椅，都是降低老年人发生跌倒的有效措施。对于有失智情况的老年人，家中危险的物品如利刃刀械、火源或药品等都应该放在安全的地方；出入口安装监测器也可以在失智老年人夜间游走离家的时候及时地回报，减少照护难度。居住环境无障碍设

施评估分两个部分：第一部分为居家整体设施，如整体布局、浴室、卧房、厨房等；第二部分为局部设施，如楼梯通道、电梯等，见表5-10。

表5-10 居住环境无障碍设施评估表

序号	第一部分	评估结果
	居家整体部分	
1	光线明亮，光线强度不会让老年人感到晕眩或看不清物品位置	
2	屋内的电灯开关都有明显的适老设计	
3	小地毯内有牢固的防滑衬底，地毯边缘固定	
4	地板采用不会反光且有防滑功能的材质	
5	动线通道保持80～90 cm宽。走道装设扶手，可协助老年人行动	
6	家具足够坚固，行动时可提供牢靠支撑	
7	家具边缘或转角处光滑，无直角突出，不易绊倒老年人	
8	老年人常使用的椅子高度及柔软度可使其容易起身及坐下	
9	老年人所需使用的设备（如轮椅、拐杖、助行器等）都放置在固定位置，以方便使用	
10	无高度与地面落差太大的门槛。门距够宽，让老年人容易进出	
11	固定延长线与电线	
	浴室	
1	门槛与地面落差不大，不会让人绊倒	
2	浴室地板铺设防滑排水垫，地板经常保持干燥	
3	浴缸或淋浴间有防滑条或防滑垫	
4	浴缸高度低于膝盖	
5	浴缸旁或淋浴间有防滑椅可以坐着休息	
6	浴缸旁或淋浴间设有可抓握的固定扶手	
7	马桶旁设有可抓握的固定扶手	
8	洗手台旁设有可抓握的固定扶手	
9	使用坐式马桶且高度适当	
10	采用上下开关式的水龙头	

续表

序号	第一部分	评估结果
	卧房	
1	夜灯或床侧灯光的亮度足够,以方便夜晚行动	
2	从床到浴室的通道没有摆放杂物阻碍行动	
3	床的高度适合(膝盖高度),上下床能安全移动	
4	床垫边缘(如设置床栏、椅子)能防止下跌,可提供良好的坐式支持	
5	地板止滑且平整无凸起,老年人不会被绊倒	
6	老年人能从橱柜架上拿取物品,不需踮脚	
7	家具及墙壁有防护设计(如铺设软布、转角处装有保护装置)	
8	床边放置手电筒与电话	
	厨房	
1	老年人能够容易拿到柜子里的东西,不需踮脚或垫椅子	
2	地板保持干燥不油腻。有布制的防滑垫放在地上,以吸收溅出来的水或油	
3	厨房设计高度适宜老年人操作,不需过度弯腰或蹲脚	
4	如果要拿较高处的东西,脚踏凳的高度适当,脚踏凳的脚架够坚固且无磨损	
	第二部分	
	阶梯	
1	阶梯表面有防滑装置。阶梯边缘应加上防滑贴条,以免老年人滑倒	
2	楼梯有装设固定的双向扶手或安全绳以供支撑	
3	楼梯间有适当的照明亮度	
4	楼梯口未紧邻房门	
	电梯	
1	电梯门备有延长关闭时间的装置	
2	楼层按钮为视线可及且方便老年人使用	
3	电梯有一个有效的紧急电话或呼救按钮	
4	电梯的空间足以安全地使用辅具(如拐杖助行器、轮椅等)	
5	电梯的地板防滑且平整	
6	电梯出入口与外面地板的接合处高度一致且密合	

2. 无障碍信息交流与智慧服务完备度评估调查

根据《国务院办公厅关于促进"互联网+医疗健康"发展的意见》（国办发〔2018〕26号）和《国务院办公厅印发关于切实解决老年人运用智能技术困难实施方案的通知》（国办发〔2020〕45号），无障碍信息交流与智慧服务完备度评估项目见表5-11。

表5-11 无障碍信息交流与智慧服务完备度评估调查表

项目	内容	有	没有	备注
健康管理云平台	老年人基本信息、健康档案管理；健康监测信息、咨询指导；营养健康信息、饮食管理指导，加强老年慢性病在线服务管理			
	家庭签约医生（为签约居民在线提供健康咨询、预约转诊、慢性病随访、健康管理、延伸处方等服务）			
	医务信息、药品配送（对线上开具的常见病、慢性病处方，经药师审核后，医疗机构、药品经营企业可委托符合条件的第三方机构配送）			
应急救援系统	智能穿戴（用于监测失智老年人或其他精神障碍老年人定位，避免老年人走失，包括防走失手环、防走失胸卡等防走失装置）			
	智能呼叫（可一键式或通过无线紧急按钮、无线紧急拉绳触发，接通附近的呼叫中心进行双向语音通话）			
	生命体征监测（有线/无线网络连接，动态监测和记录呼吸、心率等参数，离床感应，发现异常自动提醒）			
	智能看护（及时、准确掌握老年人在家的实时情况，有线/无线网络连接，双向实时语音或视频通话，可远程操控，支持内存卡储存）			
	安全监测系统（佩戴于人体或安装在居家环境中，用于监测老年人动作或者居室环境，发生险情时及时报警，包括红外探测器、紧急呼叫器、烟雾/煤气泄漏/溢水报警器等）			
手机智能终端产品	智能手机（具备大屏幕、大字体、大音量、大电池容量、操作简单等特点）			
老年人智能技术培训	老年人智能技术应用课程（社区老年人智能技术运用相关课程）			

二、社区适老性医疗保健服务状况评估调查

老年人对社区提供的医疗保健服务的需求呈现多样化,在医疗内容上的需求主要集中在住院后的康复服务、健康咨询服务、健康指导服务、家庭医生上门就诊、建立家庭病床、定期体检等。根据国家卫生健康委等八部门《关于建立完善老年健康服务体系的指导意见》(国卫老龄发〔2019〕61号),社区适老性医疗保健服务状况评估调查的项目见表5-12。

表5-12 社区适老性医疗保健服务状况评估调查表

项目	内容	有	没有	备注
预防保健服务	老年人健康管理档案(包括提供生活方式和健康状况评估、体格检查、辅助检查和健康指导服务)			
	三级预防体系(包括老年健康危险因素干预、疾病早发现早诊断早治疗、失能预防)			
	老年失智、帕金森病等神经退行性疾病的早期筛查和健康指导			
疾病诊治	为居家失能老年人提供家庭病床、巡诊等上门医疗服务			
康复和护理服务	社区康复训练与指导服务(提供上门服务和就近养老服务中心、社区日间照料中心的康复护理服务)			
	社区老年人中医康复、护理服务			
老年健康教育	面向老年人及其照护者开展健康教育活动			

三、社区居家照护和家政服务适老状况评估调查

截至2022年1月,全国已有26个省、自治区、直辖市和地方政府出台养老服务条例或养老服务促进条例,有16个省、自治区、直辖市和地方政府出台居家养老服务条例。2015年5月1日起施行的《北京市居家养老服务条例》,是全国首部居家养老服务的地方性法规。综合全国已出台的居家养老服务条例和居家养老服务规范,社区居家照护和家政服务适老状况评估调查的项目见表5-13。

表 5-13 社区居家照护和家政服务适老状况评估调查表

服务项目	服务内容	居家照护提供服务	家政照护提供服务	老年人服务需求	备注
日常照料服务	营养配餐（按需求提供符合营养和健康的餐食成品或原料、半成品配送服务）				
	入户送餐（按照老年人的订单安排专人将餐食送到老年人居住处）				
	协助就餐（根据老年人的失能情况正确进行辅助进食）				
	室内清洁服务（室内外玻璃窗、玻璃门清洁，客厅保洁，厨房保洁，卫生间保洁，卧室清洁）				
	专项清洁服务（空调通风系统、厨房抽油烟系统清洁，石材、物体、地毯、沙发、布艺等清洗养护服务，病媒生物防治，室内空气治理，老年专用设备清洁服务，衣服、床品清洗等）				
日常照护服务	洗浴服务（适用于健康状况为轻度、中度失能的老年人在淋浴间及入户实施的服务）				
	擦浴服务（适用于健康状况为重度失能的老年人入户实施的服务）				
	助急服务（设备的配置、保管及使用，制定助急应急预案，现场救援）				
医疗保健服务	老年综合评估服务（ADL 和 IADL、跌倒风险评估，社会支持评估，居家环境评估）				
	老年慢病照护服务（定期检测相关指标；协助陪送就医，包括出现突发医疗事件时；代办预约挂号、住院等手续，陪护检查、治疗和取药等；通过灌肠等手段协助排解大便）				
	出院延续照护服务（协助执行出院医嘱，进行生活能力恢复与照护服务）				

续表

服务项目	服务内容	居家照护提供服务	家政照护提供服务	老年人服务需求	备注
康复服务	康复评估（健康评估，专项评估，入户服务前对居住环境和条件进行的评估）				
	功能维持与提升（运动功能训练、日常生活活动能力训练、认知功能训练、言语功能训练、社会交往能力训练）				
	心理康复服务				
	家庭康复器具使用（提出居家养老康复训练器具、生活自助具、康复辅助器具等适配建议；协助使用家庭康复辅助器具；提供辅助具的维修、使用、租赁、购买、售后等咨询）				
	社区活动参与（组织老年人需要的社区活动，协助老年人参加社区活动）				
	咨询转介服务（根据老年人功能状况和康复需求变化，提供医疗、生活照护等咨询转介服务）				
呼叫服务	呼叫服务内容（接收诉求信息、派单和回访）				
精神慰藉服务	个体活动（情感交流、聊天、陪伴、巡视探访等）				
	群体活动（音乐欣赏、兴趣培养、唱歌跳舞、琴棋书画、集体游戏、生日聚会、集体联欢等）				
信息采集与档案管理	采集服务对象信息及建立档案（服务对象基础信息、家庭监护人信息、老年人健康管理数据、老年人需求信息）				
	服务提供信息及档案（老年人健康管理数据、老年人需求评估、动态服务数据、服务情况的记录、服务评价资料）				

由于社会的发展和家庭结构的改变，生活环境对老年人的健康状况有重要影响，需要社会对老年人所处环境有更多的积极举措。老年人的健康照护除了

个人因素外，还需要有良好的支持系统，包括来自家庭、社区和社会的支持。本单元的老年人环境评估包括对社会环境、家庭环境、生活环境3个维度的评估。

本模块参考文献

[1] 栾风焕,杜亚松.家庭功能评估量表的应用现状[J].中国儿童保健杂志,2016,24(12):1287-1289.

[2] 王亚红,宋梅,李佳敏,等.社区老年人家庭关系现状及影响因素分析[J].世界最新医学信息文摘,2021,21(58):305-306.

[3] 霍红梅.家庭支持、社会参与和老年人健康的社会性别分析[J].党政干部学刊,2015(12):72-76.

[4] 邓镇坚,谈玲芳.老年人失能与照护等级评估：康复辅助技术应用[M].北京：华龄出版社,2022.

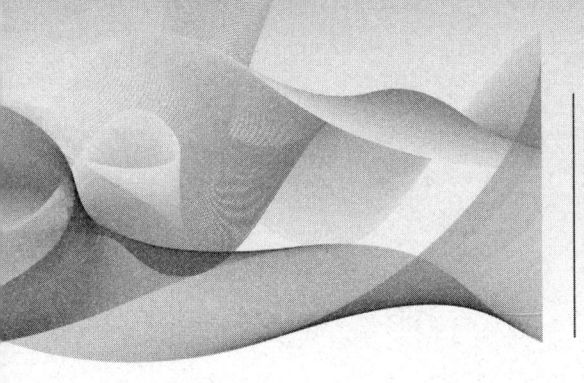

职业模块 ❻

需求评估

培训课程 1

照护服务需求评估

学习目标

1. 掌握老年人照护服务需求的内容和评估方法。
2. 熟悉失能、失智老年人照护服务需求的评估流程。
3. 了解老年人照护服务需求评估的分类及相关知识。

由于老年人生理功能的退行性变化和各种疾病的影响,照护服务的需求及内容也随之改变。评估老年人的基本生活能力、维护功能康复、安全防护及社会参与能力,满足老年人相应的照护服务需求,尤其针对失能、失智老年人增加和改善能补偿其机体缺损功能的有利因素,对促进老年人健康、提高老年人生活质量具有重要意义。

学习单元 1 失能、失智老年人基本生活服务需求评估

随着年龄的增长,失能、失智老年人的日常生活活动能力逐渐下降,如进食、洗澡、修饰、穿衣、如厕、大便控制、小便控制、床椅转移、平地走动、上下楼梯等单个或多个活动能力的下降,导致老年人生活质量受到严重影响,独立生活能力降低,生活上需要他人照护,增加了家庭、社会的负担。正确评估失能、失智老年人的基本生活服务需求,有针对性地提供个性化、全方位的照护服务,对于居家和机构中的失能、失智老年人照护都具有极其重要的意义。

一、失能、失智老年人进食需求评估

1. 基本知识

进食是个体为保持体能和生命所进行的有序地摄入食物、液体和营养的过程。食物准备与食物消费,在人类社会中扮演着重要的角色,"民以食为天"便是这个道理的最佳概括。人体为了维持能量,保证正常的生长发育和生命活动,必须每日通过进食摄取足够的营养物质。合理饮食和营养是维持机体细胞、组织、器官功能,治疗疾病,促进康复的重要措施。进食指用餐具将食物由容器送到口中、咀嚼、吞咽等过程,正确评估老年人的进食能力,是老年人检查、治疗、康复的基础保障,也为进一步评估老年人的营养状况提供了依据。

2. 操作技能

(1) 操作前准备

准备记录单、笔、棉签、压舌板、手电筒、弯盘、快速手消毒剂,必要时备手套。

(2) 沟通交流

在评估前,应与老年人进行充分沟通,询问其平时是否能独立进食。如老年人沟通有困难时,应与其照护者或家属做好沟通,询问平时老年人进食的情况。

(3) 实施评估

1) 进食需求评估。根据老年人的生活习俗及个人喜好等,评估师需要评估老年人的饮食习惯、喜好、食欲、进食方式、自行进食能力、安全性等内容,实施评估并记录(参见表6-1,具体内容可根据现实情况进行调整)。

①饮食习惯:进食规律、每日进餐次数、每次用餐时间、每日进餐量和摄入食物的种类。

②饮食喜好:喜好何种口味及程度;是否进食补品,如有则评估进食补品的时间、种类及量;有无偏食或食物禁忌等。

③食欲:有无影响老年人食欲的因素,如食物的色香味,老年人的活动量、特殊生理状况、疾病、疼痛、情绪、服用药物等。

④进食方式:自行进食、经鼻胃管鼻饲、经鼻空肠管注食、经胃造瘘管注食。

⑤自行进食能力：进食自理能力、咀嚼能力、吞咽能力。

⑥进食的安全性：评估有无吞咽困难、食物反流、呛咳、食物残留口腔未能咽下、食物从嘴角流出。

⑦食物的安全性：有无食物过敏史或不耐受，食物有无过期、变质、受污染，食物的软硬程度，有无对老年人或食道狭窄者不适宜的食物，是否符合老年人的治疗饮食要求。

⑧是否有特殊治疗或检查饮食，指导老年人掌握与疾病有关的治疗、检查、康复饮食知识。

表6-1 老年人进食需求评估内容及记录表

饮食	□普食 □半流 □全流 □禁食
治疗饮食	□无 □有 种类：□低盐 □低脂 □低胆固醇 □低糖 □高蛋白 □高钙 □其他：
进食方式	□自行进食 □协助进食 □经鼻胃管 □经鼻肠管 □胃肠造瘘管
咀嚼困难	□无 □有
吞咽困难	□无 □有
进餐时不安全	□无 □有
食欲	□正常 □亢进 □减退 □恶心 □呕吐： 次/天 mL/次 □其他： 影响因素：□食物的色香味 □活动量 □特殊生理状况 □疾病 □疼痛 □情绪 □服用药物
饮食嗜好	喜好口味：□甜 □咸 □酸 □辣 □油炸 □肥腻 □清淡 □腌制 □其他： 进食补品：□无 □有 进食补品的时间： 种类： 量： mL/次 偏食：□无 □有 喜好食物的种类： 禁忌食物的种类：
饮食习惯	进食规律：□无 □有 每日进餐次数： 次/日 每次用餐时间： 次/min 每日进餐量： 次/mL（g） 摄入食物的种类：□蔬菜、水果 □淀粉及谷物 □鱼、禽、肉类 □蛋类 □奶制品类 □豆制品类 □其他：

续表

自理能力	☐完全自理　☐完全不能自理　☐部分自理：
食物不安全	☐无　☐有
食物过敏史	☐无　☐有　种类：
疾病相关饮食知识	☐完全了解　☐基本了解　☐部分了解　☐缺乏

2）吞咽能力评估。吞咽能力评估详见本书职业模块3中培训课程1的相关内容。

3. 照护需求

（1）失能、失智老年人进食照护需求的具体实施内容，可参照职业模块3中培训课程1的相关内容。

（2）当进食能力评分为4分时，表示老年人能独立使用器具进食，不需要特殊照护，没有进食照护需求。

（3）当进食能力评分为2分时，表示老年人进食过程中需要少量接触式协助，偶尔（每月一次及以上）出现呛咳。

（4）当进食能力评分为0分时，表示老年人完全依赖他人协助进食，或吞咽困难，或留置营养管。

（5）当失能、失智老年人进食时，照护人员要注意观察老年人有无吞咽困难、呛咳、气促或痰声增加、口腔残留食物残渣未能下咽等情况，一旦出现上述情况应暂时停止经口进食；可根据病情考虑经胃管注入食物，以维持营养需要。

（6）当老年人能经口进食时，照护人员应协助进食，协助取合适体位，提供充足进食时间，每次喂食要量少、速度慢，进食后应协助漱口。存在吞咽及进食能力障碍的老年人，需要联系专科护士进行吞咽–进食功能锻炼。

二、失能、失智老年人洗澡、修饰和穿衣需求评估

1. 失能、失智老年人洗澡需求评估

（1）基本知识

洗澡是生活中基本的清洁内容，是指准备好热水、必要的洗浴用品后，老

年人能用手、毛巾或浴球等工具，涂浴液等洗涤用品，洗净全身并擦拭的行为。洗净全身包括头面部、颈部、四肢、前胸、后背、臀部、下肢及会阴部。由于疾病、家中洗浴条件、家属缺乏专业护理能力等诸多因素的限制，对于失能、失智的老年人来讲，能"洗个舒服澡"成了他们的心愿。洗澡对于卧床的老年人来说，不仅能清除皮肤表面污垢、促进皮肤新陈代谢、舒筋活血，还可以改善睡眠、提高抗病能力、保持身心愉悦。因此，正确评估失能、失智老年人的洗澡清洁需求，可以满足其基本生活需要，保障其尊严，提高其生活质量。

（2）操作技能

1）操作前准备：热水、洗浴用品、干净衣物、吸水浴巾、遮盖用浴巾、香皂/沐浴露、防滑拖鞋、保湿剂或皮肤科处方的软膏、棉棒和指甲刀；入浴护理用围裙、洗浴护理用鞋、涉水长靴、快速手消毒剂，必要时备手套、洗澡椅、记录单、笔等。

2）沟通交流：在评估前，应与老年人进行充分沟通，询问老年人平时是否能独立洗澡。如老年人沟通有困难时，应与其照护者或家属做好沟通，询问平时老年人洗澡的情况。

3）实施评估

①询问老年人平时的洗澡习惯，以及在准备好洗澡水和洗浴用品后，老年人是否可以独立完成洗澡全过程，包括洗身、洗头发及洗后处理。

②询问老年人平时洗澡的浴池种类、洗澡方式、能否自行更衣、是否需要搓背、移动能力、是否放好热水、准备什么必要的物品，以及洗澡习惯和特殊用具。

（3）照护需求

1）失能、失智老年人洗澡、修饰和穿衣服的照护需求具体实施内容，可参照本书职业模块3的相关内容。

2）当老年人洗澡能力正常，评分为4分时，表示老年人可自行洗澡，不需要特殊照护。

3）当老年人洗澡能力的评分为0分时，表示需要提供助浴照护服务。

4）助浴方式可分为淋浴、泡浴、辅助设备助浴3类。淋浴是指在洗浴场所进行的站立或坐立淋浴，适用于可以转移场所但受创伤、疾病的影响不能进入浴缸的老年人；泡浴是指利用浴池、浴缸等进行全身泡浴，适用于相对自立且身体情况允许泡浴的老年人；辅助设备助浴是指利用专门为行动不便、自理能力较差的失能卧床老年人研发的洗浴辅助设备进行洗浴的方式，可直接就床洗浴，无须转移场所，在减轻护理难度的同时保证了洗浴效果，使老年人获得更加舒适的洗浴体验。

（4）失能、失智老年人助浴服务的流程

对于照护人员来说，为失能、失智老年人助浴不仅十分耗费体力，还具有极大的风险，跌倒、感染、病症复发等情况都有可能发生。针对这些可能的风险，为了确保安全、舒适的助浴护理，需要对失能、失智老年人助浴进行全面评估。助浴师在为老年人提供服务前，需要掌握助浴的基本步骤、助浴方法、新型助浴辅助设备的使用及注意事项。

1）入浴前要先准备好物品：干净衣物、吸水浴巾、遮盖用浴巾、肥皂、沐浴露、防滑拖鞋、保湿剂和皮肤科处方的软膏、棉棒和指甲刀；助浴师则准备入浴护理围裙、洗浴护理用鞋、涉水长靴等。

2）入浴前评估：评估老年人的生命体征，意识状态、皮肤情况，确认身体状况；查看有无防滑垫，确认更衣室、浴室及穿脱衣物场所的情况。

3）若老年人是入住机构进行护理，则需要制定入浴护理操作规程书，以便确认入浴顺序，且要根据老年人状况个别确认重要事项。在清洗过程中要注意老年人的面部表情变化，以判断紧急状况，且要不时询问老年人的感受。

4）协助洗浴的步骤及清洗方法：使老年人坐在不易滑倒的椅子上，确认热水温度，从脚尖开始浇热水，尽量让本人清洗，照护人员应靠近老年人，保护其安全。跨入浴池时，要叮嘱老年人握住扶手，轻轻擦拭其身体。

5）入浴后步骤：用擦脚垫擦脚底，用浴巾擦臀部和背部，坐在椅子上擦拭全身，穿上干净衣物，补充水分休息，剪指（趾）甲、涂保湿霜。

6）注意事项：在机构里，老年人必须在护理人员的帮助下才能完成入浴，这就需要护理人员在入浴护理的过程中注意观察老年人的生命体征、身体状况、皮肤状态，预防跌倒、感染，注意热水温度、室内温差。对完全失能或有关节挛缩状况的老年人进行洗浴护理时，要清洗腋下、私处和手脚的指（趾）缝，并且洗完后不要有任何残留，如水或泡沫等。否则，可能导致感染和恶化。

助浴对于老年人来说需要接触身体，应注意隐私保护，避免不必要的尴尬。

当遇到有的老年人只接受同性助浴师帮助；或有的老年人因常年卧床变得孤僻暴躁，不愿意配合；或有的老年人在陌生人触碰自己时表现得异常紧张，出现心率加快、血压升高等情况时，可能导致助浴中断。照护人员需要经过专业培训和实践，助浴时需要克服心理障碍，避免尴尬，注意事先与老年人沟通，助浴时注意老年人隐私部位的保护，必要时请同性助浴师帮助。

2. 失能、失智老年人修饰需求评估

（1）基本知识

仪容是指人的外观、外貌，仪表即人的外表。仪容仪表包括人的容貌、服饰、姿态等，是一个人精神面貌的外在体现。良好的仪容仪表能使人身心愉悦。修饰仪容仪表的基本原则是美观、整洁、卫生、得体。恰当适宜的修饰，会给老年人带来青春的活力，使其感到年轻。老年人修饰是指老年人 48 h 内的洗漱情况，包括洗脸、梳头、刷牙、刮脸、化妆等行为。

（2）操作技能

1）操作前准备：记录单、笔、电动或手动剃须刀、毛巾两条、润肤油、镜子、梳子、脸盆、快速手消毒剂，必要时备手套。

2）沟通交流：在评估前，应与老年人进行充分沟通，询问老年人平时是否能独立修饰。如老年人沟通有困难时，应与其照护者或家属做好沟通，询问平时老年人修饰的情况。

3）实施评估：询问老年人的卫生情况、健康情况、生活习惯、文化素养以及既往的仪容仪表修饰习惯等。根据老年人的健康状况协助整理仪容仪表。具体内容及结果参考本书"职业模块 3　能力评估"修饰能力评估部分。

（3）照护需求

1）失能、失智老年人修饰的照护需求具体实施内容，可参照本书职业模块3中培训课程1的相关内容。

2）老年人修饰能力评分为 4 分，表示不需要特殊照护。

3）老年人修饰能力评分为 0 分，表示有修饰照护需求。尤其是失能、失智老年人和卧床老年人，需要照护人员协助老年人洗脸、梳头、刷牙、刮脸、化妆等。

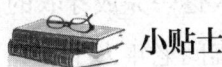 **小贴士**

老年人注重着装美容，喜欢"老来俏"，心情愉悦，有利于身体健康。适当

的化妆和修饰，会使老年人对自己充满信心，对于延缓衰老大有裨益。

（1）选用适当的护肤用品

可适量使用粉底霜，以遮盖皮肤上的斑点，使自己容光焕发，化妆会使老年人看起来更年轻。

（2）选用适当的护发、洗发品

随着年龄的增长，老年人的头发也难免失去往日的光泽。这时就需要选用适合自己发质的洗发护发品，护理好头发使人显得更健康。

（3）穿着得体，彰显个性

老年人也要适应潮流发展，把自己打扮得健康优雅。可以根据自己的气质、体型和爱好选购适合自己的衣服，经常给自己一个全新的感觉。

3. 失能、失智老年人穿衣需求评估

穿衣是人体最基本的日常生活活动能力之一。随着年龄的增长，尤其是患有脑卒中、外伤、骨关节病、严重认知障碍等的老年人，穿衣能力会有所下降，严重影响生活质量，使其独立生活能力降低，生活上需要有人照护，家庭负担增大。正确评估老年人的穿衣能力，可使其得到有针对性的、个性化的照护服务。

（1）基本知识

穿衣能力是指老年人穿脱衣服、系扣、拉拉链、穿脱鞋袜、系鞋带的能力。老年人由于生理机能减退或疾病原因，造成脊柱弯曲、身体各部位长度变短、关节硬化，可活动的范围受限，活动能力减退。老年人穿衣有其特殊性，尤其是失能、失智的老年人。正确地评估并满足老年人的穿衣需求，是保证老年人生活及康复的基础和前提。

（2）操作技能

1）操作前准备：记录单、笔、衣物、鞋子、快速手消毒剂，必要时备手套。

2）沟通交流：在评估前，应与老年人进行充分沟通，询问老年人平时是否能独立地穿衣。如老年人沟通有困难时，应与其照护者或家属做好沟通，询问平时老年人穿衣的情况。

3）实施评估

①直接评估法：直接观察老年人的穿衣过程，要求老年人逐一完成穿衣的过程，包括穿脱衣服、系扣、拉拉链、穿脱鞋袜、系鞋带，询问老年人不能完成的程度和理由；给予帮助时观察老年人完成活动的情况。

②间接评估法：主要是通过询问的方式进行评估，询问老年人或其家属和照护者：老年人是否能够独立完成穿衣的整个过程，有无系扣/鞋带、拉拉链能否完成，是否需要协助。

③评估结果：若老年人可以独立完成穿衣的整个过程，则表明老年人穿衣能力正常；若其中一项需要他人协助，则表明老年人穿衣能力存在障碍。参考本书"职业模块3 能力评估"穿衣能力评估部分。

（3）照护需求

失能、失智老年人穿衣的照护需求具体实施内容，可参照本书职业模块3中培训课程1的相关内容。

老年人穿衣能力评分为4分，表示老年人可自行穿衣，不需要特殊照护。

老年人穿衣能力评分为2分，表示需要他人协助，但以自身完成为主，比如能自己穿脱，但需他人帮助整理衣物、系扣/鞋带、拉拉链，存在穿衣照护需求。

老年人穿衣能力评分为0分，表示需完全依赖他人协助，且不能给予配合，比如卧床不能活动的老年人，存在穿衣照护需求，需要照护人员帮助穿衣。

三、失能、失智老年人排泄需求评估

1. 失能、失智老年人大便控制需求评估

（1）基本知识

大便失禁是指气体、液体和固体粪渣不由自主地排出肛门，容易造成多种并发症，给老年人带来巨大的身心痛苦，增加家庭的经济负担，也是照护中较为棘手的问题。大便控制是解剖、生理、心理等多种因素作用的复杂功能。大便失禁指对粪便控制能力减弱，导致大便次数增多，常伴有腹泻。轻者粪便排出污染内裤，重者频发腹泻或排出软便，是较常见的一种临床综合征。老年人大便控制是指一周内老年人有自主意识可控制排便、无排泄障碍。正确评估老年人尤其是失能、失智老年人的大便控制能力及大便控制照护需求，加强和改善大便失禁的防治和护理，对于老年人及照护机构或家庭照护人员，都具有极大的帮助和意义。

（2）操作技能

1）操作前准备：记录单、笔、快速手消毒剂，必要时备手套。

2）沟通交流：在评估前，应与老年人进行充分沟通，询问其平时是否能控

制大便。如老年人沟通有困难时,应与其照护者或家属做好沟通,询问平时老年人大便控制的情况。

3)实施评估

①直接评估法。直接观察老年人一周内的排便情况,观察大便的性质、颜色、量,询问老年人排便障碍的程度和原因;给予帮助时观察老年人完成活动的情况。

②间接评估法。主要是通过询问的方式进行评估,询问老年人或其家属和照护者:一周内老年人是否能够自主控制大便排泄,有无大便失禁情况。

③评估结果。详见本书职业模块3的相关内容。

(3)照护需求

失能、失智老年人排便控制能力的照护需求,可参见本书职业模块3的相关内容。

若老年人大便控制能力评分为4分,则为正常,表明老年人不需要任何帮助,可自己控制大便,无排泄障碍,不需要特殊照护。

若老年人大便控制能力评分为2分,经常出现(每天少于1次,但每周多于1次)便秘或大便失禁,则需要他人帮助,存在大便控制障碍及照护需求。大便排出困难时需要他人协助人工取便。

若老年人大便控制能力评分为0分,则表明需要他人极大的帮助,存在大便完全失控、经常失禁的情况,需要人工取便或协助穿脱衣物、擦拭清洁,有照护需求。

重度失智老年人,由于认知功能严重受损,有时可能会出现直接把便排在裤子里,或随地大小便,或摆弄排泄物,或把排泄物抹到衣服、被褥、墙壁等情况,尽管其有一定的大便控制能力,但仍然是有照护需求的重点人群。

(4)注意事项

存在排便控制能力障碍的老年人,需要联系专科护士进行排便功能锻炼。排便障碍主要是指由于盆底肌协调障碍或大便困难引起的排出粪便的障碍,这类排便障碍又称为出口梗阻型便秘,常因盆底肌、肛门括约肌在排便时的活动不能协调或感觉异常所致。由于肛门直肠的感觉或动力异常引起的便秘,主要是肛门外括约肌和耻骨直肠肌不能松弛,有时在排便时其活动呈反向性增强,即所谓的肛门痉挛。腹肌无力致使排便时直肠内压力不能升高,直肠压力和肛门压力梯度降低,也会导致排便困难。

若排便失禁是受药物副作用影响的,则需将药物名称、服用时间、剂量等情况如实记录在特殊事项中。大便失禁的老年人可以通过药物治疗、肠道训练及饮食调整等方法改善排便情况。饮食调整包括如实记录饮食情况,少食多餐,不同时进餐饮水,摄入适量的高纤维食物,保持足够的饮水量。肠道训练包括养成良好的排便习惯,进行盆底功能锻炼,增强盆底肌功能,应用生物反馈疗法,纠正在排便时肛门括约肌和盆底肌的不协调运动。

2. 失能、失智老年人小便控制需求评估

小便控制是人体最基本的日常生活活动能力之一。尿失禁即膀胱内的尿液不受控制而自行流出。尿失禁可发生于各年龄组的患者,但老年患者更为常见。由于老年人尿失禁较多见,致使人们误以为尿失禁是衰老过程中不可避免的自然结果。事实上,老年人尿失禁的原因很多,应寻找各种原因,采取合理的治疗方法。老年人一旦小便控制能力下降,就会严重影响其生活质量,使其独立生活能力降低,生活上需要有人照护,增大家庭负担。

(1)基本知识

小便控制是指老年人有自主意识可控制排尿,无排泄障碍。老年人小便排泄障碍是指4h内的小便情况。小便失禁容易造成多种并发症,给老年人带来巨大的身心痛苦,增加家庭的经济负担。正确评估老年人的小便控制能力,无论对于居家老年人的照护还是对于机构老年人的照护都具有极其重要的意义。

(2)操作技能

1)操作前准备:记录单、笔、尿壶、快速手消毒剂,必要时备手套。

2)沟通交流:在评估前,应与老年人进行充分沟通,询问老年人平时是否能控制小便。如老年人沟通有困难时,应与其照护者或家属做好沟通,询问平时老年人小便的情况。

3)实施评估

①直接评估法。直接观察老年人4h内的小便情况,观察小便的性质、颜色、量,询问老年人排泄障碍的程度和原因;给予帮助时观察老年人完成活动的情况。

②间接评估法。主要是通过询问的方式进行评估,询问老年人或其家属和照护者:4h内老年人是否能够自主控制小便排泄,有无小便失禁情况。

③评估结果。详见本书职业模块3中培训课程1的相关内容。

（3）照护需求

失能、失智老年人排便控制能力的照护需求，可参照本书职业模块3的相关内容。

1）老年人小便控制能力正常，评分为4分，表示老年人可自己控制小便，不需要特殊照护。

2）老年人存在小便控制能力障碍，评分为2分，表示老年人有排泄照护需求，需要提示或帮助。

3）老年人小便控制能力评分为0分，表示老年人有小便排泄照护需求，可以咨询医生是否留置尿管或穿纸尿裤，依赖辅具或器具。

4）存在小便控制能力障碍的老年人，需要联系专科护士进行功能锻炼。

（4）老年人尿失禁的照护

尿失禁是老年人中最常见的疾病，女性发病率高于男性，失能、失智老年人出现尿失禁可造成身体异味、皮肤糜烂、反复尿路感染，是导致孤僻、抑郁的原因之一。一旦老年人出现尿失禁，照护人员应从以下方面进行照护。

1）心理支持：老年人多因长期尿失禁而自卑，护理人员应给予充分理解，尊重老年人，注意保护其隐私；同时与家属进行沟通，取得支持和帮助。

2）行为治疗：包括膀胱行为治疗、提示排尿法。

①膀胱行为治疗：适用于急迫性尿失禁，且认知功能尚可的老年人。可根据记录来调整排尿的间隔时间，如憋尿超过3 min会出现尿失禁，则每2小时排尿1次。

②提示排尿法：对于有认知障碍的老年人，可根据其排尿记录，制订排尿计划，定时提醒，帮助养成规律的排尿习惯，同时也要改善老年人的如厕条件。

3）保持皮肤清洁卫生：尿液长期浸湿皮肤可使皮肤角质层变软而失去正常防御功能，尿液中的氨会刺激皮肤，易引起皮疹，甚至发生失禁性皮炎。照护人员需要及时为老年人清洗，勤换衣裤、尿垫、床单等，保持其皮肤的清洁、干燥，并涂抹适量油膏进行保护。

4）外引流：对于部分不能控制尿失禁的老年人，可采用外引流法，防止漏尿。男性可用带胶管的阴茎套接尿，女性可用女性专用的接尿装置连接胶管接尿。

5）失禁护理垫：对于失禁的老年人，也可以使用纸尿裤或一次性护理垫，避免反复清洗衣裤、床单，从而减轻照护人员工作量，缓解失禁带来的皮肤问题。

6）积极去除诱发因素：超重的老年人要通过饮食控制、增加活动量来控制体重；慢性呼吸道感染者应积极控制感染，按时服用抗生素，切勿在尿路感染症状改善或消失后自行停药。

3. 失能、失智老年人如厕需求评估

（1）基本知识

如厕指老年人在有便意或尿意的时候，能去厕所或使用便盆、尿壶大小便，以及事后进行清洁整理的行为能力，包括去厕所、解开衣裤、擦净、整理衣裤、冲水、洗手等过程；若为人工肛门，则包括肛门袋的准备、交换、事后清洁等；若穿戴纸尿裤、留置导尿管，则包括尿裤、尿管的准备，事后清理等。正确评估老年人的如厕能力，解决老年人如厕难的实际问题，对于提高老年人的生活质量具有极其重要的意义。

（2）操作技能

1）工作准备。

评估师准备：着装整齐，仪表端庄，佩戴有自己身份标志的证件。

用物准备：笔、评估单、如厕设备（如尿壶、便盆、便椅、纸尿裤、坐厕或蹲厕等）。

2）沟通：在评估前，评估师应首先表明自己的身份，向老年人及其家属或者照护者说明评估的目的、程序，取得老年人的同意和配合。沟通时应使用老年人可以理解的语言，如老年人沟通有困难，应与其家属或照护者做好沟通。

3）实施评估。

①直接评估法：要求老年人逐一完成如厕的过程并进行观察，包括去厕所、解开衣裤、擦净、整理衣裤、冲水、洗手，询问老年人不能完成的程度和原因；给予帮助时观察老年人完成活动的情况。

②间接评估法：主要通过询问的方式进行评估，询问老年人或其家属和照护者，老年人是否能够独立完成如厕的整个过程，有无弄脏衣服，是否需要协助。

评估结果：详见本书职业模块3中培训课程1的相关内容。

（3）照护需求

1）若老年人如厕能力正常，则无照护需求。

2）若老年人存在如厕能力障碍，则有照护需求，应根据具体的情况给予相应的照护。

①有些失智老年人因为出现定向力障碍或者行动不方便，不能及时如厕，会出现随地大小便的状况，自尊心强的老年人会拒绝别人的帮助，但是自己也不能处理，于是出现弄脏衣物的情形。照护者要仔细观察，找出问题发生的原因。

②对于失智老年人的如厕照护，环境布置也非常重要。可在卫生间的门上粘贴明显的标志，方便老年人识别，日常卫生间的门可以打开，老年人看到马桶，就能联想起设施的用途；卫生间安装夜灯，老年人晚间如厕时，可方便寻找；马桶要安全、使用简单，最好安装扶手。

③掌握失智老年人的如厕规律，设定老年人的如厕时间表，把老年人平时如厕的时间记录下来，并尽量在这个时间对老年人进行如厕训练。可以每天早饭后让老年人坐在马桶或坐便椅上，养成定时排便的习惯。照护者也要了解老年人平时的大小便性状，若老年人连续3天未解大便，则要考虑告知医生使用通便药物进行干预。

（4）注意事项

1）进行老年人如厕照护时，应注意保护其隐私，语言沟通恰当，维护老年人的自尊心。

2）为老年人创造一个安全的如厕环境。马桶旁设置扶手，当墙面不支持设置扶手时，可以使用马桶助力架等助起装置，为老年人提供双手支撑；地面一定要选择洗浴专用的防滑瓷砖，或者铺上防滑垫；可安装呼叫装置，使老年人在如厕出现不适时能够及时呼叫。

四、失能、失智老年人运动功能需求评估

1. 失能、失智老年人床椅转移需求评估

（1）基本知识

床椅转移指将老年人由床转移到轮椅，或由轮椅移动到床的过程，包括翻身、坐起、移动、起身、坐下等一系列动作；轮椅转移还包括将轮椅移至床边、合上车闸、收起脚踏板等动作。正确评估老年人的床椅转移能力，帮助老年人

选择合适的辅助方式,对于满足老年人的日常活动需求、提高老年人的生活质量具有极其重要的意义。

(2)操作技能

1)工作准备。

评估师准备:着装整齐,仪表端庄,佩戴有自己身份标志的证件。

用物准备:笔、评估单、尺子、座椅、轮椅、床。

环境准备:环境整洁,用尺子量出座椅至床的距离,至少为110 cm,将座椅摆至合适的位置。

2)沟通:在评估前,评估师应首先表明自己的身份,向老年人及其家属或者照护者说明评估的目的、程序,取得老年人的同意和配合。沟通时应使用老年人可以理解的语言,如老年人沟通有困难,应与其家属或照护者做好沟通。

3)实施评估。

①直接评估法:让老年人躺到床上,直接观察老年人床椅转移的过程,包括翻身、坐起、移动、起身、坐至座椅、站立、回到床上躺下,尽量让老年人自己完成全过程,询问老年人不能完成的程度和原因;如必须提供帮助或使用拐杖,观察给予帮助的方式和程度,以及在帮助下老年人完成活动的情况。

②间接评估法:主要通过询问的方式进行评估,询问老年人或其家属和照护者,老年人是否能够独立完成床椅转移的整个过程,有无使用拐杖,是否需要协助,以及不能完成的原因。

评估结果:详见本书职业模块3中培训课程2的相关内容。

(3)照护需求

1)若老年人床椅转移能力正常,则无照护需求。

2)若老年人存在床椅转移能力障碍,则有照护需求,应根据具体的情况给予相应的照护。

①老年人可以完成翻身、坐立、移位,但有安全顾虑,需要借助拐杖或者他人搀扶。此时照护者应鼓励老年人尽可能自己独立完成床椅转移的活动,并根据需要选择合适的拐杖,给予监督和提示,防止跌倒,必要时给予搀扶。

②老年人能翻身、坐起,但行动较慢或者需要他人协助。此时照护者应全过程搀扶,协助老年人支撑身体,防止其跌倒和坠床,并做好下肢的康复训练,

鼓励老年人进行主动训练，必要时可以请专科护士进行指导。

③老年人完全依赖他人，翻身、起坐、移位均不能完成。此时照护者需要全程照护，协助老年人翻身、移动。对于常年卧床的老年人，还需要做好皮肤的护理，勤翻身、勤清洁、勤更换尿垫，防止压疮及皮肤的异味和破损。同时做好老年人的康复训练，必要时可以请专科护士进行指导。

（4）注意事项

1）上、下轮椅前必须确保车闸已锁住，防止转移过程中因轮椅移动导致老年人重心不稳而跌倒。

2）认真评估老年人坐位维持的时间和能力，因过度虚弱或躯体僵直而不能维持坐位者应避免长距离使用轮椅。

3）预防压疮，注意观察老年人肩背、臀部及两侧等受压部位的皮肤情况，防止发生压疮。

4）推动轮椅时，行进速度应缓慢、均匀，防止磕碰，避免速度过快引起老年人不适。坐轮椅停下来休息时，必须锁住车闸，停在地势平整无坡度的空地上，以免轮椅顺坡下滑，发生危险。

2. 失能、失智老年人平地行走需求评估

（1）基本知识

平地行走指老年人在院内、屋内及其周围的平地行走的行为，步行距离应为45 m或以上，可使用支具、拐杖等辅助工具行走，并且能自行穿脱支具。正确评估老年人的平地行走能力，识别老年人的实际需求，对于提高老年人的活动能力、改善老年人的生活质量具有极其重要的意义。

（2）操作技能

1）工作准备。

评估师准备：着装整齐，仪表端庄，佩戴有自己身份标志的证件。

用物准备：笔、评估单、尺子。

环境准备：环境整洁，用尺子在平地上量出45 m的距离，并做好起点和终点的标记。

2）沟通：在评估前，评估师应首先表明自己的身份，向老年人及其家属或者照护者说明评估的目的、程序，取得老年人的同意和配合。沟通时应使用老年人可以理解的语言，如老年人沟通有困难，应与其家属或照护者做好沟通。

3）实施评估。

①直接评估法：老年人站立至起点，以平时的速度行走至终点，可以使用助行器，但不包括带轮的助行器（如轮椅）。对于使用支具的老年人，还需观察其是否可以自行穿脱支具。尽量让老年人自己完成全过程，询问老年人不能完成的程度和原因；如必须提供帮助，观察给予帮助的方式和程度，以及在帮助下老年人完成活动的情况。

②间接评估法：主要通过询问的方式进行评估，询问老年人或其家属和照护者，老年人是否能够独立行走，使用何种辅助工具，是否需要协助。

评估结果：详见本书职业模块3的相关内容。

（3）照护需求

1）若老年人平地行走能力正常，则无照护需求。

2）若老年人存在平地行走能力障碍，则有照护需求，应根据具体的情况给予相应的照护。

①老年人能步行一段距离，但不能走完50 m左右，穿脱支具或步行需要他人监督、提示或协助；使用轮椅时，完全自行操作轮椅，能够转换方向且能准确移动到床、桌子等处。此时老年人只需要部分帮助，照护者应尽可能鼓励老年人自行行走，给予语言指导，必要时给予协助。在提供照护期间，要防止老年人跌倒。

②老年人行走时较大程度上依赖他人搀扶，或者能使用带轮步行器、驱动轮椅（包括电动轮椅）自行在平地上移动50 m左右，但在准备及收拾时仍需提示或者协助。此时老年人需要极大的帮助，照护者应全过程搀扶，协助老年人行走，并做好下肢的康复训练，鼓励老年人进行主动训练，必要时可以请专科护士进行指导。对于使用轮椅的老年人，需要做好老年人使用轮椅前后的准备工作，做好监护。

③老年人不能行走，不能自己驱动轮椅，使用电动轮椅无法保持平衡。此时老年人需要完全依赖照护者，照护者需全程陪护，帮助老年人移动，并做好下肢的康复训练，必要时请专科护士进行指导，防止肌肉萎缩。

（4）注意事项

对于平地行走能力存在障碍，但可以行走的老年人，要警惕其跌倒。对于完全不能行走的老年人，要警惕废用综合征的发生，做好康复训练，同时关注老年人的心理问题，给予关怀和鼓励。

3. 失能、失智老年人上下楼梯需求评估

（1）基本知识

上下楼梯指老年人可步行且能连续上下10~15级台阶。正确评估老年人上下楼梯的能力，帮助解决老年人上下楼梯难的实际问题，对于改善老年人的生活质量具有极其重要的意义。

（2）操作技能

1）工作准备。

评估师准备：着装整齐，仪表端庄，佩戴有自己身份标志的证件。

用物准备：笔、评估单。

环境准备：楼梯干净无障碍物，具有10~15级台阶。

2）沟通：在评估前，评估师应首先表明自己的身份，向老年人及其家属或者照护者说明评估的目的、程序，取得老年人的同意和配合。沟通时应使用老年人可以理解的语言，如老年人沟通有困难，应与其家属或照护者做好沟通。

3）实施评估。

①直接评估法：老年人站立在第1级台阶，以平时的速度向上走到10~15级台阶，再从最高点下到第1级台阶，尽量让老年人自己完成全过程，询问老年人不能完成的程度和原因；如必须提供帮助，观察给予帮助的方式和程度，以及在帮助下老年人完成的情况。

②间接评估法：主要通过询问的方式进行评估，询问老年人或其家属和照护者，老年人是否能够独立上下楼梯，使用何种辅助工具，是否需要协助。

评估结果：详见本书职业模块3的相关内容。

（3）照护需求

1）若老年人上下楼梯能力正常，则无照护需求。

2）若老年人存在上下楼梯能力障碍，则有照护需求，应根据具体的情况给予相应的照护。

老年人扶着楼梯、使用拐杖等辅助工具或者在他人搀扶下可以上下楼梯。此时老年人只需要部分帮助，照护者应尽可能鼓励老年人自行上下楼梯，给予语言指导，必要时给予协助。

老年人不能独立上下楼梯。此时需要极大的帮助或者完全依赖照护者。照护者应身体强壮或者由两人照护，在老年人上下楼梯时，要完全支撑住老年人，防止其跌倒。同时做好康复训练，必要时请专科护士进行指导。

（4）注意事项

1）进行平地行走能力评估时，使用辅助工具不包括视力障碍者使用导盲棍的情况。

2）老年人的步态、步频、速度、方向感等不在评估范围内。

3）因疾病等原因医生不建议或者限制轻量体力活动的老年人，不直接进行实测评估。

学习单元 2 老年人功能维护和康复的照护需求评估

一、老年人肢体功能维护和康复的照护需求评估

随着年龄的增长，老年人会因各种原因引起肢体功能障碍，严重影响其生活质量，使其独立生活能力降低，生活上需要有人照护，家庭负担增大。正确评估老年人的肢体功能需求，无论对于老年人还是家庭都具有极其重要的意义。

1. 基本知识

（1）肢体功能概述

肢体功能指身体某个部位或连带性的肢体受思维控制并能完全按照思维控制去实现活动。肢体活动能促使人的身体机能不断优化，可保持并促进身体灵活、四肢有力、肌肉均匀、肢体平衡，这对于提高老年人身体机能、增强免疫力、减少疾病危害、提高生活质量有着至关重要的作用。

（2）肢体功能维护及康复的影响因素

功能训练是非常有效的维护健康及康复训练的方法，应对每个老年人定期进行功能评定，以求训练有针对性、目的性，达到理想的训练效果。训练效果受诸多因素影响，如老年人的生理水平、老年人的配合程度以及老年人的自信心、自身努力程度等。因此，评估老年人肢体功能是首要的。

2. 操作技能

（1）工作准备

准备记录单、笔、肌力器械、测角器、方盘测角计、直尺、快速手消毒剂，必要时备手套。

（2）沟通

在评估前，应与老年人进行充分沟通，询问老年人平时是否能独立地行走和活动。如老年人沟通有困难时，应与其照护者或家属做好沟通，询问老年人平时肢体功能的情况。

（3）评估

1）肌力评估：通过手法或器械来评定相关肌肉或者肌群收缩力量的大小，协助诊断引起肌肉力量改变的原因，指导康复治疗、评定治疗效果的一种常用方法。

①徒手肌力评定方法：视老年人情况进行站立位、坐位或卧位检查。肌力分级标准（6级法）和MRC肌力分级评定标准见表6-2和表6-3。

表6-2 肌力分级标准（6级法）

分级	项目
0级	完全瘫痪
1级	只能见到肌肉收缩，但不足以引起肢体的运动
2级	肢体只能沿床面伸屈水平运动，不能克服重力抬离床面
3级	肢体能抬离床面，但不能抵抗施加的阻力作用
4级	肢体能抵抗阻力，但力量比正常力量弱
5级	正常

表6-3 MRC肌力分级评定标准

分级	表现
5	能对抗的阻力与正常相应肌肉对抗的阻力相同（充分阻力），且能做全范围的活动
5-	能对抗较充分、稍小的阻力，活动范围100%
4+	能对抗比中等程度稍大的阻力，活动范围100%
4	能对抗中等程度阻力，活动范围100%
4-	能对抗比轻度稍大的阻力，活动范围100%
3+	能抗重力做全范围的活动，并能在运动末期对抗轻度的阻力
3	能抗重力活动，且活动范围100%，但不能对抗任何阻力
3-	能做抗重力运动，但活动范围<100%而>50%

续表

分级	表现
2+	能做抗重力活动，但活动范围<50%
2	不能做抗重力活动，但在消除重力影响后能做全范围的活动
2-	在消除重力影响下能活动，活动范围<100%而>50%
1+	触诊能发现有强力肌肉收缩，但不能引起任何关节活动
1	触诊能发现有肌肉收缩，但不能引起任何关节活动
0	无任何肌肉收缩迹象
评级结果	级

②器械评定法。

等长肌力测试：评估肌肉等长收缩的能力，适用于3级以上肌力的检查。测定范围包括：握力、捏力、四肢肌力、背伸力、肌肉耐力。

等张肌力测试：测定肌肉的等张收缩的能力，即使关节做全关节活动时，测定肌肉能克服的最大阻力，只适用于3级以上肌力。

等速肌力测试：指某肌群做等速运动时，测定并记录分析其各种力学参数，能测定手部、足部肌肉，只适用于3级以上肌力。

2）肌张力评估：肌张力是指肌肉静息状态下的紧张度，检查时以触摸肌肉的硬度及伸屈肢体时感知的阻力作为判断依据，肌张力是维持肢体位置及支撑体重所必需的，是保证肢体运动控制能力和空间位置，进行各种复杂运动的必要条件。

评估方法：老年人取坐位及站立位，卧床老年人可触诊评估肌张力。

评估结果：正常肌张力表现为静止性肌张力（坐、站）、姿势性肌张力（坐、站协调）及运动性肌张力（被动运动时有弹性和轻度抵抗感）正常。异常肌张力表现为肌张力增高（痉挛、僵硬）、肌张力低下（迟缓）及肌张力障碍（不能随意运动）。

3）关节活动度评估。

评估方法：进行关节活动度测量时，所有的关节都以解剖学的肢位为0°肢位。例如，在测量前臂活动时，手掌面以矢面为0°肢位；测量肩关节水平屈曲动作时，以肩关节外展90°为0°肢位。

评估结果：不同部位有不同的活动度，具体见表6-4。

表 6-4　不同部位及其活动度

部位	活动度
颈部关节	前屈可以达到 35°~45°，后伸可以达到 35°~45°，左右侧屈各自可以达到 45°，左右旋转可以达到 60°~80°
肩关节	屈曲可以达到 90°，后伸可以达到 45°，外展可以达到 90°，内收可以达到 40°，内旋可以达到 80°，外旋可以达到 30°，上举可以达到 90°
肘关节	屈曲一般可以达到 140°，过伸可以达到 0°~10°，旋前、旋后均可以达到 80°~90°
腕关节与手	腕关节背伸可以达到 35°~60°，掌屈可以达到 50°~60°，桡偏可以达到 25°~30°，尺偏可以达到 30°~40°。掌指关节屈曲可以达到 60°~90°，伸直一般可以达到 0°。近节指间关节屈曲可以达到 90°，伸直一般可以达到 0°
腰部	一般前屈可以达到 90°，后伸可以达到 30°，左右侧曲可以达到 30°，左右旋转可以达到 30°
髋关节	屈膝、屈髋可以达到 145°，后伸可以达到 40°，外展可以达到 30°~45°，内收可以达到 20°~30°，内旋可以达到 40°~50°，外旋即屈膝状态可以达到 40°~50°
膝关节	一般屈曲可以达到 145°，伸直可以达到 0°
踝部、足部	踝关节背伸可以达到 20°~30°，距跟关节内翻可以达到 30°，外翻可以达到 30°~35°，跖趾关节背伸一般可以达到 45°，跖屈可以达到 30°~40°

4）协调和平衡功能评估。

评估方法：让老年人保持坐位，观察其平衡情况，老年人自己不能保持平衡时，外力轻推使其保持平衡；让老年人保持站位，观察其平衡情况，老年人自己不能保持平衡时，以外力轻推使其保持平衡；让老年人行走一段距离，观察其平衡情况，老年人自己不能保持平衡时，以外力轻推使其保持平衡。

评估结果：参考简易三级平衡测定法（见表 6-5）和老年人肢体功能评估内容及记录表（见表 6-6）。

表 6-5　简易三级平衡测定法

坐位	Ⅰ 静态维持自身平衡 10 s 以上
	Ⅱ 自身动态平衡 10 s 以上（上肢主动活动）
	Ⅲ 轻外力作用下维持平衡

续表

站立位	Ⅰ 静态维持自身平衡 10 s 以上
	Ⅱ 自身动态平衡 10 s 以上（上肢主动活动）
	Ⅲ 轻外力作用下维持平衡
行走	Ⅰ 单纯行走维持自身平衡 10 s 以上
	Ⅱ 行走伴上肢和头颈、躯干活动并维持平衡 10 s 以上
	Ⅲ 行走中在轻外力作用下维持平衡

表 6-6　老年人肢体功能评估内容及记录表

肢体完整性	□完整　□不完整　□辅助器械　□其他：
自理能力	□完全自理　□完全不能自理　□部分自理：
认知功能	□正常　□异常
卧床时间	□无　□很短　□居中　□很长　□总是　□其他：
肌张力	□正常　□低下　□增高
关节活动度	□正常　□低下
坐位平衡	□正常　□上肢自主活动　□轻外力帮助　□完全需要帮助
站立位平衡	□正常　□上肢自主活动　□轻外力帮助　□完全需要帮助
行走	□正常　□伴自主活动　□轻外力帮助　□完全需要帮助
锻炼习惯	锻炼规律　□无　□有 每月锻炼次数：　　　次/月　每次锻炼时间：　　　min/次 锻炼方式：□跑步　□散步　□跳舞　□瑜伽　□游泳　□打太极　□打球　□其他：
锻炼安全性	□无　□有
跌倒、坠床史	□无　□有　发生时间及次数：
肢体功能维护与康复相关知识	□完全了解　□基本了解　□部分了解　□缺乏

3. 照护需求

（1）若老年人肢体功能及自理能力正常，则可自行进行安全有效的锻炼及活动，不需要特殊照护。

（2）若老年人存在肢体功能障碍，则有肢体功能恢复或康复需求，需要在他人的照护下进行锻炼和活动。对于有一定自理能力的老年人，应以照看为主，防止其受伤；对于完全没有自理能力的老年人，要根据具体情形为其提供照护，鼓励老年人主动锻炼和活动，调动其积极进行肢体功能恢复和康复的主动性，同时加强心理护理和皮肤护理。

（3）必要时可联系康复科医生指导老年人进行康复锻炼。

4. 注意事项

（1）在对老年人进行肢体功能维护与康复的评估过程中，一定要做好老年人的物理性保护工作，防止其因为疾病或者功能衰退而引起二次伤害。

（2）评估过程中应注意对老年人隐私和自尊心的保护，加强心理护理。

二、老年人呼吸功能维护及康复的照护需求评估

随着年龄的增长，老年人的呼吸系统功能逐渐衰退，各种急慢性肺疾病出现，严重影响其呼吸功能，从而导致老年人独立生活能力降低，给其造成生理和心理伤害，甚至影响生命。因此，正确评估老年人的呼吸功能状况，对老年人的生理和心理都具有极其重要的意义。

1. 基本知识

（1）呼吸功能概述

呼吸功能指机体通气和换气的能力。通气功能指通过呼吸使空气进入肺泡，然后再排出体外；换气功能指血液中的二氧化碳通过肺泡壁的毛细血管弥散进入肺泡，然后随呼气排出，同时将氧气吸收进入血管，与血红蛋白结合，运输到组织进行代谢。

（2）影响呼吸功能的因素

1）疾病因素：肺炎、肺结核、肺癌以及支气管哮喘等疾病均可能引起通气和换气功能障碍，导致呼吸功能下降。

2）年龄因素：年龄越大，通气功能越低。

3）理化因素：吸入的粉尘或烟雾可能导致气道水肿，引起并发症，进而导致呼吸衰竭。

4）药物因素：镇痛药物以及抗生素可能导致呼吸功能受损。

5）肥胖因素：脂肪堆积可能导致肺通气功能降低。

2. 操作技能

（1）工作准备：纸、笔、秒表。

（2）沟通：在评估前，应与老年人进行充分沟通，询问老年人是否有呼吸系统的疾病，平时有无呼吸困难或者其他不适。如老年人沟通有困难时，应与其照护者或家属做好沟通，询问平时老年人呼吸系统的相关情况。

（3）评估

1）按照呼吸功能评估表的内容进行逐项评估，见表6-7。

表6-7　呼吸功能评估表

编号	呼吸功能评估	是	否
1	您能听到呼吸音吗？		
2	您的呼吸规则吗？		
3	您是胸式呼吸吗？		
4	您能够随意调整自身的呼吸类型吗？		
5	您呼吸不充分时会影响发音吗？		
6	您的呼吸足够充分时，可以进行长句的发音吗？		
7	大部分气流呼出后您还能进行任何发音吗？		
8	您说话时气息过重吗？		

描述：

结果分析：第1、3、5、8题答"否"为正常，第2、4、6、7题答"是"为正常。

2）s/z比测量：测量深吸气后分别持续发s音和z音（均为英文）的最长时间，共测两次，分别取其中的较大值，并记录（见表6-8）。

表6-8　s/z比测量记录表

日期	第一次测s1	第二次测s2	s较大值	第一次测z1	第二次测z2	z较大值	s/z比

结果分析：

①如果 s/z 比接近 1，但分别发 s 音和发 z 音时的最长声时明显缩短，提示呼气力量减弱（即肺活量减少）。

②如果 s/z 比显著大于 1，但发 s 音正常，提示呼吸系统与发声系统不协调、起音方式不协调，乃至整个言语过程不协调。

③如果 $1.2<s/z<1.4$，提示功能性嗓音疾病或可能的器质性嗓音疾病。

④如果 $s/z \geq 1.4$，提示声带结构的病变影响了正常发声，存在器质性嗓音疾病。

⑤如果 $s/z \leq 0.75$，提示可能存在构音障碍或语言障碍。

3. 照护需求

若以上两种评估有一种为异常，则老年人有呼吸功能维护及康复的需求，需要陪伴人员的照护，同时陪伴人员要鼓励老年人主动进行功能锻炼。

要指导老年人做有氧运动，坚持户外锻炼，增强体质，养成良好的生活习惯。

必要时可联系呼吸内科和康复科医师对老年人进行治疗或指导康复锻炼。

4. 注意事项

照护人员应指导老年人做好以下事情。

（1）做好保暖：依据天气变化适当增加衣服，防寒保暖；昼夜温差大、天气变化时，要做好保暖工作。

（2）开窗通风：建议每天开窗通风两次，但要避免强烈的空气对流。

（3）避免呼吸道刺激：少去人多的公共场所，尤其是一些人群密集、空气混浊的场所，尽量避免接触致敏物质。最好戒烟并防止被动吸烟，以杜绝不良因素对呼吸道的刺激。

（4）注意个人卫生：勤洗手，勤洗晒衣物，不随地吐痰。

（5）饮食：多进食富含维生素的新鲜水果、蔬菜及易消化的食物，多饮温白开水。

（6）积极治疗基础病：对于患有慢性阻塞性肺疾病、支气管哮喘、肺炎、慢性支气管炎等基础病的老年人，一定要积极治疗基础病。

（7）病情变化及时就医：一旦出现高烧或剧烈咳嗽等情况，应及时到医院就医。发病时，要在医生指导下积极治疗。

学习单元3　失能、失智老年人对生活和康复辅具的需求评估

目前，我国老龄化问题日趋严重，高龄、失能、失智的老年人数量在不断增长。这些老年人多患有基础疾病，调查研究显示，约65%的失能老年人是由于功能障碍导致的自理能力降低，造成在吃饭、卫浴、更衣、起居、行走、卫生、如厕、洗漱等方面的护理负担增加。老年辅助器具的广泛应用，不仅可以保护老年人的环境安全、提高护理效率、维护自身尊严，同时也可以减缓失能进程。近年来，辅助器具的配置与应用对老年人越发重要。

一、基本知识

国际上一般将"康复辅具"称为辅助技术（设备），例如，美国国家功能障碍康复研究院称之为"辅助技术产品和康复设备"，日本则称之为"福祉用具"，已被社会全面接受。《国际功能障碍和健康分类》中将"辅助产品和技术"定义为"为改善功能障碍者功能状况而采用适配的或专门设计的任何产品、器具、设备或技术"。这些术语均与我国"康复辅具"概念的内涵和外延基本一致。

"康复辅具"的全称是"康复辅助器具"，是对能够利用辅助技术帮助功能障碍的老年人改善、补偿、代偿其功能，或起到治疗作用的产品的统称。2011年的康复辅具国际标准 ISO 9999 已被我国等同采用，作为国家标准于2016年发布《康复辅助器具　分类和术语》（GB/T 16432—2016），其中将辅助产品分为12个主类、93个次类和538个支类。以下将康复辅具或康复辅助器具简称为辅具。

二、辅具适配原则

1. 先适配后评估

适老辅具能满足95%以上失能老年人的适配需要和功能设施需要，在适配过程中强调的是购买、改制和设计。

2. 能补则补，不能补则代，不能代则适应

补就是补偿，即失能老年人如果还有功能潜能，则对其功能潜能进行增量

式补偿;不能补则代,是指通过代偿的形式,来辅助失能老年人的独立生活;不能代则适应,则是说若不能代偿就应尽量适应。

三、常见辅具

1. 常见的日常生活活动类辅具

(1) 饮食类辅具:协助老年人饮食或饮水的辅具,包括防洒盘、高低碗、防滑分餐盘、助食筷、左右手刀叉、握力勺、吸管杯、长把杯、自立饮水壶等。

(2) 清洗、盆浴和淋浴辅具:盆浴或沐浴椅,防滑浴池垫,沐浴垫,带把手、手柄或握把的毛巾,自我擦干辅具,浴室温度计,漂浮辅具等。

(3) 修饰类辅具:指(趾)甲剪、指(趾)甲锉、砂纸板、清洗或梳整头发的装置及吹风机、剃须刀、化妆用辅具、覆盖材料等。

(4) 穿脱衣服的辅具:穿袜器、鞋拔、衣物固定器、穿衣夹或杆、系扣钩、拉链辅具等。

(5) 大、小便需求的辅具:阴道塞、阴茎夹、大便塞等失禁训练辅具,失禁报警器,导尿管,尿引流器,穿戴于身上的集尿袋等。

(6) 如厕需求的辅具:坐便椅、坐便器、坐便器座、内置升降装置的坐便器座、安装在坐便器上或定点独立式的坐便器扶手或靠背、手纸夹、手纸滚动架、便盆、附在坐便器上的冲洗器和吹干器、吸尿池、移动卫生间等。

(7) 床椅转移需求辅具:翻身垫,转台,搬运椅或搬运带,传送台,移动式升降架,升降手推车,固定在墙壁、地板或天花板的升降架,固定且独立的站立式升降架等。

(8) 平地行走需求辅具:手杖、肘拐、轮椅、前臂支撑拐、腋拐、助行器、助行椅、三轮车(四轮车)、轻便推车、爬行车等。

(9) 上下楼梯需求辅具:电梯、爬楼梯机、升降平台、坡道、斜梯等。

2. 常见休闲娱乐类辅具

(1) 游戏辅具:积木、遥控玩具等。

(2) 锻炼和运动辅具:视觉障碍者可玩的各种球类、跑步机、哑铃等。

(3) 奏乐和作曲辅具:竖琴、钢琴、口琴、吉他、盲文乐谱翻译程序、听力训练器等。

(4) 相片、电影和录像制作辅具:照相和底片冲洗产品,以及针对相片或影片的剪辑器、软件等。

（5）钓鱼辅具：钓竿、鱼钩等。

3. 常见沟通和信息类辅具

（1）助视器：放大镜、望远镜、滤光器、扩大视野和视角的辅具、影像放大成像系统等。

（2）助听器：耳背助听器、骨导式助听器、植入式助听器，以及助听辅助产品附件等。

（3）发声辅具：语音发声器和个人用语音放大器。

（4）绘图和书写辅具：绘画手写板、书写框架、文字处理软件、制图绘图软件、书写框、特制书写纸或塑膜等。

（5）计算辅具：算盘、计算尺、计算器、计算软件等。

（6）记录、播放和显示视听信息的辅具：录音机或播放机、无线电接收机、闭路电视系统、无线电频率传输系统、话筒、扬声器、可视图文译码器等。

（7）面对面沟通辅具：沟通提示卡、沟通放大器、对话装置、面对面沟通软件等。

（8）阅读辅具：有声阅读材料、大字母阅读材料、多媒体阅读材料、翻书器、书支撑架和书固定架、阅读框和版面限定器、字符阅读器、触摸阅读材料、特殊多媒体演示软件等。

4. 常见医疗类辅具

（1）保护组织完整性的辅助具产品：气囊坐垫、减压背垫、减压床垫、防压疮报警器等。

（2）动作、肌力和平衡训练的设备：如功率车、平行杠、步行支撑器、减重步行训练器、站立架等。

（3）伤口护理产品：伤口护理用包扎、吸收、引流辅具和伤口护理品的固定器具等。

（4）给药辅具：注射枪、帮助正确计量口服或注射药量的装置、注射针、输液泵等。

四、操作技能

1. 工作准备

环境准备：环境安静整洁，室内光线明亮，温湿度适宜。

物品准备：与老年人基本日常生活活动能力评估相关的工具，详见职业模块 3 的相关内容。

2. 沟通交流

与老年人充分沟通，取得老年人的信任与配合，并告知评估的内容、目的及意义。

3. 需求评估

对老年人进行日常生活能力评估，可反映老年人对于辅具、辅助技术的使用需求。基本日常生活活动能力（basic activities of daily living，BADL）中洗澡、修饰、穿衣、进食、如厕、大便控制、小便控制、床椅转移、平地走动、上下楼梯等 10 个方面中的任意一方面的功能丧失（即完全依赖他人），即可认定为失能（评估量表详见职业模块 3 中培训课程 1 的相关内容）。针对失能老年人缺失的某项或多项生活能力，为其适配相关的辅助产品，能够改善并提高老年人的功能障碍以及代偿环境功能障碍，促使其重新回归社会。

4. 辅具选择

要充分了解老年人对于使用辅助产品、辅助技术的意愿，同时结合老年人在洗澡、修饰、穿衣、进食、如厕、移动等方面的能力评定，给予相应类别的辅具协助。辅具选择应注意以下几点。

（1）身体功能状况

选配辅具时，首先要考虑老年人的身体功能状况和潜在的机能。例如，同样是选择轮椅，截肢者应使用重心靠后的轮椅，而偏瘫者应使用单臂驱动的轮椅或椅座距地面较低、能用足驱动的轮椅。

（2）身体数据

选择某些辅具时，要考虑老年人的身高、体重、体宽等数据。

（3）使用环境

选择某些辅具时，有必要考虑老年人的使用环境。

（4）个人需求

应根据老年人的不同需求选配不同的辅具。

（5）经济条件

应根据老年人的经济承受能力选择其最急需的辅具。

五、效果评估与分析

老年人的辅具配置强调"先适配后评估"原则，应在对老年人各项能力进行评估分析后，由专业人员进行辅具的适配工作，并在使用过程中应用辅具使用满意度表进行效果评估，从而判断适配结果。魁北克辅助科技使用者满意度评估量表（the Quebec user evaluation of satisfaction with assistive technology，QUEST 2.0，见表6-9）是目前应用最广泛、发展最成熟的用于评估辅具满意度的量表，在中国的老年人中已得到了应用。

简化版QUEST 2.0共包含12个条目、2个维度，2个维度分别为辅具装置的满意度（8个条目）、服务的满意度（4个条目）。量表采用5级计分，1~5分表示从非常不满意到非常满意，总得分是每个条目的累计得分，得分越高表示满意度越高。量表由辅具使用者进行填写，或由评估师依据使用者真实情况代为填写。

对于任何不是"非常满意"的项目，请在该部分留言评论。

表6-9 QUEST 2.0

辅助装置 您对每个项目感到满意的程度					
1. 您对辅助装置尺寸（高度、长度、宽度）的满意程度如何？ 评论：	1	2	3	4	5
2. 您对辅助装置重量的满意程度如何？ 评论：	1	2	3	4	5
3. 您对辅助装置部件是否容易调整（固定、紧固）的满意程度如何？ 评论：	1	2	3	4	5
4. 您对辅助装置是否安全可靠的满意程度如何？ 评论：	1	2	3	4	5
5. 您对辅助装置的耐用性（耐力、耐磨性）的满意程度如何？ 评论：	1	2	3	4	5
6. 您对辅助装置是否容易使用的满意程度如何？ 评论：	1	2	3	4	5
7. 您对辅助装置舒适性的满意程度如何？ 评论：	1	2	3	4	5

续表

辅助装置					
您对每个项目感到满意的程度					
8. 您对辅助装置效果（设备满足您需求的程度）的满意程度如何？ 评论：	1	2	3	4	5
服务					
您对每个项目感到满意的程度					
9. 您对辅助装置服务提供周期（程序、时间长度）的满意程度如何？ 评论：	1	2	3	4	5
10. 您对辅助装置维修服务（维护）的满意程度如何？ 评论：	1	2	3	4	5
11. 您对使用辅助装置的专业服务（信息、关注）的满意程度如何？ 评论：	1	2	3	4	5
12. 您对辅助器具的后续服务（持续支持服务）的满意程度如何？ 评论：	1	2	3	4	5
以下是12个项目的列表框，请选择对您而言最重要的三个项目，并在选择框中打勾 □1. 尺寸　　　□2. 重量　　　□3. 容易调整　　　□4. 安全性 □5. 耐用性　　□6. 容易使用　□7. 舒适性　　　　□8. 有效性 □9. 周期　　　□10. 维护　　□11. 专业服务　　　□12. 后续服务					

六、注意事项

（1）辅具配置的大小、型号应合适且安全舒适，老年人无不适情况。

（2）辅具在使用中应符合省力原则。

（3）在保证满足功能需求的情况下，应优先考虑操作简便的辅具。

（4）优先考虑使用自身力源的辅具而非体外力源的辅具。

（5）辅具能临时使用就不要永久使用。

（6）使用辅具时应避免其造成二次损伤，如老年人跌倒或皮肤压伤。

（7）使用辅具时，应注意规范操作，未经培训的人员在没有专业人员指导时不得擅自动用辅具进行复杂训练。

学习单元4　失能、失智老年人安全防护的需求评估

一、失能、失智老年人跌倒防护的需求评估

1. 基本知识

（1）跌倒的概述

跌倒是指因突发的、不自主的、非故意的体位改变而倒在地上或更低的平面上。在我国，平均每秒就有一位老年人发生跌倒，每四位老年人中就有一位发生过跌倒，跌倒已成为危害老年人生命的"头号杀手"。老年人跌倒后轻则造成皮外伤，重则导致骨折、颅脑损伤甚至危及生命，同时因跌倒产生的恐惧心理使老年人活动范围受限，活动能力逐渐降低，严重影响了其生活质量，也给家庭和社会带来了沉重负担。对老年人进行有效的跌倒风险评估，识别跌倒高风险人群，进而针对可改变的危险因素采取有效的干预策略，可以有效降低跌倒的发生风险。

（2）跌倒的影响因素

老年人跌倒的发生，并不像一般人认为的是一种意外，而是由潜在危险因素引起的，影响跌倒的因素包括生理、心理、疾病、药物、行为、环境等。老年人随着年龄的增长，认知功能下降，感知觉功能减退，反应行动迟缓，使跌倒的风险逐渐增高。步态不稳、协调能力下降，需借助外力行走也是跌倒的高危因素，正确评估老年人的跌倒危险因素，可以有效预防和控制跌倒的发生。

2. 操作技能

（1）操作前准备：记录单、笔、带靠背和扶手的椅子、快速手消毒剂、秒表。

（2）沟通交流：评估前要与老年人进行充分沟通，询问老年人平时的活动情况及是否发生过跌倒。如与老年人沟通有困难时，应与其照护者做好沟通，询问平时老年人活动及行走能力的情况。

（3）实施评估

1）静态平衡能力评估

①评估方法。老年人原地站立，按描述内容做动作，尽可能保持姿势。可参照静态平衡能力评估表（见表6-10）的内容进行评估，并做好记录。

表 6-10 静态平衡能力评估表

测试项目	描述	得分
双脚并拢站立	双脚同一水平并列靠拢站立，双手自然下垂，保持姿势尽可能超过 10 s	
双脚前后位站立	双脚成直线一前一后站立，前脚的后跟紧贴后脚的脚尖，双手自然下垂，保持姿势尽可能超过 10 s	
闭眼双脚并拢站立	闭上双眼，双脚同一水平并列靠拢站立，双手自然下垂，保持姿势尽可能超过 10 s	
不闭眼单脚站立	双手叉腰，单腿站立，抬起脚离地 5 cm 以上，保持姿势尽可能超过 10 s	

说明：在做闭目练习时应确保周围环境安全，最好旁边有人保护，以免不慎摔倒。

②评估结果。0分：≥10 s。1分：5~9 s。2分：0~4 s。分值越大静态平衡能力越差，发生跌倒的风险越高。

2）姿势控制能力评估

①评估方法。老年人站在椅子前，完成下列动作。

由站立位坐下：站在椅子前，弯曲膝盖和大腿，轻轻坐下。

由坐姿到站姿：坐在椅子上，靠腿部力量站起。

②评估结果。0分：能够轻松坐下、起立而不需要扶手。1分：能够自己坐下、起立，但略感吃力，需尝试数次或扶住扶手才能完成。2分：不能独立完成。分值越大姿势控制能力越差，发生跌倒的风险越高。

3）跌倒防护需求的其他评估项目：根据老年人的个人身体情况，评估师需要评估其意识状态、年龄、跌倒史、疾病因素、视觉因素、大小便排泄、留置管道情况、活动能力、精神状态改变、使用特殊药物、环境安全等内容，评估内容及方法可参照老年人跌倒风险安全评估内容及记录表（见表6-11）进行。

表 6-11 老年人跌倒风险安全评估内容及记录表

项目	内容
意识状态	□清醒　□模糊或对外界刺激有反应　□对外界刺激无反应
年龄	□≥65 岁
跌倒史	□过去的 3 个月内曾有超过 1 次跌倒史

续表

项目	内容
疾病因素	□外伤　□出血　□手术及各类疾病引起的虚弱无力、眩晕
视觉因素	□视物不清　□视野缺失　□偏盲
大小便排泄	□失禁　□紧急和频繁排泄
留置管道情况	□无　□有　数量：□1　□2　□3根及以上
活动能力	□移动或行走时需要辅助或监管　□残障　□步态不稳 □脑血管病后遗症　□活动受限　□退行性改变
精神状态改变	□各种原因引起的嗜睡　□模糊　□定向力障碍　□躁动
使用特殊药物	□麻醉　□止痛　□镇静　□催眠药　□降血糖药　□降压药 □利尿剂　□泻药　□其他引起跌倒危险的药物
衣服不合体	□无　□有
环境不安全	□无　□有
防跌倒相关知识	□完全了解　□基本了解　□部分了解　□缺乏
其他方面	□长期卧床后开始下床活动

3. 照护需求

（1）若评估老年人静态平衡能力、姿势控制能力正常，无认知功能障碍，可独立行走，则保持日常生活习惯、维持肢体活动功能即可，不需要特殊照护。

（2）若评估老年人静态平衡能力正常、姿势控制能力异常，可独立行走，则有防跌倒照护需求，活动时应注意姿势控制方面的训练，如起坐练习，需要照护者进行保护。

（3）若评估老年人静态平衡能力异常、姿势控制能力正常，可独立行走，则有防跌倒照护需求，活动时应注意平衡能力方面的训练，如步态训练、关节屈伸训练、锻炼左手进行日常工作等，需要照护者进行保护。

（4）老年人跌倒风险安全评估内容及记录表中的前两项"意识状态"和"跌倒史"可以对老年人的跌倒风险进行快速分类：若在过去的3个月内曾有超过1次跌倒史则为高风险，有防跌倒照护需求。需重点关注，评估潜在危险因素，进行环境、行为、活动等方面的干预，教会老年人正确的跌倒姿势。照护者应站在老年人的侧后方一臂以内，做好陪同、提醒和保护。

不符合前两项情况的老年人进入后续部分的评定，若评估老年人有其中一项的就可以确定为有跌倒风险,则老年人有防跌倒照护需求。需评估潜在危险因素,有针对性地进行适老化环境改造;起床时遵循"三个半分钟"原则,即醒后床上躺半分钟、床上坐起半分钟、床边坐立半分钟,避免突然改变体位引起头晕;失智老年人房间内不要放置镜子,避免因精神行为异常而引发跌倒;使用弹力带、哑铃等进行肌肉力量训练,提高平衡及行走等能力。

4. 注意事项

在跌倒照护中,夜间12点到早晨7点是最易发生跌倒的高峰时段,卫生间、浴室是跌倒的高发地点,老年人夜间如厕时跌倒的发生率最高,需注意防范;当老年人出现因低血糖、低血压、脑供血不足、发热等原因引起的头晕、体力不支时,要尽量避免活动,防止跌倒的发生。跌倒防护要做到:识别风险,重在防范,减少跌倒,跌而少伤。

评估师在实际进行老年人跌倒风险评估操作时,可参考老年人跌倒风险安全评估流程及评分标准(见表6-12)进行评估。

表6-12 老年人跌倒风险安全评估流程及评分标准

项目	操作要领	分值	扣分细则	扣分
准备 (15分)	着装:着装整洁、符合职业要求,洗手 环境:通风、采光好 评估时机:老年人入院后24 h内,遇病情变化则随时评估	5		
	告知: (1)了解老年人的心理状态、自理能力、合作程度、表达能力 (2)告知老年人或照护者跌倒风险评估的目的和意义	5		
	用物准备: 记录单、笔、带靠背和扶手的座椅、快速手消毒剂、秒表	5		
操作步骤 (65分)	(1)核对床号、姓名、年龄、手腕带 (2)协助老年人取舒适自然体位 (3)了解老年人有无肢体功能障碍	5		
	评估项目: (4)意识状态:是否清醒,对外界刺激有无反应 (5)年龄:是否大于或者等于65岁 (6)跌倒史:过去的3个月内曾有超过一次的跌倒史 (7)疾病因素:有无外伤、出血、术后及各类疾病引起的虚弱无力、眩晕等	2 3 2 3		

续表

项目	操作要领	分值	扣分细则	扣分
操作步骤（65分）	（8）视觉因素：有无视物不清、视野缺损、偏盲	3		
	（9）大小便排泄：是否有失禁、紧急和频繁便意并去排泄	5		
	（10）留置管道情况：有无留置管道及管道数量	5		
	（11）活动能力：移动或行走时是否需要辅助器械或陪伴监管，是否有残障、步态不稳、脑血管病后遗症、活动受限、退行性改变	2		
	（12）精神状态改变：有无各种原因引起的嗜睡、模糊、定向力障碍、躁动	5		
	（13）使用特殊药物：有无使用麻醉药、止痛药、镇静药、催眠药、降血糖药、降压药、利尿剂、泻药以及其他引起跌倒危险的药物	2		
	（14）穿着：衣裤是否合身，有无衣袖或裤腿过长影响活动的情况	5		
	（15）环境安全：光线是否明亮，地面是否有水渍，走廊是否有扶手等	5		
	（16）防跌倒知识：是否了解防跌倒相关知识，能否说出跌倒的危险因素及预防措施等	5		
	（17）其他方面：是否长期卧床后开始下床活动	3		
	整理： （18）协助老年人取舒适位	2		
	指导： （19）指导老年人掌握预防跌倒知识，提醒老年人或照护者相关注意事项	2		
	记录： （20）记录评估结果（静态平衡能力、姿势控制能力、年龄、意识、肢体活动情况、使用高危药物情况、大小便排泄情况等）	3		
	处理： （21）根据评估结果采取相应措施	3		
整体（10分）	（1）关心体贴老年人	2		
	（2）评估流程正确	2		
	（3）语言规范明了，使老年人易懂	2		
	（4）掌握沟通技巧，沟通恰当	2		
	（5）指导正确	2		
知识点（10分）	（1）跌倒风险评估的目标	2		
	（2）跌倒风险评估方法	5		
	（3）静态平衡能力、姿势控制能力评估结果的描述	3		

二、失能、失智老年人走失安全的需求评估

1. 基本知识

（1）走失的概述

老年人走失是指因记忆功能障碍、对所处环境陌生或抵抗相应治疗、精神疾患等因素导致脱离被照护区域后，回不到原处或下落不明。我国已步入老龄化社会，随着年龄的增长，失智老年人逐年增多，任何患有失智症的老年人都有走失的潜在风险。老年人走失调查报告提供的数据显示，走失的老年人中，72%的人都曾有过记忆障碍情况，失智老年人占40.3%，失智老年人走失后的死亡率高达10.47%。

（2）走失的影响因素

影响老年人走失的因素主要包括意识状态、心理状态、疾病因素、药物因素等。据调查，在发达国家，老年人走失的原因大多是失智问题，而在我国，除了失智问题外，还有因大规模人口流动、对老年人疏于照顾而发生的走失。

2. 操作技能

（1）操作前准备：记录单、笔、纸、快速手消毒剂。

（2）沟通交流：在评估前应与老年人充分沟通，询问老年人平时是否能外出，记忆力、定向力有无下降等情况。如与老年人沟通有困难时，应与其照护者或家属做好沟通，询问上述老年人相关情况。

（3）实施评估：根据老年人的文化程度及所患疾病等，评估师需要使用老年人走失风险安全评估量表（见表6-13），对老年人的定向能力等方面进行评估。量表的总分值为0~18分，评分越高，走失风险越高。

表6-13 老年人走失风险安全评估量表

项目		评估	分值
基本资料	年龄	年龄≥60	1
		年龄<60	0
	文化程度	未受过高等教育	1
		受过高等教育	0

续表

项目		评估	分值
定向能力	说出今天的具体时间（年、月、日、星期）	可以	0
		不可以	1
	说出所处具体位置（省、市、县、乡镇、街道）	可以	0
		不可以	1
既往史	有无走失现象	有	1
		无	0
意识状态	有无意识障碍	有	1
		无	0
心理状态	情绪低落、焦虑抑郁等	有	1
		无	0
疾病因素	心脑血管疾病	有	1
		无	0
	认知功能障碍	有	1
		无	0
	定向力障碍	有	1
		无	0
	记忆力下降	有	1
		无	0
	精神行为异常	有	1
		无	0
药物因素	三环类抗抑郁药（丙米嗪、阿米替林、氯丙咪嗪等）	有	1
		无	0
	抗癫痫药物（苯巴比妥、苯妥英钠、卡马西平等）	有	1
		无	0

续表

项目		评估	分值
药物因素	组胺 H_2 受体拮抗剂（西咪替丁、雷尼替丁、法莫替丁）	有	1
		无	0
	心脏药物（地高辛）	有	1
		无	0
	受体阻滞剂（普萘洛尔、倍他乐克、比索洛尔）	有	1
		无	0
总分			

3. 照顾需求

（1）若老年人走失风险安全评估为≤1分，则不需要特殊照护。

（2）若老年人走失风险安全评估为≥2分，则老年人有防走失照护需求，外出需要照护者陪同，营造熟悉的安全环境，将门锁进行装饰或掩盖并更换为双面锁，让老年人随身携带写有姓名、家庭地址、联系人及电话等信息的联系卡，或佩戴黄手环、卫星定位器等，以便迷路时容易被发现送回。每天坚持进行认知训练，如拼图、下棋、翻阅旧照片、健脑手指保健操等，可延缓认知功能减退，降低走失发生风险。

4. 注意事项

识别预警信号，提供安全保障，坚持认知训练，预防老年人走失。当老年人有下面几种表现时要提高警惕，及时做好防范措施。

（1）不安：表现为漫无目的地在屋里走来走去，在同一地方不停踱步。

（2）困惑：表现为进入商场会迷路、在家里找不到自己的卧室等。

（3）重复任务：表现为重复做同一件事情，如同样的问题问了一遍又一遍、一件衣服放衣柜里再拿出来反复数次等。

（4）遵循旧的习惯：表现为经常会说或试图要回到过去住的地方或工作过的地方。

（5）延迟回家：表现为经常出去散步，回家时间一天比一天晚，可能走路时就开始迷失方向或者忘记了回家的路。

评估师在实际进行老年人走失风险安全评估操作时，可参考老年人走失风险安全评估流程及评分标准（见表6-14）进行评估。

表 6-14　老年人走失风险安全评估流程及评分标准

项目	操作要领	分值	扣分细则	扣分
准备 (15分)	着装：着装整洁、符合职业要求，洗手 环境：通风、采光好 评估时机：老年人入院后24 h内，遇病情变化则随时评估	5		
	告知： （1）了解老年人的心理状态、自理能力、合作程度、表达能力 （2）告知老年人/家属老年人防走失评估的目的和意义	5		
	用物准备： 记录单、笔、快速手消毒剂	5		
操作步骤 (65分)	（1）核对床号、姓名、手腕带 （2）协助老年人取舒适自然体位 （3）了解老年人文化程度	5		
	评估项目： （4）文化程度：是否受过高等教育 （5）定向能力：说出今天的具体时间（年、月、日、星期），说出所处的具体位置（省、市、县、乡镇、街道） （6）既往史：有无走失现象 （7）意识状态：有无意识障碍 （8）心理状态：情绪低落、焦虑、抑郁等 （9）疾病因素：心脑血管病病变、认知功能障碍、定向力障碍、记忆力下降、精神行为异常 （10）药物因素：三环类抗抑郁药、抗癫痫药物、组胺H_2受体拮抗剂、心脏药物、受体阻滞剂	2 8 2 3 10 10 10		
	整理： （11）协助老年人取舒适位	2		
	指导： （12）指导老年人正确佩戴防走失设备，指导老年人或家属了解相关注意事项	5		
	记录： （13）记录评估结果（定向能力、既往走失史、意识状态、心理状态、疾病因素、药物因素） 处理： （14）根据评估结果采取相应措施	5 3		

续表

项目	操作要领	分值	扣分细则	扣分
整体 (10分)	(1) 关心体贴老年人 (2) 评估流程正确 (3) 语言规范明了,使老年人易懂 (4) 掌握沟通技巧,沟通恰当 (5) 指导正确	2 2 2 2 2		
知识点 (10分)	(1) 防走失评估的目标 (2) 防走失评估方法 (3) 防走失评估结果的描述	2 5 3		

三、失能、失智老年人噎食预防的需求评估

1. 基本知识

(1) 噎食概述

噎食指食物堵塞咽喉部或卡在食道的某一狭窄处,甚至误入气管,引起呛咳、呼吸困难、窒息。老年人由于身体变化、疾病原因、进食情况等因素易发生噎食,65岁以上的老年人中,10%～30%有吞咽困难风险,发生噎食率较高,且发生风险随年龄增加而增高。

(2) 噎食的影响因素

年龄是老年人噎食的重要危险因素,患阿尔茨海默病的老年人噎食发生率最高,有肺部疾病的老年人噎食发生率次之。噎食与食物性质、进食速度和就餐环境有关,容易引起噎食的食物依次为馒头、鸡蛋、排骨、汤圆等,鼻饲体位不当、推注速度过快、照护者未经培训经验不足也是发生噎食的影响因素。进餐时抢食、暴食,药物不良反应或癫痫病人在进食时抽搐发作也容易诱发噎食。

2. 操作技能

(1) 操作前准备

准备记录单、笔、快速手消毒剂、秒表。

(2) 沟通交流

在评估前应与老年人进行充分沟通,询问老年人平时是否有噎食发生。如与老年人沟通困难时,应与其照护者或家属做好沟通,询问平时老年人的噎食

情况。

（3）实施评估

1）吞咽能力评估

①评估方法：老年人取坐位，让其饮一小勺温开水，观察老年人饮水时有无吞咽缓慢、呛咳、清喉咙、声音变浑浊等症状，连续3次；若老年人无上述症状出现，则继续进饮100 mL温开水，并观察其有无吞咽、呛咳、清喉咙、声音变浑浊等症状。

②评估结果：老年人无吞咽缓慢、呛咳、清喉咙、声音变浑浊等症状，为吞咽功能正常；若有一项及以上症状，则表明存在吞咽功能障碍。

2）预防噎食照护需求风险评估

①评估方法：根据个体情况，评估师使用老年人噎食风险安全评估量表对老年人的患病情况、服药情况、自我控制能力、饮食习惯和喜好、进餐速度、食物的形态和大小及软硬程度等方面进行评估。评估内容可参照老年人噎食风险评估内容及记录表（见表6-15）进行评估和记录。

②评估结果：若老年人存在表中情况等于或超过一项，则说明存在噎食风险。

表6-15 老年人噎食风险评估内容及记录表

项目	标准
年龄>65岁	是 否
阿尔茨海默病中、重度	是 否
血管性痴呆	是 否
口服镇静药、流涎明显、吞咽困难	是 否
自我意识不清	是 否
自我控制力差，有抢食行为	是 否
少牙、无牙或全口假牙	是 否
长期卧床不起	是 否
慢性阻塞性肺疾病，喘息、咳嗽、咳痰明显	是 否

3. 照护需求

（1）若老年人吞咽功能正常、无噎食风险，则可自行进食，不需要特殊照护。

（2）若老年人吞咽功能正常，但有一项或多项噎食风险评估内容及记录表中的情况，即有噎食风险，应提高警惕，老年人进餐时应有专人陪伴，要求保持正确进食体位。老年人的饮食要以软食、半流食、流食为主，要求老年人进食时注意力集中，进食速度要慢，尽量不吃花生、汤圆等食物。

4. 注意事项

（1）防范噎食，进食是关键。如果发生噎食，应立即用手抠出老年人口内积存的食物，鼓励其咳嗽或吐出食物。或者采取海姆立希手法用力按压腹腔，使膈肌上升，压迫肺部涌出大量气体，使异物排出。具体操作方法：急救者需站在患者身后，双臂环抱，一手握拳，拇指抵于患者脐上两横指处，另一只手抓住拳头，快速用力向上压迫腹部。如果看到食物吐出、症状缓解，立即停止按压。

（2）防范噎食，进食环境要安静，食物尽量以软食、半流食、流食为主。

（3）评估师在进行老年人噎食风险安全评估操作时，可参考老年人噎食风险评估流程及评分标准（见表6-16）进行评估。

表6-16 老年人噎食风险评估流程及评分标准

项目	操作要领	分值	扣分细则	扣分
准备 （15分）	着装：着装整洁、符合职业要求，洗手 环境：通风、采光好 评估时机：老年人入院后24h内，遇病情变化则随时评估	5		
	告知： （1）了解老年人的心理状态、自理能力、合作程度、表达能力 （2）告知老年人/家属噎食风险评估的目的和意义	5		
	用物准备： 记录单、笔、快速手消毒剂	5		
操作步骤 （65分）	（1）核对床号、姓名、手腕带 （2）协助老年人取舒适自然体位 （3）了解老年人有无义齿	5		
	评估项目： （4）阿尔茨海默病程度：中、重度 （5）血管性痴呆：有无血管性痴呆	5 5		

续表

项目	操作要领	分值	扣分细则	扣分
操作步骤（65分）	（6）口服镇静药情况：有无口服镇静药，有无流涎明显、吞咽困难	5		
	（7）意识：清楚、嗜睡、昏睡、浅昏迷	5		
	（8）自我控制能力：自我控制能力差、有抢食行为	5		
	（9）假牙情况：有无假牙，佩戴是否合适	5		
	（10）活动能力：能否下床就餐，是否卧床不起	5		
	（11）肺部情况：是否患慢性阻塞性肺部疾病，喘息、咳嗽、咳痰是否明显	5		
	（12）吞咽能力评估有无障碍	5		
	整理： （13）协助老年人取舒适位，整理床单位	2		
	指导： （14）指导老年人掌握预防噎食知识，指导老年人或家属了解相关注意事项	5		
	记录： （15）记录评估结果（阿尔茨海默病程度、血管性痴呆、口服镇静药情况、意识、自我控制能力、假牙情况、活动能力、肺部情况）	5		
	处理： （16）根据评估结果采取相应措施，发现异常应及时给予相应处理	3		
整体（10分）	（1）关心体贴老年人	2		
	（2）评估流程正确	2		
	（3）语言规范明了，使老年人易懂	2		
	（4）掌握沟通技巧，沟通恰当	2		
	（5）指导正确	2		
知识点（10分）	（1）噎食风险安全评估的目标	2		
	（2）噎食风险安全评估方法	5		
	（3）噎食风险安全评估结果的描述	3		

四、失能、失智老年人自杀预防的需求评估

1. 基本知识

（1）自杀概述

自杀是个体在长期而复杂的心理活动作用下，蓄意或自愿采取各种手段来

结束自己生命的危险行为。自杀是一种复杂的社会现象，从20世纪90年代开始，几乎全世界老年人的自杀率都一直处于最高水平。在日益老龄化的当今社会，提高老年人的生活质量、关注老年人的心理健康关系着社会的发展和稳定。

（2）自杀的影响因素

老年人自杀的影响因素主要有性格特点、躯体疾病、心理疾病、社会因素四大类。

2. 操作技能

（1）操作前准备：记录单、笔、快速手消毒剂。

（2）沟通交流：在评估前，应与老年人进行充分沟通，询问老年人既往是否有自杀的倾向。如与老年人沟通困难时，应与其照护者或家属做好沟通，询问既往老年人是否有关于自杀的言语或行动。

（3）实施评估

1）自杀能力评估

①评估方法：四肢是否健全，是否有活动能力。

②评估结果：完全瘫痪，无活动能力，不具备自杀能力；若四肢有活动能力，则具备自杀能力。

2）预防自杀照护需求风险评估

①评估方法：根据个体情况，评估师使用自杀风险评估量表对老年人的生活态度、生活状态等方面进行评估，可参照自杀风险评估内容及记录表（见表6-17）进行评估和记录。

②评估结果：若老年人存在表中一项及以上情况，则说明老年人生活状态不佳。

表6-17 自杀风险评估内容及记录表

评估项目	有	无
1. 绝望感	3	0
2. 近期负性生活事件	1	0
3. 被害妄想或有被害内容的幻听	1	0
4. 情绪低落/兴趣丧失或愉快感缺乏	3	0
5. 人际和社会功能退缩	1	0
6. 言语流露自杀意图	1	0

续表

评估项目	有	无
7. 设计自杀行动方案	3	0
8. 自杀家族史	1	0
9. 近亲死亡或重要的亲密关系丧失	3	0
10. 精神病史	1	0
11. 鳏夫/寡妇	1	0
12. 自杀未遂史	3	0
13. 社会、经济地位低下	1	0
14. 饮酒史或酒精滥用	1	0
15. 罹患晚期疾病	1	0

评分标准：≤5分为低自杀风险；6~8分为中自杀风险；9~11分为高自杀风险；12分及以上为极高自杀风险。

3. 照护需求

（1）若老年人没有心理或生理问题，生活状态好，则评估为低自杀风险，无须特殊照护。

（2）若老年人有心理或生理问题，生活状态不佳，应给予充分的关心和照顾，帮助老年人树立战胜疾病和困难的信心。

（3）若老年人评估为中、高自杀风险，则需要采取积极心理疏导措施，并由专人全天寸步不离地陪伴、看护，防止意外发生。室内禁止放刀、剪、绳索、安眠药等危险物品、药品。另外，对于失智老年人应该提高警惕，将室内的水果刀、剪刀、杀虫剂等放于隐蔽地点，防止误用、误服。

4. 注意事项

研究表明，大部分老年自杀者生前自杀意图高，一般为非冲动性自杀，自杀前准备充分，一般采用致死性比较高的自杀方式，并且大部分没有自杀史。还有研究发现，躯体疾病与老年人自杀有密切关联性，对有躯体疾患的老年人要多关心、多帮助，关注老年人的精神、心理健康是预防老年人自杀的重要手段。

评估师可参考老年人自杀风险评估流程及评分标准（见表6-18）进行评估。

表6-18 老年人自杀风险评估流程及评分标准

项目	操作要领	分值	扣分细则	扣分
准备 （15分）	着装：着装整洁、符合职业要求，洗手 环境：通风、采光好 评估时机：老年人入院后24 h内，遇病情变化则随时评估	5		
	告知： （1）了解老年人的心理状态、自理能力、合作程度、表达能力 （2）告知老年人、家属自杀风险评估的目的和意义	5		
	用物准备： 记录单、笔、快速手消毒剂	5		
操作步骤 （65分）	（1）核对床号、姓名、手腕带 （2）协助老年人取舒适自然体位	5		
	评估项目： （3）绝望感：有、无 （4）近期负性生活事件：有、无 （5）被害妄想或有被害内容的幻听：有、无 （6）情绪低落/兴趣丧失或愉快感缺乏：有、无 （7）人际和社会功能退缩：有、无 （8）言语流露自杀意图：有、无 （9）设计自杀行动方案：有、无 （10）自杀家族史：有、无 （11）近亲死亡或重要的亲密关系丧失：有、无 （12）精神病史：有、无 （13）社会、经济地位低下：是否有社会保险、有无子女、是否有退休金 （14）饮酒史或酒精滥用：有、无 （15）罹患晚期疾病：有、无 （16）自杀能力：有、无	2 3 2 3 5 5 5 3 2 3 2 3 2 5		
	整理： （17）协助老年人取舒适位	2		
	指导： （18）指导老年人掌握心理健康知识，指导老年人或家属了解相关注意事项	5		
	记录： （19）记录评估结果（近期负性生活事件、言语流露自杀意图、自杀家族史、近亲死亡或重要的亲密关系丧失、精神病史、饮酒史及自杀能力）	5		

续表

项目	操作要领	分值	扣分细则	扣分
操作步骤（65分）	处理： （20）根据评估结果采取相应措施，发现异常应及时给予相应处理	3		
整体（10分）	（1）关心、体贴老年人 （2）评估流程正确 （3）语言规范明了，使老年人易懂 （4）掌握沟通技巧，沟通恰当 （5）指导正确	2 2 2 2 2		
知识点（10分）	（1）预防自杀评估的目标 （2）预防自杀评估的方法 （3）自杀评估结果的描述	2 5 3		

五、失能、失智老年人皮肤压疮预防的需求评估

1. 基本知识

（1）皮肤压疮概述

压疮又称压力性溃疡或褥疮，是由于局部组织长期受压，发生持续缺血、缺氧、营养不良而致组织溃烂坏死。

（2）皮肤压疮影响因素

皮肤是包在身体表面，直接同外界环境接触，具有保护、排泄、调节体温、感受外界刺激等作用的一种器官，是人体最大的器官。压疮的影响因素有压力因素（垂直压力、摩擦力、剪力），营养状况，皮肤抵抗力降低，使用石膏绷带、夹板及牵引时松紧不适等。垂直压力是造成压疮的最主要因素。局部组织持续受压，可导致毛细血管血液循环障碍，造成组织缺氧，持续超过 2 h 就可能引起组织不可逆的损害，导致压疮的发生。

2. 操作技能

操作前准备：记录单、笔、快速手消毒剂，必要时备一次性手套。

沟通交流：在评估前，应与老年人进行充分沟通，询问、查看老年人的皮肤情况。如与老年人沟通有困难时，应与其照护者或家属做好沟通，查看老年人的皮肤情况。

实施评估：根据躯体活动情况，评估师对老年人的营养状况、神志、活动、

行走、大小便失禁等方面进行评估，评估内容可参照老年人预防压疮风险评估内容及记录表（见表6-19）。

表6-19 老年人预防压疮风险评估内容及记录表

评估项目	4分	3分	2分	1分
营养状况	良好	一般	差	非常差
神志	清楚	嗜睡	模糊	浅昏迷
活动	自如	协助行走	卧床可活动	卧床不可活动
行走	完全	少许限制	非常限制	不能行走
大小便失禁	无	有时失禁	经常失禁	失禁

3. 照顾需求

（1）若老年人压疮评分>14分，为发生压疮低风险人群，不需特殊照护。

（2）若老年人压疮评分≤14分，为易发生压疮危险人群，则老年人有预防压疮和照护的需求。卧床期间应注意观察皮肤有无发红、破溃、水肿等现象，保持床铺干净整洁无渣屑；协助更换体位，每2 h翻身一次，避免局部皮肤长期受压，在骨隆突处垫软枕给予保护；对大小便失禁、呕吐及出汗者，应为其及时清洗，保持干燥，勤换衣物，避免潮湿衣物刺激皮肤。

4. 注意事项

认识压疮、重在预防、科学管理、措施得当。日常生活中要避免两个误区：一是皮肤已经发红，不能再进行按摩，否则会加重皮肤受损；二是水肿和肥胖不能用气垫圈减压，气垫圈使局部血液循环受阻，造成静脉充血与水肿，可使用气垫床、软枕等减压。

评估师可参考老年人皮肤压疮风险评估流程及评分标准（见表6-20）进行评估。

表6-20 老年人皮肤压疮风险评估流程及评分标准

项目	操作要领	分值	扣分细则	扣分
准备（15分）	着装：着装整洁、符合职业要求，洗手 环境：通风、采光好 评估时机：老年人入院后24 h内，遇病情变化则随时评估	5		

续表

项目	操作要领	分值	扣分细则	扣分
准备 (15分)	告知： (1) 了解老年人的心理状态、自理能力、合作程度、表达能力 (2) 告知老年人、家属压疮风险评估的目的和意义	5		
	用物准备： 记录单、笔、快速手消毒剂	5		
操作步骤 (65分)	(1) 核对床号、姓名、手腕带 (2) 协助老年人取舒适自然体位	5		
	评估项目： (3) 营养状况：良好、一般、差、非常差 (4) 神志：清醒、嗜睡、模糊、浅昏迷 (5) 活动：自如、协助行走、卧床可活动、卧床不可活动 (6) 行走：完全、少许限制、非常限制、不能行走 (7) 大小便失禁：无、有时失禁、经常失禁、失禁	5 10 10 10 10		
	整理： (8) 协助老年人取舒适位，整理床单位	2		
	指导： (9) 指导照护者掌握老年人预防压疮知识	5		
	记录： (10) 记录评估结果（营养状况、神志、活动、行走、大小便失禁）	5		
	处理： (11) 根据评估结果采取相应措施，发现异常应及时给予相应处理	3		
整体 (10分)	(1) 关心、体贴老年人 (2) 评估流程正确 (3) 语言规范明了，使老年人易懂 (4) 掌握沟通技巧，沟通恰当 (5) 指导正确	2 2 2 2 2		
知识点 (10分)	(1) 预防压疮评估的目标 (2) 预防压疮评估的方法 (3) 预防压疮评估结果的描述	2 5 3		

培训课程 2 社会参与服务需求评估

学习目标

1. 掌握老年人社会参与服务需求评估结果的分析方法。
2. 掌握老年人社会参与意愿及兴趣的评估方法。
3. 掌握老年人社会参与服务实施的评估方法。

参与是一种行为，这种行为的前提是对参与的一种需要，对老年人而言，社交或情感是老年人社会参与的主导需要。从社会层面上讲，老年人的社会参与是积极老龄化发展战略的主要内容之一。社会参与可以定义为一个人参与社会或社区、与他人进行互动的活动，可分为对文化活动、经济活动、社会活动及政治活动的参与。因此，应对老年人开展社会参与需求评估，并提供相适应的个性化社会服务项目，帮助老年人实现"老有所为"的自我价值，达到提升老年群体生理和心理健康水平的目标。

学习单元1 老年人社会参与能力评估

一、基本知识

老年人通过社会参与活动，一是可以延缓认知功能的衰退；二是可以减缓主要角色丧失与转变所引起的生活和心理上的剧烈冲击，包括退休后职业角色的丧失、子女长大后为人父母角色的丧失、配偶去世后作为妻子或丈夫角色的丧失；三是可以促进其满足更高层次的需求，即自我价值的实现。只有正确评估老年人社会参与的基本能力，才能为老年人选择正确的社会参与方式奠定基础和提供保障。

二、操作技能

1. 操作前准备

（1）环境：安静、整洁，空气清新，光线明亮，温湿度适宜。

（2）健康监测：对老年人进行体温、脉搏、心率、血压等基础健康指标的监测。

（3）评估工具：纸、笔、社会参与评估量表或信息化评估工具。

2. 沟通交流

用通俗易懂的语言与老年人沟通，以开放的方式询问，通过引导语取得老年人的配合。

3. 实施评估

本部分仅列出工作能力评分标准，各项均采用0~4级评分，能力由高到低。

工作能力评分标准如下。

0分：原来熟练的脑力工作或体力技巧性工作可照常进行。

1分：原来熟练的脑力工作或体力技巧性工作能力有所下降。

2分：原来熟练的脑力工作或体力技巧性工作明显不如以往，部分遗忘。

3分：对工作只有一些片段保留，技能全部遗忘。

4分：以往的知识或技能全部磨灭。

三、照护需求

社会参与总分0~2分，提示老年人能力完好，可鼓励和安排其按照自己的兴趣爱好参加适宜的文化、社会、经济活动。

社会参与总分>2分，提示老年人出现轻度到重度受损，应根据评估情况制定个性化的活动方案。

四、注意事项

要为老年人提供舒适安全的评估环境，询问时要有足够的耐心、爱心，不随意打断老年人的讲话，以取得老年人的信任；评估过程中要注意观察老年人的身体、情绪状况，不宜让其过于劳累，应保持其情绪的稳定。

学习单元2　老年人社会参与意愿及兴趣评估

一、基本知识

社会参与可分为文化活动参与、社会活动参与和经济活动参与三个方面。这三个方面的具体内容因受到文化教育、宗教信仰、经济发展的影响，在不同的国家、地区或城市、乡村均存在很大的差异。因此在评估过程中，需针对我国国情及文化背景来设置相关项目。

二、操作技能

1. 操作前准备

环境：安静、整洁、空气清新，光线明亮，温湿度适宜。

健康监测：对老年人的体温、脉搏、心率、血压等基础健康指标进行检测。

评估工具：纸、笔、社会参与服务项目量表或信息化评估工具。

2. 沟通交流

用通俗易懂的语言与老年人沟通，以开放的方式询问，通过引导语取得老年人配合。

3. 实施评估

（1）评估内容

1）文化活动：包括体育活动、娱乐活动、教育培训活动等。体育活动包括跳舞、做健身操、练气功等；娱乐活动包括下棋、打牌、参加社区娱乐活动、上网等；教育培训活动包括上老年大学、参加培训课程等。

2）社会活动：包括人际交往、邻里互助、公益活动等。人际交往包括与朋友交往、参加社团组织活动或其他社交活动；邻里互助包括无偿照顾与其不住在一起的病人或残疾人，无偿向与其不住在一起的亲人、朋友或者邻居提供帮助；公益活动包括志愿者活动、慈善活动等。

3）经济活动：包括农业活动、非农活动、金融活动等。农业活动包括干农活儿及与其相关的活动；非农活动包括受雇从事个体和私营经济、不拿工资为家庭经营活动帮工等；金融活动包括买卖股票、基金及从事其他金融证券交易活动等。

4）影响老年人社会参与的因素：包括个人因素（性别、年龄、种族、健康状况、受教育程度）、经济因素（家庭收入、家庭财产）、社会因素（婚姻状况、家庭支持、社会支持）、环境因素（城乡类型和服务设施）等。

（2）评估方法与服务

1）依据老年人社会参与能力的评估结果，对其社会参与意愿及兴趣进行进一步评估。为社会参与能力完好或轻度受损的老年人提供文化、社会、经济三个类别所有项目的评估；为社会参与能力中、重度受损的老年人主要提供文化、社会两个类别的评估。

2）依据老年人不同的生活环境（如居家、社区、养老院），设置可能提供的社会参与服务项目。

3）尊重老年人社会参与的意愿及兴趣爱好，评估其是否愿意参与社会活动以及参与的热情，最大限度地满足其兴趣爱好。

三、照护需求

（1）与老年人交流时态度要和蔼，言语要亲切，需要家属在场，如果老年人因某些原因不能回答问题时，家属可代为回答。

（2）老年人主要以文化活动参与为主，如音乐、绘画、游戏、健身活动等。

（3）通过社团活动，如健身、合唱、绘画、书法等活动，组织老年人参与到社会活动中。

（4）对有工作能力及意愿的老年人，鼓励并尽可能提供合适的岗位，让其参加一些经济活动。

四、注意事项

社会活动项目的设置要考虑到因人、因地的不同，特别要尊重老年人的个人意愿，采取引导的方式，提高老年人社会参与的热情，切忌强迫；要通过与老年人及其家属的沟通了解老年人的兴趣、喜好，并充分考虑影响老年人社会参与的各种因素，因地制宜地提供个性化的社会参与活动方案。

学习单元3　老年人社会参与服务实施评估

一、基本知识

老年人的社会参与是实现老有所为、老有所乐的途径，要提升老年人的社会参与水平，必须充分发挥社会、政府、社区的作用。老年人社会参与的最终落脚点是社区，要通过社区搭建社会参与的平台，具体组织实施，提升老年人的社会参与水平。

二、实施评估

1. 老年人状况评估

评估老年人的一般健康及精神情绪情况、活动状态和着装适宜程度。

2. 适老化环境评估

（1）安全：路面应平整、场地开阔，做到无障碍通行；设置的座椅有靠背、高度适中、边缘圆润、消除尖角；户外照明均匀、柔和，亮度足够且避免眩光；器械固定牢固。

（2）便捷：一般活动场所5~10 min步行可到达，如棋牌室、运动场地、图书馆、老年大学等；有条件可安排通勤班车。

（3）舒适：环境适宜，活动时间不宜过长，60 min之内结束，避免老年人过度疲劳；用于室内活动的房间明亮、安静；音乐应选择抒情轻音乐、经典怀旧歌曲。

3. 活动需求评估

根据老年人的社会参与能力、兴趣爱好、经济状况和受教育程度等有针对性地设计社会参与方案；社区组织游戏交流活动；女性老年人可能更多地从事日常家务活动，应多与邻居互动；身体不是很健康的老年人和高龄老年人，可以采取与朋友聊天、散步等方式参与社会活动。

4. 就业需求评估

应为有一技之长的老年人建立档案，提供多种义工岗位以及老年人能够胜任的有偿工作岗位，如安全巡逻员、社区调解员、社区管理人员等，让有专长的人在社区岗位工作；也可向有关的用人单位和企业推荐，牵线搭桥，让老年人发挥余热，以满足老年人参与经济活动的需求。

三、照护需求

（1）活动前评估、活动中观察老年人的健康状况，避免发生意外情况。

（2）与老年人共同制定活动内容和方案，采取循序渐进的方式，并根据效果评价进行改进。

（3）活动中的动作应包括基本运动要素和身体运动要素，前者包括站、坐、行走、伸展、弯曲、敲打等运动要素，后者包括投、接、握、滚、推、拉、转交、放手、置入、取出、踢、捡拾等运动要素。

四、注意事项

老年人社会参与服务在实施前应制定活动方案，内容包括活动目的、工作准备、实施流程。以团体方式进行时，需照顾到每一位老年人的具体情况，活动时间设定不宜过长，活动方式应简单、易操作。

本模块参考文献

［1］陈荔萍,王健.老年人跌倒风险评估工具研究进展［J］.中华全科医师杂志,2020,19（10）:953-955.

［2］陈晓丹,章立新.老年人跌倒风险评估的研究进展［J］.全科护理,2020,18（27）:3619-3622.

［3］杨左军.老年人噎食的预防、互救与自救［J］.中老年保健,2021（4）:56-58.

［4］孙燕.老年人噎食的原因与急救护理［J］.基层医学论坛,2019,23（24）:3523-3524.

［5］安蓉,郭婷婷,魏丽婷.中国老年人自杀意念相关因素的meta分析［J］.中国心理卫生杂志,2021,35（11）:911-917.

［6］王彩凤,巫向前.3种评估表对住院老年人压疮预测能力的比较研究［J］.中华护理杂志,2008,43（1）:15-17.

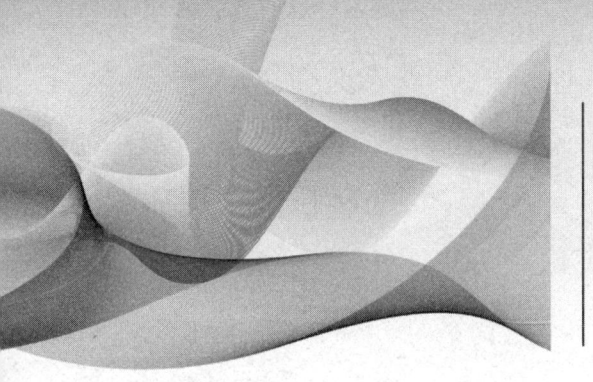

职业模块 7
健康教育

培训课程 1

老年健康教育

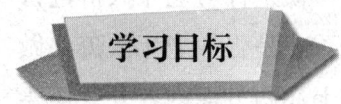

学习目标

1. 掌握健康教育的基本方法和健康素养测量的方法。
2. 熟悉健康教育的组织与实施过程。
3. 能利用家庭、社区、社会资源向公众普及老年人能力维护与改善方面的健康教育。
4. 能对老年人的作息、饮食、卫生等生活习惯进行健康引导与教育。

学习单元 1 健康教育的前期准备

在实施健康教育之前,需要完成相关的准备工作。只有准备充分,才能保证健康教育的效果。在日常的健康教育工作中,大量且最难的工作是前期的准备工作。一旦前期准备工作充分到位,随后的具体实施就能相对容易且效果显著。

一、选择健康教育的目标人群

选定教育的目标人群是实施健康教育的前提。不同的人群具有不同的特点、不同的需求,只有确定了目标人群,才能开展相关工作。老年人能力评估师开展健康教育的目标人群主要包括普通人群、老年人群、负责照护老年人的工作人员。其中,普通人群是进行公开的、普适性健康教育的自然受众人群,而后二者是老年人能力评估师的主要目标人群。

二、确定老年人作息、饮食、卫生等生活习惯的健康教育目标

根据不同的目标人群,确定不同的健康教育目标。针对普通人群,主要是开展普适化的健康教育,即对常见病、多发病的预防或者日常保健措施的宣传。而针对老年人群和负责照护老年人的工作人员,则应以分层分类扩展相关健康知识、提高目标人群的健康素养为主要目的。其中,分层分类指针对不同种类、不同需求的目标人群。目标人群不同,则需求不同,健康教育的重点和目标也随之改变。

促进老年人养成良好的作息、饮食、卫生等生活习惯是针对老年人群进行健康教育的主要内容。其中,对老年人的健康教育侧重点是告知老年人怎么做更好,并教会老年人怎么做;而对老年照护者,除了上述两方面内容外,还要告知其为什么要这样做。只有明白了道理,才能将照护老年人的具体措施落实到位。健康教育的具体内容参见《老年人能力评估师(基础知识)》一书的相关章节。

三、评估健康教育需求和确定健康教育内容

可通过对老年人的面对面调查、查阅医院门诊记录以及相关部门的统计资料等,确定老年人群体或者个体的健康问题有哪些,找出老年人群中的常见病、多发病以及给他们的工作和生活造成重要影响的健康问题。健康问题分析相当于为健康教育找准方向。

通过与老年人群接触、走访,或者查阅有关资料和文献,了解与老年人群健康相关的行为问题与原因。通过行为问题分析,可以明确健康教育的内容,使后续的健康教育更有针对性。行为问题分析相当于为健康教育找突破口,一旦明确了健康教育的需求,就可以根据需求确定健康教育的内容。

四、制订健康教育计划

制订健康教育计划前应完成如下两项工作。

(1)掌握目标人群的基本情况:包括目标人群的数量、年龄分布、性别、受教育程度、职业、经济状况等。

(2)分析主要健康问题和行为问题:用患病率、发病率、患者人数、疾病或死因顺位等指标,描述目标人群的健康问题、行为问题,进行相关的原因

分析。

制订的健康教育计划通常为年度工作计划。因此,健康教育的目标为一年内健康教育工作预期达到的目标。健康教育的目标应具体、可行、可量化、可考核,即要明确指出经健康教育后受众会发生哪些改变,经过努力可实现怎样的预期目标,且可以通过适宜的方法测量到目标人群的改变。例如,饮食健康教育的目标:使人群健康状况得到改善,提高血压、血脂、血糖的控制率。

行为目标:明确健康教育预期产生的个体或者群体行为会发生怎样的改变,并可用相应的行为指标进行测量,如经健康生活习惯的健康教育后,其受众人群的吸烟率、高血压患者遵医嘱服药的比例发生变化等。

健康素养水平:实施健康教育后人群健康素养的改变情况。健康素养水平可以每3~5年进行一次测量。

在实际工作中,一个健康教育计划可以涵盖上述各类目标,也可以根据实际情况仅选择其中1~2类目标;且在一个计划中,某一类目标可以提出两项及以上,如在行为目标中提出"高血压患者遵从医嘱服药比例达到75%"和"高血压患者每月测量一次血压的比例达到80%"。

五、准备设备或材料

设备或材料的准备是健康教育顺利实施的保障。在实际工作中,由于开展工作的差异,会涉及不同的材料和设备,如血压表、身高/体重计、食物模型、多媒体课件,以及张贴画、小册子、折页、横幅、健康教育处方等健康教育材料。为了获取充足的资源,评估师需要与老年人所在的社区、干休所、养老机构以及老年人的家庭成员充分沟通。课件的准备则有赖于评估师日常的学习和积累。

六、相关知识

1. 健康素养

健康素养是指人们获取、理解、实践健康信息和服务,并利用这些信息和服务作出正确的判断和决定,促进自身健康的能力。其包括:功能性健康素养,主要指读写、交流、识数等与获取健康信息或服务等密切相关的基本能力,如能看懂体检预约单、顺利完成检查和看懂24小时制时钟;互动性健康素养,主要指在日常生活中通过各种传播方式,积极寻求获得健康信息并应用新知识改变健康状况的能力；评判性健康素养，主要指对获取的健康信息加以分析判断，并根据自己的实际情况将健康知识运用到日常事件和生活中的能力。

2. 健康素养的测量

健康素养的测量主要依据《中国公民健康素养——基本知识与技能（2024年版）》（简称《健康素养66条》）拟制试题，向人群发放，进行测试。

3. 健康影响因素

随着社会经济和科学技术的发展，人们对健康影响因素的认识逐步从单纯的遗传－生物因素，扩展到了遗传－生物因素、环境因素和卫生服务因素。

遗传－生物因素包括个体的遗传与生物特质，如性别、年龄、遗传基因，以及环境中的生物致病因素。

环境因素包括自然环境和社会环境两方面，自然环境是人们生活的物质环境，也是人类赖以生存的物质基础，与人们的生活、工作息息相关，如食物、水、空气等；社会环境的内涵丰富，包括了社会经济、政策、教育、人们所处的社会阶层、民族、文化、社会行为准则、社会支持等。此外，家庭成员、朋友、同事、社区成员等构成了个体的社会网络，亦属于影响健康的社会环境因素。社会环境因素对健康的影响广泛、持久，且各环境因素之间存在交互作用等特点。

卫生服务因素：卫生机构和卫生专业人员为了防治疾病、增进公众健康，运用卫生资源和各种手段，有计划、有目的地向个人、群体和社会提供必要的服务活动。缺医少药、低下的卫生服务能力、缺乏医疗卫生保障及昂贵的医疗费用会极大地阻碍人们对卫生服务的利用，导致广泛的健康损害。

4. 健康素养与健康教育的关系

以提高健康素养为主要目标的健康教育是最有效的健康教育。

首先，健康素养是健康教育最为直接的产出。尽管健康素养受到基础教育水平的影响，但健康教育仍然是提高健康素养最为重要的途径。从本质上讲，通过健康教育的有效实施，可以提高受众人群理解和利用健康信息的能力，增强人们的健康意识。这不仅能够帮助老年人有效利用卫生资源，更能够从公共卫生的视角，帮助老年人提高自身预防疾病的能力，促使其对预防保健服务的合理利用，达到预防疾病、维护和增进健康的目的。

其次，健康教育的信息表达需要符合老年人的健康素养水平。随着医疗卫生事业的发展，健康相关信息大量进入百姓生活。对于健康教育者而言，如何使健康信息在保持其科学性的基础上，更为通俗易懂、便于利用，值得相关人员重视和研究。只有这样，健康教育才能真正有效地发挥作用。评估师在开展服务的过程中，应根据老年人的健康素养水平，进行有效沟通和开展相关服务，只有这样才能提高工作效率。

最后，对于健康教育学科的发展而言，健康素养可以作为单一指标反映健康教育效果，也丰富和发展了健康教育效果的评价指标。

学习单元2　健康教育的组织与实施

健康教育的组织实施是将科学的计划落实为具体操作的过程，是健康教育工作耗费时间最长、动用经费和人力最多的环节，同时也是一个多部门合作、协调行动的复杂过程，是健康教育计划实现其目标的关键。

一、组织管理

建立健全组织和领导机制是保障健康教育顺利、持续进行的前提。帮助领导构建健康教育的组织框架、落实责任人，能够促进健康教育的开展。人员组织与分工可以作为计划书中单独的一部分，也可以在各项活动中注明由哪个部门执行、由谁负责、每个人的职责是什么，以确保活动的有效落实。在做工作预算时，应首先按照不同活动的费用标准，计算每一项活动的费用，然后计算项目所需总费用。要将健康教育各项活动按照一定的逻辑顺序和时间顺序排列在一年中，确保各项工作的开展有据可依，并且时间安排得当。

二、协调沟通

充分利用当地医疗机构或政府有关部门的需要制定相关政策，努力争取各有关部门共同参与。应与社区领导或有关部门联络人积极沟通，让目标人群都能真正意识到健康教育的意义与价值，从而使其积极配合或参与。同时，也要努力调动各方面的资源，为健康教育做好相应的准备工作。

三、人员培训

老年人能力评估师的健康教育能力建设是一个长期的过程。由于医学技术日益发展，评估师只有不断学习从而提升自身的能力，才能更好地满足人民群众不断增长的健康教育需求。

四、实施策略

1. 教育策略

教育策略包括：举办讲座，入户指导，发放小册子，利用广播、电视、报刊等向目标人群提供健康知识、健康信息、健康技术。

2. 环境策略

环境策略包括：在居民社区设立健身设施，在老年公寓或其他养老机构为老年人提供低脂、低盐饮食等。

3. 政策策略

督促相关部门提供一定的政策支持，如制定每年一次体检的制度。

五、基本原则

健康教育实施过程中应遵循以下基本原则。

（1）承认并尊重每个人或每种文化的价值与权利，不责备其中不利于健康的因素，避免使用歧视性、引发耻辱感的语言。

（2）在实施教育活动时，尽可能避免活动对目标人群正常生活和工作的影响。

（3）任何检测和干预活动均应做到知情同意，而不能强迫、利诱和隐瞒信息。

（4）尊重目标人群的隐私，对其个人信息保密。

（5）教育引导与规范约束并重，倡导目标人群在维护自身健康的同时，能关注他人健康和全社会的健康，遵守与健康相关的规章制度。

（6）关注目标人群的个性化需求，努力为不同的个体或人群提供有针对性的健康教育服务。

六、过程管理与效果评估

在执行具体健康教育的活动中，要按照健康教育计划的要求，按照时间进程保质保量地完成各项活动，同时应及时进行过程评价，按照年度或项目周期评估健康教育活动的效果，确定健康教育活动对老年人群健康知识、健康素养、健康行为以及健康状况的影响。例如，在健康教育活动实施前，对目标人群的各项指标进行测量，然后开展健康教育活动；在活动结束后，再次对目标人群进行上述内容的调查，比较前后两次的调查结果，就可以评估社区健康教育的效果。

七、健康教育评价

健康教育评价是一个系统地收集、分析、评定资料的过程，旨在衡量健康教育计划的价值，帮助健康教育决策的制定。健康教育评价常用的指标包括如下几项。

（1）健康知识知晓率、健康知识得分、健康知识合格率。

（2）健康素养得分、健康素养水平。

（3）健康行为流行率、行为改变率。

（4）环境、服务、条件、公众舆论等方面发生改变的具体情况。

（5）血压控制率、体重合格率、疾病患病率等。

健康教育评价可以由健康教育者或者第三方来进行，可以采用当面访谈、电话访谈、试题测试等方法。

学习单元 3 　老年健康教育的常用方法

健康教育的主要手段是传播健康信息和干预健康行为。能够采用的健康教育方法很多，而且各方法之间没有优劣之分，重要的是选择最适合目标人群的健康教育方法。老年健康教育常用的方法如下。

一、讲座

讲座是由医务人员或评估师担任"教师"，主要通过语言和文字的方式，向目标人群传达健康知识、健康信息、健康技能，启发目标人群健康意识、动机的过程。通俗易懂、生动形象的讲座是非常有效且受欢迎的健康教育方法之一。这种方法比较适合在养老机构、干休所或者其他机构内，有自主活动能力的老年人群中开展。

二、一对一指导

一对一指导常用于患者就诊过程中医护人员对其进行健康教育，以及评估师到老年人家中进行健康教育指导。可在提供医疗卫生服务的同时，对目标个体进行健康指导，促使其采纳有益于健康的行为及生活方式，预防疾病，使其早日康复。一对一指导是更为积极主动的健康教育方式，更能够使目标个体感受到评估师对其健康的关心，能有效增进双方的感情，提高依从性，也更容易被老年人及其家庭采纳。但该方法一次只能解决一个人或一个家庭的问题，耗费的人力物力较大。

三、同伴教育

所谓同伴，指的是年龄相近（如同学、战友）、性别相同，或具有相同背景、共同经验、相似生活状况（如同事、同乡、邻居等），或由于某种原因使其有共同语言（如参与特定活动、到特定场所）的人，也可以是具有同样生理、行为特征的人（如吸烟者、糖尿病患者、肺癌患者等）。同伴教育就是以同伴关系为基础开展的健康信息与保健技术的交流和分享，是健康教育常用的方法之一。在同伴教育中可以是平等的交流、探讨，也可以运用故事、案例、游戏、辩论等方法，形式活泼多样。同伴教育有正式与非正式之分，非正式的同伴教育可以随时发生，向同伴们讲述自己的经历或体会，唤起其他同伴共鸣，从而影响其态度、观念乃至行为，但这种非正式的同伴教育大多没有明确的目标，也没有事先的准备。正式的同伴教育有明确的目标、较为严格的设计和组织。首先，要征募合格的同伴教育者；其次，在开始同伴教育活动前，需要经过一定的培训，以便增加教育者的卫生保健知识和技能，提高开展同伴教育的技巧。最后，才能开展同伴教育。

在实际工作中，老年人和评估师往往存在显著的年龄差异；加上大多数老年人偏向于固执己见，可能评估师千百次的教育也比不过病友的一席话。患有同样疾病的病友，或者其他具有相同经历的同伴，往往能通过自己的经历对其他人产生显著的影响。因此，一定不能低估同伴教育的力量。当然，在日常工作中，选择具有正能量的合适同伴也是非常重要的。

四、其他方法

健康教育的方法可以多种多样，除了前述的方法外，还可以采用板报、宣传册、广播、微信群，甚至利用互联网发送科普视频。但是，对于老年人，尤其是高龄老年人或者失能的老年人，要考虑这些方法的可及性。

五、健康教育的"知、信、行"模式

"知、信、行"模式是用来解释个人知识和信念如何影响健康行为改变的最常用模式。该理论将人类行为的改变分为获取知识、产生信念、形成行为三个连续的过程。其中，"知"是对相关知识的认识和理解，"信"是正确的信念和积极的态度，"行"是行动。这个模式中的三个要素之间存在辩证关系，知识是行为改变的基础，信念和态度是行为改变的动力。只有当人们获得了有关知识，并对知识进行积极的思考，具有强烈的责任感，才能逐步形成信念；知识只有上升为信念，人们才有可能采取积极的态度去改变行为。在健康教育方面，卫生保健知识和信息是建立积极、正确的信念与态度，进而改变健康相关行为的基础，而信念和态度则是行为改变的动力。

让健康教育的对象充分地"知"、真正地"信"，最终有所"行"，这才是健康教育的最终目的。因此，在健康教育的过程中，要紧紧围绕这个目标而展开。

培训课程 2

风险教育

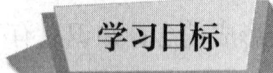

学习目标

1. 掌握对老年人及其照护者进行风险预防的教育方法。
2. 熟悉对老年人及其照护者进行安全风险防范指导的方法和内容。

风险即可能发生的危险，是一种不以人的意志为转移、独立于人的意识之外的客观存在。风险有两层定义：一种定义强调了风险表现为收益不确定性；而另一种定义则强调风险表现为成本或代价的不确定性。

风险因素：能产生或增加损失概率和损失程度的条件或因素，是风险发生的潜在原因，也是造成损失的内在或间接原因。

风险种类繁多，如财产风险、人身风险、自然风险、政治风险、经济风险、用药风险等。理论上讲，人类社会的诸多风险都可以或多或少地对个人或者群体造成影响。例如，老年人的投资失败可能影响到老年人此后的生活品质和健康状况。这里主要讨论与老年人生命健康直接相关的风险教育内容。

一、风险教育的目标人群

风险无处不在，因此，所有的人都是风险教育的目标人群。针对不同特点的人，包括不同的年龄、性别、身体状况、工作性质、生活环境等，均可以开展相应的风险教育。

二、风险教育的目标

尽一切可能降低能够影响到老年人生命或者健康状况的安全事件的发生率

是风险教育的主要目标。其中，能对老年人及其照护者进行老年人能力受损风险预防性教育是三级老年人能力评估师的目标。

随着医学的进步，已经明确的健康危险因素有很多。世界卫生组织对影响健康的因素进行过如下总结：健康 =60% 生活方式 +15% 遗传因素 +10% 社会因素 +8% 医疗因素 +7% 气候因素。不过，这仅仅适用于没有意外的情况下。实际上，在影响健康的因素中，除了上述因素外，意外伤害也占有相当的比例，但却常常被人们忽视。

以交通意外伤害为例，2022 年，我国有 6 万余人在交通事故中死亡，平均每天死亡 166 人，受伤的人数远远超过这个数字。除了出行安全外，老年人的用药安全、食品安全、用火用电安全以及防失窃、防诈骗等均需引起关注，应力所能及地普及、宣传相关知识。

在培训时，要结合不同地域、不同民族乃至不同职业、不同年龄层老年人群的特点，有重点、有目的地进行健康相关风险知识的教育。要避免简单地说教，列举大量真实案例能够增加培训效果。

三、人员分工和组织管理

尽管风险教育的内容与健康教育的内容不同，但是二者的重要性不分伯仲，在日常工作中都应给予同等的重视。在教育过程中，构建组织框架、落实责任人、明确分工能够起到不可低估的作用。要充分与社区领导或有关部门联络人积极沟通，利用相关的资源。例如，邀请消防人员进行消防知识培训；邀请银行工作人员进行防诈骗培训等。不同工作背景的人员利用生动的真实案例能够达到良好的教育效果。

四、培训方法

发放小册子、举办讲座、面对面交谈、编演情景剧、模拟演练等均可以达到良好的效果。其中，模拟演练是经常使用的方式，这种方式能够营造身临其境的氛围。经常性的模拟演练能够显著提高老年人及其照护者的安全意识和反应能力，如防火演练、防地震演练。

五、培训内容

针对老年人的风险教育培训，可以穿插不同的内容，分批分次进行。其内容包括能力受损风险培训、投资风险培训、防诈骗安全培训、交通安全培训、饮食安全培训、用火安全培训、用电安全培训、服药安全培训、运动安全培训、防灾害安全培训等。其中，能力受损是指老年人失去在生活中自己照料自己的行为能力。在进行能力受损风险培训之前，针对培训对象先进行能力评估，摸清楚其能力状况水平是非常必要的，然后才能有的放矢地进行培训。具体内容见《老年人能力评估师（基础知识）》分册。

对于大多数老年人来说，随着年龄的增加，出现能力受损是必然的趋势。在这个过程中，其他的风险往往可以加重或者加速能力受损的进程。这些安全风险一旦发生，通常可以成为健康状况的转折点。例如，发生一次失火、触电或者交通事故，常常会严重地影响老年人的健康水平。因此，除了能力受损风险培训外，其他的安全知识培训也是非常重要的。

六、安全防范演练

教训或失误往往只在一念之间，数十次的观摩可能抵不过一次真正的操作和实际演练。反复进行实战性质的演练能够切实提高老年人以及照护者的应急反应能力，使得安全知识真正地被理解、被掌握，从而达到教育的目的。同时，安全防范演练也是检验日常风险教育培训效果的手段。大多数的安全风险演练，仅需要少数人参与即可，组织起来比较方便，只要个人多练习就能掌握要领。但是，有的安全防范演练涉及范围比较广，需要多方协调和周密组织。在这种情况下，应提前准备好预案。下面以消防演练为例进行说明。

消防演练流程和内容

一、演练目的与原则

通过消防应急演练，提高老年公寓居民的安全应急意识；通过类似实战的演练，让老年人群以及陪同人员和工作人员能够采取正确的方法自救、互救，有序、安全地撤离、疏散、扑火，最大限度地减少人员伤亡。

二、演练对象及时间、地点

1. 人员安排：平时每个机构都需要制定预案，合理地安排应急负责人员。

（1）指挥：×××；副指挥：×××。

（2）队员：消防队员若干。

（3）参加人员：相关领导、公寓全体工作人员、公寓的居民代表、消防大队、民警、物业工作人员等。

（4）演练顾问：消防大队警官。

2. 演练时间：××××年××月××日××时××分。

3. 疏散集中地点：事先规划好集中地点。

三、演习内容

1. 应急疏散。

2. 火灾扑救。

四、前期准备

1. 消防知识及逃生小常识宣传。

2. 消防大队警官对员工进行消防知识培训。

3. 消防大队警官对队员、消防设施进行检查。

4. 消防大队、公寓负责人对场地和路线进行查看。

五、各组紧急疏散具体行动安排

1. 指挥小组成员接到火警通知后，立即赶到火警现场负责指挥。

2. 通过事故广播或者扩音喇叭发出紧急疏散通知，首先进行水平疏散，把物资和人员转移到其他安全的防火区域。广播内容："请注意，该区域发生紧急情况，请遵从工作人员的指挥，疏散到安全区域。"

3. 通过电话、对讲机随时了解火灾现场及各区域人员疏散情况，检查报警系统、消防加压水泵和送排风系统的运行情况。

4. 指挥有关队员和人员采取相应的行动。

5. 确认全部人员疏散完毕后发出演习结束通知。

6. 进行演习总结。

六、火灾扑救具体安排

第1组：拉燃烟幕弹，使演练场冒出浓烟，地面烟雾升起后紧急疏散人群。

第2组：点燃油火，使用5 kg灭火器灭火。油盆起火，使用5 kg干粉灭火器时，先将灭火器倒置摇晃几下，再将保险销拔掉，将喷头对准火的根部，按下开关进行灭火。

七、各种场景的转运演练内容

1. 卧床老年人的转运演练（平车）：搬运方法、管道护理等。

2. 行动不便老年人的转运演练（轮椅）：路径选择、烟雾防护等。

3. 自主行走老年人群的疏散演练：逃生姿势、路径选择、烟雾防护等。

4. 老年人报警演练：要求正确使用火警电话，准确报出具体位置，包括街道、机构名称、楼号、楼层、门牌号，若能报明起火性质则更好。可安排多位老年人进行具体操作演练。

八、结束演练

清理现场，总结经验。

七、健康危险因素和健康风险因素

1. 健康危险因素

健康危险因素指对某物或某人造成潜在损害、伤害或不利健康的任何不良因素。危险是普遍客观存在的，不能忽视。例如，各种疾病都是健康的危险因素，因此，应该积极预防疾病，尽量防止疾病对健康造成影响。又如，毒蘑菇可以对身体造成严重的损害，肯定是健康的危险因素，因此在日常生活中一定要谨慎食用野生或自采的蘑菇，凡是不清楚来源或者辨别不清楚的食材应避免食用。

2. 健康风险因素

健康风险指一个人暴露在危险中可能受到伤害或不良影响的机会或概率。风险具有不确定性，包括发生与否的不确定、发生时间的不确定和导致结果的不确定。例如，刀剑本身对人是危险的，可以导致割伤甚至死亡。但是，刀剑只有被不正确地使用才能造成这种损伤风险的产生。不恰当地使用是导致最终危害的风险因素，而非刀剑本身。因此，危险因素是客观存在的，但只有暴露于相关的危险因素中，才导致了风险的发生。

对健康构成负面影响的因素称为健康风险因素。理论上讲，凡是能够导致个体或者群体健康状态发生变化的危险因素都是健康风险因素。但当谈及健康风险时，常常是指人们暴露于危险因素中时可能受到危害的风险。而在实际工作中，通常把这两个名词等同、混用。因此，健康危险因素也常常被称为健康风险因素。

评判健康风险因素的重点是风险因素作用的大小，目的是为个体或者群体指出威胁健康的主要风险因素或者次要风险因素，为健康促进提供依据。例如，某个群体的遗传基因、生活环境均较好，但是健康素养不足，那么健康素养就可能是这个群体的主要风险因素。

本模块参考文献

[1] 卫生部妇幼保健与社区卫生司,中国健康教育中心/卫生部新闻宣传中心.首次中国居民健康素养调查报告[R].2009-12.

[2] 常春.健康教育与健康促进:第2版[M].北京:北京大学医学出版社,2010.

[3] 田本淳.健康教育与健康促进实用方法[M].北京:北京大学医学出版社,2005.

[4] 吕姿之.健康教育与健康促进:第2版[M].北京:北京大学医学出版社,2002.

[5] ZHOU Maigeng, WANG Haidong, ZENG Xinying, et al. Mortality, morbidity, and risk factors in China and its provinces, 1990–2017: a systematic analysis for the Global Burden of Disease Study 2017. The Lancet. 2019; 394(10204): 1145–1158. DOI: 10.1016/S0140-6736(19)30427-1.

[6] Saori Sakaue, Masahiro Kanai, Juha Karjalainen, et al. Trans-biobank analysis with 676,000 individuals elucidates the association of polygenic risk scores of complex traits with human lifespan. Nat Med. 2020; 26(4): 542–548. DOI: 10.1038/s41591-020-0785-8.

附　　录

中国公民健康素养——基本知识与技能（2024年版）

一、基本知识和理念

1. 健康不仅仅是没有疾病或虚弱，而是身体、心理和社会适应的良好状态。预防是促进健康最有效、最经济的手段。

2. 公民的身心健康受法律保护，每个人都有维护自身健康和不损害他人健康的责任。

3. 主动学习健康知识，践行文明健康生活方式，维护和促进自身健康。

4. 环境与健康息息相关，保护环境，促进健康。

5. 无偿献血，助人利己。

6. 每个人都应当关爱、帮助、不歧视病残人员。

7. 定期进行健康体检。

8. 血压、体温、呼吸和心率是人体的四大生命体征。

9. 传染源、传播途径和易感人群是传染病流行的三个环节，防控传染病人人有责。

10. 儿童出生后应按照免疫程序接种疫苗，成年人也可通过接种疫苗达到预防疾病的效果。

11. 艾滋病、乙肝和丙肝通过血液、性接触和母婴三种途径传播，日常生活和工作接触不会传播。

12. 出现咳嗽、咳痰2周以上，或痰中带血，应及时检查是否得了肺结核；坚持规范治疗，大部分肺结核患者能够治愈。

13. 家养犬、猫应接种兽用狂犬病疫苗；人被犬、猫抓伤、咬伤后，应立即冲洗、消毒伤口，并尽早注射狂犬病人免疫球蛋白（或血清或单克隆抗体）和人用狂犬病疫苗。

14. 蚊子、苍蝇、老鼠、蟑螂等会传播多种疾病。

15. 不加工、不食用病死禽畜。不猎捕、不买卖、不接触、不食用野生动物。

16. 关注血压变化，控制高血压危险因素，高血压患者要做好自我健康管理。

17. 关注血糖变化，控制糖尿病危险因素，糖尿病患者要做好自我健康管理。

18. 关注肺功能，控制慢阻肺危险因素，慢阻肺患者要做好自我健康管理。

19. 积极参加癌症筛查，及早发现癌症和癌前病变。

20. 预防骨质疏松症，促进骨骼健康。

21. 关爱老年人，预防老年人跌倒，识别老年期痴呆。

22. 关爱青少年和女性生殖健康，选择安全、适宜的避孕措施，预防和减少非意愿妊娠，保护生育能力。

23. 劳动者依法享有职业健康保护的权利；劳动者要了解工作岗位和工作环境中存在的危害因素（如粉尘、噪声、有毒有害气体等），遵守操作规程，做好个人防护，避免职业健康损害。

24. 保健食品不是药品，正确选用保健食品。

二、健康生活方式与行为

25. 体重关联多种疾病，要吃动平衡，保持健康体重，避免超重与肥胖。

26. 膳食应以谷类为主，多吃蔬菜、水果和薯类，注意荤素、粗细搭配，不偏食，不挑食。

27. 膳食要清淡，要少盐、少油、少糖，食用合格碘盐。

28. 提倡每天食用奶类、大豆类及其制品，适量食用坚果。

29. 生、熟食品要分开存放和加工，生吃蔬菜水果要洗净，不吃变质、超过保质期的食品。

30. 珍惜食物不浪费，提倡公筷分餐讲卫生。

31. 注意饮水卫生，每天足量饮水，不喝或少喝含糖饮料。

32. 科学健身，贵在坚持。健康成年人每周应进行150~300分钟中等强度或75~150分钟高强度有氧运动，每周应进行2~3次抗阻训练。

33. 不吸烟（含电子烟），吸烟和二手烟暴露会导致多种疾病。电子烟含有多种有害物质，会对健康产生危害。

34. 烟草依赖是一种慢性成瘾性疾病。戒烟越早越好。任何年龄戒烟均可获益，戒烟时可寻求专业戒烟服务。

35. 少饮酒，不酗酒。

36. 重视和维护心理健康，遇到心理问题时应主动寻求帮助。

37. 每个人都可能出现焦虑和抑郁情绪，正确认识焦虑症和抑郁症。

38. 通过亲子交流、玩耍促进儿童早期发展。发现心理行为发育问题应及时就医。

39. 劳逸结合，起居有常，保证充足睡眠。

40. 讲究个人卫生，养成良好的卫生习惯，科学使用消毒产品，积极预防传染病。

41. 保护口腔健康，早晚刷牙，饭后漱口。

42. 科学就医，及时就诊，遵医嘱治疗，理性对待诊疗结果。

43. 合理用药，能口服不肌注，能肌注不输液，遵医嘱使用抗微生物药物。

44. 遵医嘱使用麻醉药品和精神药品等易成瘾性药物，预防药物依赖。

45. 拒绝毒品。

46. 农村使用卫生厕所，管理好禽畜粪便。

47. 戴头盔、系安全带；不超速、不酒驾、不分心驾驶、不疲劳驾驶；儿童使用安全座椅，减少道路交通伤害。

48. 加强看护和教育，预防儿童溺水，科学救助溺水人员。

49. 冬季取暖注意通风，谨防一氧化碳中毒。

50. 主动接受婚前和孕前保健，适龄生育，孕期遵医嘱规范接受产前检查和妊娠风险筛查评估，住院分娩。

51. 孩子出生后应尽早开始母乳喂养，满6个月时合理添加辅食。

52. 青少年要培养健康的行为生活方式，每天应坚持户外运动2小时以上，应较好掌握1项以上的运动技能，预防近视、超重与肥胖，避免网络成瘾和过早性行为。

三、基本技能

53. 关注健康信息，能够正确获取、理解、甄别、应用健康信息。

54. 会阅读食品标签，合理选择预包装食品。

55. 会识别常见危险标识，远离危险环境。

56. 科学管理家庭常用药物，会阅读药品标签和说明书。

57. 会测量脉搏、体重、体温和血压。

58. 需要紧急医疗救助时，会拨打 120 急救电话。

59. 妥善存放和正确使用农药，谨防儿童接触。

60. 遇到呼吸、心搏骤停的伤病员，会进行心肺复苏，学习使用自动体外除颤器（AED）。

61. 发生创伤出血时，会进行止血、包扎；对怀疑骨折的伤员不要随意搬动。

62. 会处理烧烫伤，会用腹部冲击法排出气道异物。

63. 抢救触电者时，要首先切断电源，不要直接接触触电者。

64. 发生建筑火灾时，拨打火警电话 119，会自救逃生。

65. 发生滑坡、崩塌、泥石流等地质灾害和地震时，选择正确避险方式，会自救互救。

66. 发生洪涝灾害时，选择正确避险方式，会自救互救。